护理员标准化培训教程
——情景模拟（高级）

主 编　魏丽丽　修　红　王静远

科学出版社

北　京

内 容 简 介

本书共分5部分11章，介绍了高级护理员需掌握的疾病观察与评估、应急救护、妇幼照护、康复照护及安宁疗护等方面的内容，重点阐述了常见伤口、造口照护，被照护者心理观察与评估，常用应急救护知识，临床医疗仪器设备识别，婴幼儿、孕产妇照护，心肺重症、吞咽功能障碍、语言功能障碍等康复照护相关知识和技能。本书采用情景模拟式，内容新颖，易学易掌握，适合有较高理论及实践经验的护理员参考。

图书在版编目 (CIP) 数据

护理员标准化培训教程.情景模拟：高级 / 魏丽丽，修红，王静远主编. —北京：科学出版社，2023.8
ISBN 978-7-03-075996-2

Ⅰ.①护…　Ⅱ.①魏…　②修…　③王…　Ⅲ.①护理学－技术培训－教材　Ⅳ.① R47

中国国家版本馆 CIP 数据核字（2023）第 124474 号

责任编辑：郝文娜 / 责任校对：张　娟
责任印制：赵　博 / 封面设计：吴朝洪

科 学 出 版 社 出版
北京东黄城根北街 16 号
邮政编码：100717
http://www.sciencep.com

北京画中画印刷有限公司　印刷
科学出版社发行　各地新华书店经销
*
2023 年 8 月第 一 版　开本：787×1092　1/16
2023 年 8 月第一次印刷　印张：13 3/4
字数：334 000
定价：98.00 元
（如有印装质量问题，我社负责调换）

编著者名单

主　　审　　曲政海　杨九龙　张　粤　高玉芳
主　　编　　魏丽丽　修　红　王静远
副 主 编　　郑学凤　司　辉　徐毅君　张文燕　李梦瑾
编　　委　　（以姓氏笔画为序）

王　静　王静远　代月光　司　辉　刘君香
刘淑芹　孙美凤　李梦瑾　吴洪婧　张　华
张　梦　张文燕　金延春　郑学凤　赵　芬
修　红　修　浩　徐毅君　高少波　魏丽丽

前　言

随着人口老龄化发展及生态环境、生活行为方式变化，社会照护需求越来越大，慢性非传染性疾病（以下简称慢性病）如心脑血管疾病、癌症、慢性呼吸系统疾病、糖尿病等慢性病占总疾病的70%以上，成为制约健康预期寿命提高的重要因素，做好这些被照护者的医疗救助的同时，养护看护是必不可少也是非常重要的过程。因此，做好社会护理、照护工作事关健康中国战略目标。

为满足社会对更加全面、更高质量的社会护理、养老照护等服务需求，精准对接人民群众多样化、多层次的健康照护要求，对不同层次的社会护理员进行规范的专业培训，提高其照护水平，培养过硬的专业素养是必不可少的环节，同时对促进就业创业，具有重要意义。

我国的护理员行业起步较晚，但发展较快，因此出现以下问题。①对于护理员没有明确的学会组织指导与监管，照护标准不一，事故投诉频发。②没有规范化的管理部门，护理学会、养老学会、保险学会等多行业都在管，造成都不管的局面，导致行业管理松散。③从业人员参差不齐。有年过半百、知识水平较低的中年人，有具有一定文化程度的年轻人，也有少数具有一定专业照护水平的人员，导致培训难度大、起效慢、时间长。④培训方式多样，但没有统一培训标准。有各从业公司内部培训的，有委托专业学校培训的，也有大部分没有培训，仅仅依靠日常经验的，因此，被照护者意见大、投诉多。

为适应我国护理员培训发展的需要，受青岛金澍医疗管理有限公司永康老年病医院的委托，我们组织编写了护理员情景模拟式标准化培训教材。该教材参照国家卫生健康委员会《医疗护理员培训大纲（试行）》（国卫医发〔2019〕49号）要求，创新培训模式，采用标准化情景模拟式培训方法，体现"以服务对象为中心、以岗位胜任力为核心"的指导思想，结构上针对护理员职业活动领域，按照职业功能模块分级别编写，共包括《护理员标准化培训教程——情景模拟（初级）》《护理员标准化培训教程——情景模拟（中级）》和《护理员标准化培训教程——情景模拟（高级）》3部。

《护理员标准化培训教程——情景模拟（初级）》主要适用于初次接触护理员职业人员，介绍了初级护理员工作中涉及的基础知识、生活护理、基本技能等模块，重点阐述了初级护理员需掌握的职业素养、安全、沟通等基础知识，被照护者清洁、饮食、排泄、睡眠等照护知识，以及给药、冷热应用、急救技术、遗体料理等基本技能。

《护理员标准化培训教程——情景模拟（中级）》主要适用于在护理员工作领域有一

定的理论或实践经验的从业人员，介绍了中级护理员工作中涉及的生活照护，常见疾病症状的照护、中医照护、康复照护等模块，重点阐述了中级护理员需掌握的被照护者饮食、排泄、睡眠、消毒隔离等照护知识，呼吸系统、循环系统、消化系统、神经系统、内分泌系统等常见疾病症状的照护，中药、腧穴、中医技术等照护知识，以及康复基础知识和基本技能。

《护理员标准化培训教程——情景模拟（高级）》主要适用于在护理员工作领域有较高的理论及实践经验的从业人员，介绍了高级护理员工作中涉及的疾病观察与评估、应急救护、妇幼照护、康复照护及安宁疗护等模块，重点阐述了住院被照护者常见情景、伤口造口、被照护者心理的观察与评估，常用的应急救护知识及医疗仪器设备，婴幼儿、孕产妇照护，心肺重症、吞咽功能障碍、语言功能障碍、膀胱功能障碍等被照护者的康复照护，以及安宁照护相关知识和技能。

本书在编写、审定过程中，反复核对校正，力求准确实用。但由于涉及范围较广，编者水平有限，疏漏与错误之处难以避免，恳请使用本教材的指导老师及学员批评赐教，以便再版时修正。

青岛大学附属医院

魏丽丽

2023年2月

目　录

第一部分　观察与评估

第二部分　应急救护

第三部分　妇幼照护

第四部分　康复护理

第五部分　安宁疗护

第一部分
观察与评估

第一章　常见情景的观察与评估

对于住院患者或老年人来说，静脉输液过程的观察、痰液的观察、出入量的计算和手术前后的观察等是最常见的场景，在这些情况下，需要护理员具备较高的专业素养。本章通过对静脉输液的观察与评估、痰液的观察与评估、出入量的观察与评估及手术前后的观察与评估的阐述，指导护理员在工作中密切监测被照护者情况，及时识别各种异常现象并汇报，保护被照护者安全。

第一节　静脉输液的观察与评估

静脉输液是住院患者最常使用的治疗方法之一，护理员的主要职责是协助护士监测输液过程，发现异常及时报告。静脉输液过程中，主要是观察输液部位异常及输液通路是否通畅。

一、静脉输液部位的观察与评估

正常情况下，静脉输液穿刺部位皮肤应清洁干燥，无红肿、外渗，无压痕，敷贴、胶布固定良好。另外，对于特殊人群和特殊情况，需严密监测。

1.年龄　小儿静脉细小脆弱，液体渗漏风险大，且小儿皮下组织较厚，液体渗出发生情况较常见；老年人皮下组织减少，皮肤菲薄，血管壁弹性纤维减少，静脉壁老化，容易形成血肿，且药物吸收较慢，高龄老人伴随认知能力下降时，更容易发生药物外渗。

2.活动状况　活泼好动的小儿及烦躁的被照护者，配合程度较差，注意严密观察被照护者穿刺侧肢体活动状况。

3.皮肤状况　输液过程中，严密监测穿刺部位有无溶液外溢，穿刺周围皮肤颜色有无红肿、充血或疼痛。一旦发现有药物外溢，立即关闭静脉输液阀，并通知医务人员予以处理。

拔出针头后，不要用力按压局部的穿刺点，以免造成疼痛；可用拇指的指腹沿着血管方向按压（图1-1），同时按压皮肤穿刺点和静脉穿刺点，防止发生皮下出血。一旦发现有出血等情况，及时呼叫护士处理。

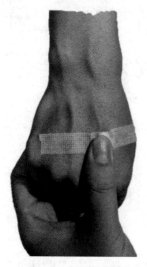

图1-1 拇指指腹沿着血管方向按压

二、静脉输液通路的观察与保护

输液过程中，注意观察以下情况：

1.滴注是否通畅，输液管路有无漏液、打折、扭曲或受压等。

2.输液管是否固定良好，有无气泡。

3.滴注速度：一般情况下成年人的滴注速度为40～60滴/分，儿童及老年人的滴注速度为20～40滴/分。护理员，护士调整好滴注速度后，禁止随意调节，以免发生意外。

4.输注温度：输注的液体温度接近常温即可，避免过冷，以免引起血管痉挛。

5.严密观察液体余量，即将输注完毕时，及时呼叫护士准备下一瓶液体，及时更换。

6.密切观察被照护者反应，如出现心慌、怕冷、持续性咳嗽等情况，应立即夹闭输液阀，通知医务人员，及时处理。

三、本节小结

静脉输液过程中的观察是护理员照护被照护者的必备技能之一。本节内容着重描述了静脉输液过程中容易发生意外的常见场景及其原因，以及静脉输液过程中护理员需观察的要点及突发情况下的紧急处理措施。希望通过本节内容的学习，护理员能够描述静脉输液过程中容易发生意外的危险因素，在医生护士的指导下合理处理危险因素，尽量避免发生输液中断、药物外渗等意外情况。

四、思考与练习

1.单选题

（1）输液过程中，输液不滴，留置针穿刺部位肿胀、疼痛，应采取的措施是（　　）

A.用力挤压输液管，直至通畅

B.抬高输液袋位置

C.用热毛巾敷血管位置

D.关闭静脉输液阀，呼叫护士处理

E.挤压留置针穿刺部位

（2）输液过程中，护理员需重点观察输液管路是否通畅，主要内容为（　　）

A.输液管有无漏液

B.输液管有无返折、扭曲、受压

C.输液管是否固定良好

D.输液管中有无气泡

E.以上都是

2.是非题

（1）输液管路中有一段气泡是正常的，可以不用呼叫护士处理。（　　）

（2）在静脉输液的过程中，如果被照护者出现咳嗽，咳粉红色的泡沫痰，需立即关闭静脉输液夹子，呼叫医生护士急救。（　　）

3.思考题

（1）输液过程中，需确保输液管路通畅，护理员主要观察内容有哪些？

（2）输液过程中，如出现心慌、怕冷、持续性咳嗽等情况，护理员应采取何种措施？

情景模拟1　静脉输液管路中有气泡的处理

【情景导入】

李某，男，69岁，静脉输液过程中，取下液体，去卫生间小便，忘记关闭输液阀，返回后发现墨菲（Murphy）滴管下方管路中有约3cm长的气泡。

【路径清单】

（一）思考要点

怎样安全处理静脉输液管路中的气泡？

（二）操作目的

1.静脉输液管路中气泡停止下降，不随液体进入人体。

2.赶出静脉输液管路中气泡。

（三）评估问题

1.评估被照护者是否配合。

2.评估被照护者有无焦虑情绪。

（四）操作过程

1.紧急处理：关闭静脉输液夹，通知护士。

2.安抚被照护者，输液过程中如果只有极少量气泡，对人体并无明显影响，建议不要紧张，同时积极协助医务人员及时处理。

3.严密观察液体余量，即将输注完毕时，及时呼叫护士准备下一瓶液体，及时更换，以防空气进入。

4.密切观察液体滴注是否通畅，输液管是否有漏液、打折、扭曲或受压等情况。

5.密切观察被照护者反应，如被照护者出现心慌、怕冷、持续性咳嗽等情况，应立即夹闭输液阀，通知医务人员，及时处理。

情景模拟2　静脉输液部位出现肿胀的处理

【情景导入】

赵某，男，28岁，因急性肠胃炎致呕吐，需快速静脉补液，静脉输注20分钟后，留置针穿刺部位出现肿胀。

【路径清单】

（一）思考要点

静脉输液部位出现红肿，做何紧急处理？

（二）操作目的

1.保护静脉输液穿刺部位血管及皮肤。

2.减轻疼痛。

（三）评估问题

为被照护者处理输液部位的过程中能否配合。

（四）物品准备

硫酸镁溶液、纱布、保鲜膜。

（五）操作过程

1.确认操作前准备充分

（1）护理员：洗手。

（2）用物：准备齐全并检查用物，摆放合理。

（3）环境：安静、整洁、安全、温度湿度适宜。

2.紧急处理：关闭输液夹，呼叫护士。

3.协助抬高患肢并制动。

4.在护士的指导下，给予硫酸镁溶液湿敷，减少继续外渗。将纱布彻底浸泡入硫酸镁溶液中，取出并拧至不滴水，将其覆盖在患处，并在表面覆盖一层保鲜膜，以防药液挥发。

5.48小时后，在护士的指导下给予湿热敷，促进吸收。

6.密切观察输液部位有无肿胀，如有发红、灼热、疼痛等不适，及时通知医务人员处理。

（六）注意事项

1.充分暴露输液部位，方便时刻观察。

2.湿热敷时注意水温，不可引起烫伤。

3.硫酸镁溶液湿敷及湿热敷应在专业护理人员的指导下进行，被照护者若有异常变化及时报告医护人员。

第二节　痰液的观察与评估

痰液是气管、支气管、肺泡产生的分泌物。一般情况下，气道分泌物很少，不会出现咳痰。呼吸道黏膜受到某些刺激，可导致气道分泌物增加，有可能出现咳痰。

一、痰液性状分类

1.黏液性痰　痰液无颜色，呈透明或淡透明状。

2.浆液性痰　痰液稀薄，有泡沫。

3.脓性痰　痰液放置后，上层为泡沫，中层为浆液，下层为脓性物质。

4.血性痰　痰中有血丝或者咳血痰，常发生于肺结核、支气管扩张症或肺癌患者。

二、痰液评估

1.评估咳痰有无特定时间，是否与体位相关。

2.评估痰液的颜色、性状、有无异物等。痰液颜色可以为疾病判断提供参考依据。黄绿色脓痰常预示有感染存在。

3.评估痰液的量。被照护者病情不同，痰量多少不一。少的时候每天可只有几毫升痰液，多的有可能达到上百毫升，24小时内痰量多于100ml称为大量痰。被照护者咳痰费力、痰液黏稠时，可能存在入液量不足；如果被照护者平时痰量较多，突然减少并伴发热，有可能是痰液引流不通畅引起。

4.评估痰液的气味。一般情况下咳出的痰液没有异常的气味，痰液有恶臭味是厌氧菌感染的特征。

5.痰液留取方法

（1）常规标本：晨起清水漱口，几次深呼吸后用力咳嗽，咳出深部痰液，将痰吐到备好的痰盒中。

（2）痰培养标本：晨起后，多次漱口水漱口，再用清水漱口，用力咳嗽，咳出深部痰液，将痰液吐到备好的无菌痰盒中。

（3）24小时痰标本：晨起后（7时）咳第一口痰开始，把24小时痰液收集于痰瓶中。

三、本节小结

本节主要阐述了痰液的性状、颜色、量及气味四个方面的观察和评估要点，以及留取痰标本的方法。通过本节的学习，护理员应能够对痰液进行正确描述，并协助被照护者正确留取痰标本。

四、思考与练习

1.填空题

（1）常见的痰液性状有（　）、（　）、（　）、（　）四种。

（2）黄绿色痰常是（　）的表现。

（3）痰有恶臭味大多是（　）感染的特征。

2.思考题

怎样留取24小时痰标本？

情景模拟　痰标本的采集

【情景导入】

孙某，男，71岁，因反复发热、咳嗽、咳痰10余天到呼吸科门诊就诊，医生嘱被照护者留取痰标本做结核杆菌检查。

【路径清单】

（一）思考要点

如何正确采集痰标本？

（二）操作目的

1.留常规痰标本，检查痰液中的细菌、虫卵、癌细胞等。

2.留24小时痰标本，观察24小时痰量、性状等。

3.留痰培养标本，检查痰液中的致病菌，指导用药。

（三）评估问题

1.被照护者的病情、检验目的。

2.被照护者的意识状态、心理状态及合作程度。

（四）物品准备

检验条码、痰标本盒（图1-2）、水杯（内有清水）或漱口液。

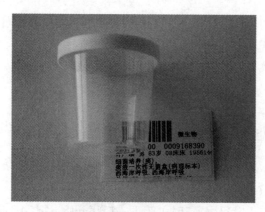

图1-2　准备痰标本盒及检验条码

（五）操作过程

1.确认操作前准备充分

（1）护理员：洗手。

（2）用物：备齐并检查所有用物，物品放置合理、有序。

（3）环境：整洁安静，安全、温湿度适宜。

2.标本留取

（1）常规标本：被照护者早晨起床后，先用清水漱口，几次深呼吸后用力咳嗽，咳出深部痰液，将痰吐到备好的痰盒中。

（2）痰培养标本：被照护者早晨起床后，先用漱口水漱口，再用清水漱口；几次深呼吸后用力咳嗽，咳出深部痰液，将痰液吐到备好的无菌痰盒内。

（3）24小时痰标本：被照护者早晨起床漱口后（7时），从咳第一口痰开始留取，到第二天早晨起床漱口后（7时）咳的第一口痰结束。把24小时的痰液都收集于痰瓶内。

（六）注意事项

1.留取痰标本之前，先协助被照护者漱口，取深部咳出来的痰。

2.留取痰标本以后，在2小时内送检验。

3.留24小时痰标本时，让被照护者准备透明无色的广口玻璃瓶或塑料瓶，带盖，将痰液留入瓶内。

［考核评分标准］

痰标本采集技术操作考核评分标准

姓名_____　考核人员_____　　考核日期：　　年　　月　　日

项目	总分	技术操作要求	标分	评分标准	扣分
仪表	5	仪表、着装符合护理员礼仪规范	5	一项不符合要求扣1分	
操作前准备	5	1.洗手 2.备齐用物，用物放置合理、有序，依次检查所有物品，保证安全有效：检验条码、痰标本盒、水杯（内盛清水）或漱口水	2 3	用物少一项扣1分 其余一项不符合要求扣2分	

续表

项目	总分	技术操作要求	标分	评分标准	扣分
安全评估	10	1.评估被照护者病情、意识状态、自理能力、合作程度，解释留取痰标本的目的、方法 2.评估周围环境整洁，光线明亮 3.沟通时语言规范，态度和蔼	4 3 3	一项不符合要求扣2分	
操作过程	60	1.协助被照护者取舒适体位 2.将检验条码平整粘贴于痰盒上 3.留取痰标本 （1）能自主咳痰者，请被照护者清晨醒来未进食前先漱口（漱口要有效地去除口腔中的杂质），数次深呼吸后用力咳出气管深处的痰液，盛入痰盒内，盖好痰盒。如需留取痰培养，要保持标本容器的无菌，避免因操作不当污染标本，影响检验结果 （2）24小时痰标本，请被照护者留取痰标本在广口容器内。从清晨醒来（7时），进食前漱口后第1口痰开始留取，次日晨（7时），进食前漱口后第1口痰作为结束。将24小时的全部痰液吐入广口容器中，加盖 4.留取痰标本后，根据被照护者需求给予漱口 5.洗手	5 5 20 20 5 5	污染痰培养标本扣10分 其余一项不符合要求扣5分	
操作后	5	1.协助被照护者取舒适体位 2.正确处理物品	2 3	一项不符合要求扣2分	
评价	10	1.操作熟练、正确 2.标本处理正确，及时送检	5 5	一项不符合要求扣5分	
理论提问	5	留取痰标本的注意事项有哪些	5	少一条扣1分	
合计	100				

理论提问：

留取痰标本的注意事项有哪些?

答：①留取痰标本之前，先协助被照护者漱口，取深部咳出来的痰。②留取痰标本以后，在2小时内送检验。③留24小时痰标本时，让被照护者准备透明的广口玻璃瓶或塑料瓶，带盖，将痰液留入瓶内。

第三节　出入量的观察与评估

一、入量种类

入量是指进入到被照护者体内的液体总量，包括饮水量、食物中的含水量、给药量。

（一）饮水量

饮水量包括经口或经鼻胃管进入的水量。用带有刻度的量杯量取进入被照护者体内的水量或饮料量。

（二）食物中的含水量

首先用标准秤称量食物重量，然后对照食物含水量表（表1-1）计算出所进食食物的含水量。

表1-1 常用食物含水量表

食物名称	重量	含水量（ml）	食物名称	重量	含水量（ml）	食物名称	重量	含水量（ml）
米饭	100g	70	酱油	100g	72	甜炼乳	100g	28
稠稀饭	一碗约50g	200	醋	100g	74	蜂蜜	100g	20
稀饭	一碗约50g	300	绵白糖	100g	3	红糖	100g	4
面包	100g	33	砂糖	100g	0	西瓜	100g	94
油条	100g	23	鸭	100g	80	荔枝	100g	85
馒头	100g	44	鸡	100g	74	白葡萄	100g	89
花卷	100g	44	瘦猪肉	100g	53	紫葡萄	100g	88
蒸饺	100g（约12个）	70	肥猪肉	100g	6	柚	100g	85
水饺	100g（约12个）	300	肥瘦猪肉	100g	29	汕头蜜橘	100g	89
包子	100g	70	猪肝	100g	71	黄岩蜜橘	100g	88
烙饼	100g	30	猪心	100g	79	福建小红橘	100g	87
馄饨		300	猪舌	100g	70	橘汁（瓶）	100g	71
汤面条	100g	300	猪腰	100g	78	鸭梨	100g	88
捞面条	100g	70	猪肚	100g	82	木梨	100g	89
面片	100g	300	香蕉	100g	82	桃	100g	82
甜大饼	100g	21	菠萝	100g	89	杏	100g	90
咸大饼	100g	22	甘蔗	100g	84	青梅	100g	91
豆腐	100g	90	瘦牛肉	100g	79	草莓	100g	91
鸡蛋	40g（约1只）	30	肥牛肉	100g	75	樱桃	100g	91
咸鸭蛋	50g（约1只）	35	肥瘦牛肉	100g	78	柿	100g	82
松花蛋	100g	35	小黄鱼	100g	77	石榴	100g	79
油饼	100g	31	鲳鱼	100g	81	鲜桂圆	100g	81
麻花	100g	5	青鱼	100g	79	干桂圆	100g	26
豆汁	100g	96	牛奶	100g	87	草鱼	100g	71
豆腐脑	100g	91	淡牛奶罐头	100g	74	白鲢鱼	100g	81
豆腐干	100g	70	奶粉	100g	5	广柑	100g	86
炒花生米	100g	2	带鱼	100g	77	苹果	100g	87
炸花生米	100g	6	鲤鱼	100g	76			

（三）给药量

给药量包括输液、输血时输入液体的量和肠道营养治疗时进入到体内营养液的量，以及各种口服水剂药物，皮下、肌内注射时药物液体含量等。

二、出量种类

出量是指从被照护者身体排出的所有液体量，分为显性失水量和非显性失水量。显性失水包含大小便、出血、呕吐物、痰液、穿刺液、引流液、伤口渗出液等。非显性失水包含皮肤不显汗或出汗及从呼吸道呼出的水分。

（一）显性失水

1.尿量 尿量量取时需要用带有刻度的量杯，留置尿管的被照护者也应将尿液倒入带有刻度的量杯中量取，尿失禁者应用电子秤称量尿布增加的重量，最后折算为毫升量。

2.粪便量 100～300g/d含液量约150ml，若为稀水便应用量杯测量。

3.出血量 用量杯量取记录。

4.呕吐物、痰液量 同大便含液量换算方法。

5.穿刺液、引流液量 用量杯量取记录。

6.伤口渗出液量 用电子秤称量湿床单或湿纱布增加的重量，再折算为毫升量。

（二）非显性失水

非显性失水包含皮肤不显汗或出汗及从呼吸道呼出的水分，正常情况下，每天因人体皮肤和呼吸道蒸发而流失的水分约为850ml。异常情况下，人体体温每上升1℃，则每日每千克体重将增加3～5ml的失水量；如果汗液浸湿整套衣服，则失水量将达到1000ml；如果是气管切开的被照护者，则从呼吸道流失的水分是正常人的2～3倍。

三、本节小结

出入量的观察与评估是护理员照护被照护者的必备技能之一，本节内容着重描述了出入量种类及出入量计算方法，期望通过本节内容的学习，护理员能够正确评估、观察及记录被照护者出入量。

四、思考与练习

1.单选题

（1）正常粪便100～300 g/d含液量约为（ ）ml

A. 100　　B. 150　　C. 200　　D. 250

（2）尿袋（ ）满时需倒出，并用量杯测量

A. 1/3　　B. 1/2　　C. 2/3　　D. 3/4

2.是非题

（1）饮水量仅包括经口进入的水量（ ）。

（2）尿量量取时需要用带有刻度的量杯，留置尿管的被照护者也应将尿液倒入带有刻度的量杯中量取，尿失禁者应用电子秤称量尿布增加的重量，最后折算为毫升量。（ ）

3.填空题

（1）出量即从体内排出的所有液体量，包括（ ）和（ ）。

（2）显性失水包含（　）、（　）、（　）、（　）、（　）、（　）、（　）等。

4.思考题

（1）液体入量包括哪些？

（2）液体出量包括哪些？

情景模拟　出入量计算方法

【情景导入】

王某，女，70岁，糖尿病合并心力衰竭，带有尿管，医生下了"记出入量"的医嘱。

【路径清单】

（一）思考要点

怎样正确计算出入量？

（二）操作目的

1.限制水的入量。

2.正确计算出入量。

（三）评估问题

1.进食种类。

2.管路情况。

3.操作环境。

（四）物品准备

记录单、笔、常用食物含水量表、带有精确刻度的水杯及量杯（图1-3）。

（五）操作过程

1.确认操作前准备充分

（1）护理员：洗手。

（2）用物：备齐并检查用物，放置合理。

（3）环境：整洁、安静、安全、温湿度适宜。

2.携用物至床旁，核对被照护者信息。

3.询问被照护者或家属当日早7时至晚7时被照护者饮食种类及量、饮水量，查看食物含水量表，计算出经口入量。查看当日早7时至晚7时被照护者输液量，计算出被照护者白日入量。

4.当日早7时至晚7时每次将尿袋中的尿倒入带有刻度的专用量杯量中，计算白日尿量。询问被照护者或家属粪便量，按照100～300g/d含液量约150ml计算。呕吐物、痰液亦同大便含液量换算方法。伤口渗出液量用电子秤称量湿床单或湿纱布增加的重量，然后折算为毫升量。最后计算出被照护者白日出量。

5.洗手记录。

6.第二日早7时携用物至床旁，核对被照护者信息。

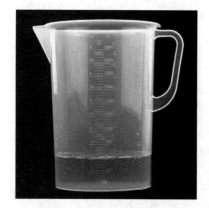

图1-3　测量尿液的量杯

7.询问被照护者或家属昨日晚7时至今日早7时被照护者饮食种类及量、饮水量，查看食物含水量表，计算出经口入量。查看昨日晚7时至今日早7时被照护者输液量，计算出被照护者夜间入量。

8.昨日晚7时至今日早7时每次将尿袋中的尿倒入带有刻度的专用量杯量中，计算夜间尿量。询问被照护者或家属粪便量，按照100～300g/d含液量约150ml计算。呕吐物、痰液亦同大便含液量换算方法。伤口渗出液量用电子秤称量湿床单或湿纱布增加的重量，然后折算为毫升量。最后计算出被照护者夜间出量。

9.将白日入量与夜间入量相加，计算出24小时入量。白日出量与夜间出量相加，再加上非显性失水每天约850ml，计算出24小时出量。

10.洗手。

（六）注意事项

1.水杯需带有刻度。

2.记录前对被照护者及家属进行培训，告知认真记录饮食种类及量的重要性。

3.尿袋2/3满时需倒出，并用量杯测量。

[考核评分标准]

出入量计算技术操作考核评分标准

姓名_____ 考核人员_____ 考核日期： 年 月 日

项目	总分	技术操作要求	标分	评分标准	扣分
仪表	5	符合护理员规范要求	5	一项不符合要求扣1分	
操作前准备	5	1.洗手 2.备齐并检查用物	2 3	一项不符合要求扣2分	
安全评估	10	1.评估被照护者饮食种类 2.被照护者尿液性状、管路情况 3.评估被照护者病情、意识状态及配合程度 4.环境整洁、安静、安全	3 3 3 1	一项不符合要求扣1分	
操作过程	60	1.携用物至床旁，核对被照护者信息 2.询问被照护者或家属当日早7时至晚7时被照护者饮食种类及量、饮水量，查看食物含水量表，计算出经口入量。查看当日早7时至晚7时被照护者输液量，计算出被照护者白日入量 3.当日早7时至晚7时每次将尿袋中的尿倒入带有刻度的专用量杯中，计算白日尿量。询问被照护者或家属大便量，按照100～300g/d含液体量约150ml计算 4.呕吐量、痰量换算方法与大便含液体量计算等同。伤口渗出液量用电子秤称量湿床单或湿纱布增加的重量，然后折算为毫升量。最后计算出被照护者白日出量 5.洗手记录	3 10 5 5 2	核对不标准扣3分 漏记一项扣2分 计算错误扣10分 测量不准确扣5分 统计错误扣10分 其余一项不符合要求扣2分	

项目	总分	技术操作要求	标分	评分标准	扣分
		6.第二日早7时携用物至床旁，核对被照护者信息	3		
		7.询问被照护者或家属昨日晚7时至今日早7时被照护者饮食种类及量、饮水量，查看食物含水量表，计算出经口入量。查看昨日晚7时至今日早7时被照护者输液量，计算出被照护者夜间入量	10		
		8.昨日晚7时至今日早7时每次将尿袋中的尿倒入带有刻度的专用量杯中，计算夜间尿量。询问被照护者或家属大便量，按照100～300g/d含液体量约150ml计算	5		
		9.呕吐量、痰量换算方法与大便含液体量计算等同。伤口渗出液量用电子秤称量湿床单或湿纱布增加的重量，然后折算为毫升量。最后计算出被照护者夜间出量	5		
		10.将被照护者白日入量与夜间入量相加，计算出24小时入量。白日出量与夜间出量相加，再加上非显性失水每日约850ml，计算出24小时出量	10		
		11.洗手记录	2		
操作后	5	1.询问被照护者感受，协助被照护者取舒适卧位 2.将记录结果告知医护人员	3 2	一项不符合要求扣2分	
评价	10	1.入量记录准确 2.出量记录准确	5 5	一项不符合要求扣5分	
理论提问	5	1.液体入量包括哪些 2.液体出量包括哪些	2 3	少一条扣1分	
合计	100				

理论提问：

1.液体入量包括哪些？

答：液体入量包括经口或胃管入水量、食物中的水分、给药量。

2.液体出量包括哪些？

答：液体出量包括显性失水和非显性失水。显性失水包括大小便、出血、呕吐物、痰液、穿刺液、引流液、伤口渗出液等。非显性失水包括皮肤不显汗或出汗及从呼吸道呼出的水分。

第四节　手术前后的观察与评估

一、术前观察与评估

（一）术前观察

1.生命体征　观察被照护者的体温、脉率、呼吸、血压，和之前比较有无明显变化，如有异常及时告知值班医生或护士。

2.意识状态　主动和被照护者沟通，查看是否能正常对话，初步判断被照护者神志是否清醒。

3.皮肤　协助护士查看皮肤的完整性、卫生处置完成情况，有无皮肤破损、压力性损伤的情况；协助护士完成术前皮肤准备，查看有无手术标记符号，并注意保护手术标识，不要清洗或擦拭。

4.心理观察　检查被照护者是否存在焦躁、不安的心态，由于手术前被照护者对预后不乐观，因此处理此类问题最有效的办法就是消除"未知"，并正视被照护者的情感反应，引导被照护者表达自身的忧虑、感受或困惑，并予以帮助与引导。

5.管路　协助护士观察管路固定是否妥善，引流是否通畅，有无打折、扭曲等现象。

（二）术前评估

1.身体评估

（1）协助指导被照护者进行各项体检，配合护士向被照护者解释各种体检的重要性。

（2）留取血、尿、粪便的样本化验时，要向被照护者交代有关标本的收集要求。

（3）询问被照护者有无药物过敏史，协助做好记录。

2.呼吸道评估　评估被照护者深呼吸和咳嗽、咳痰训练的掌握程度，告知被照护者戒烟。

3.胃肠道评估

（1）目的在于减轻麻醉引起的恶心和降低误吸的风险，也有助于防止消化道操作时的污染。

（2）禁饮食。术前12小时不得进食，术前6小时不得饮水。

（3）肠道手术术前3日起进低渣食物，术前1日改进流质食物。

4.物品准备

（1）术前观察被照护者是否取下发夹、义齿及其他饰品。

（2）擦去指甲油、唇膏、眼影等。

（3）配合护士，对被照护者的病历、影像学片及手术中需要带的特殊用药等情况逐一清点，由护士转交给手术室的接送人员。

（4）知晓家属姓名、联系方式等。

二、术后观察与评估

（一）鼻胃/肠管的观察与保护

鼻胃管可以在特定状态下帮助无法吞咽或者难以经口饮食的被照护者，运送需要的体液或者食品。采用鼻胃管的胃肠负压球是为了抽出胃肠管内的空气和水分，缓解腹痛、减轻肠腔的负担，降低肠腔中的微生物和毒素，可以缓解局部疾病的全身状态。

1.鼻胃管的观察

（1）仔细观察胃液的色泽、性质，有助于判别被照护者胃内有无出血的状况，在胃肠手术治疗后的24小时内，胃液多呈暗红色，2～3天后颜色渐渐变淡。若有血性物质吸出，表明术后可能有大出血的危险，应停用胃肠减压，并告知医师。胃液色泽通常为黄绿色（混有胆汁）。若色泽为鲜红，显示胃内有大出血。若色泽为咖啡色，则显示胃内有陈旧性积血。若胃液发生色泽及性质上的变化，应当及时告诉医师，并予以适当处置。

（2）准确记录胃液的量、颜色、性状。

（3）观察被照护者的胃管有无堵塞、脱出。

（4）检查被照护者有无恶心、呕吐、腹泻、便秘等现象，口、鼻咽黏膜有无损伤情况等。

2.鼻胃/肠管的保护

（1）妥善保护，避免打折，防止脱出。

（2）鼻胃管的外露部位需要妥当安置，以免牵扯、滑脱。特别是外科手术后胃肠减压时，鼻胃管一般位于胃肠道吻合的远端，所以如果胃管脱出应该及时报告医师，切勿擅自再次插管。

（3）鼻胃管固定（图1-4）：用固定贴固定于鼻尖部及侧面，当粘胶布固定得不牢固时及时更换，在更换粘胶布时，应将脸部皮肤清洁后再重新粘贴，并注意不要粘贴在同一皮肤部位。

（4）鼻胃管插入的长度应适当，成人一般为45～55cm。每日注意检查鼻胃管刻度，如怀疑有脱出现象，要及时告诉医务人员。此时鼻饲操作也应暂止，待确定鼻胃管仍在胃中后方能进行鼻饲。

【注】判定鼻胃管在胃内的方法

1）用注射器通过鼻胃管可吸取胃内容物。

2）用注射器向鼻胃管内打气，用听诊器听到胃内有气过水声。

3）将鼻胃管置入水中，无气泡且不溢。

（5）对于躁动不能合作或是意识不清的被照护者，护理员需要注意鼻胃管被拔出的风险，在必要时，可考虑给予被照护者约束双手，同时注意观察被约束的肢体松紧情况，避免发生皮肤损伤。

（6）保持鼻胃管的通畅，搬动或翻动身体时，应避免鼻胃管脱离或打折。

（7）每日清洁口腔。

先用生理盐水棉球清洁、擦洗口腔，如果被照护者意识清楚、能配合，则可以用牙刷清洗。对无法自主活动及昏迷的被照护者给予口腔保护。

（8）胃肠减压期间应禁止进食、禁止饮水。如需胃内给药，则给药后应夹闭胃管，并暂停胃肠减压0.5～1小时。

（二）尿管的观察与保护

导尿管置入膀胱后，位于导尿管头端的一个球囊稳定导尿管，使其放置于膀胱内，且不易脱出，引流管连接尿袋来收集尿液。

1.尿管的观察

（1）观察尿量，尿量异常时及时告知医务人员。

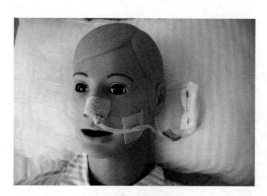

图1-4　鼻胃管固定

1）正常：1500～2000ml/24h。

2）多尿：＞2500ml/24h。

3）少尿：＜400ml/24h。

4）无尿：＜100ml/24h。

（2）观察尿的颜色

1）正常：无色透明或淡黄色。

2）异常：胆红素尿、血尿、乳糜尿和血红蛋白尿。

（3）观察尿管有无堵塞、脱出。

2.尿管的保护

（1）妥善安置尿管，确保管路通畅，在阻塞后及时检查和调节尿管位置。

（2）长期留置导尿的被照护者每周更换导尿管一次，留管期间鼓励被照护者多饮水。

（3）尿管放置位置低于会阴部，防止逆流感染。

（4）导尿管固定（图1-5）：将导尿管用胶布固定在大腿内侧，每天检查固定是否牢固，胶布卷边及时更换。

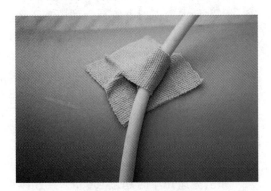

图1-5　导尿管固定

（三）引流管的观察与保护

引流是通过一根引流管将体内积聚的血液、脓液、消化液、分泌物、渗出物、尿液等排出体外。

人体常见的引流管有胸腔引流管、腹腔引流管、盆腔引流管、T管、肾造瘘管等。

1.胆道引流管的观察和保护

（1）色的观察：正常的胆汁呈金黄色；鲜红或血样的胆汁提示可能存在胆道出血；白色胆汁提示存在胆道梗阻；尿样胆汁变为黄绿色，提示肝功能开始渐渐恢复正常。

（2）气味的观察：正常人的胆汁无气味，但有腥味。若有粪臭，高度警惕厌氧菌感染。

（3）质的观察：胆汁应有黏度、清亮，若胆汁稀薄、无黏液则表明肝功能障碍，而黏液的恢复为肝脏功能恢复正常的重要标志。若胆汁中有泥沙或结石提示肝胆管残留结石的存在，胆汁中有脓液或胆汁浑浊提示胆管感染，胆汁中有菜汁、牛奶等提示胆肠瘘的出现及胆肠反流。

（4）量的观察：从胆道经导管引流的胆汁为300～1000ml/d。若胆汁量突然减少，应检查管道有无弯曲或折叠现象。在排除外界影响因素的情况下，若胆汁量突然下降应及时报告医师，以找出病因。若腹腔引流管内胆汁量增多并伴有高热，则表明有胆漏、胆汁性腹膜炎的发生。如引流速＞1000ml/d，要注意检查引流液的性状。由于大肠蠕动的逐步恢复，胆汁量也会慢慢下降，若无胆漏则为较良好的征象。

（5）胆道T管保护：T管是最常用的胆道引流管，其置管的重要目的在于吸引胆汁及残余结石，并支撑胆管，通过T管胆道造影实施第二次取石术。胆道T管的防护要点主要包括以下几点。

1）妥善固定：避免牵拉、脱出。

2）确保引流通畅：避免受压、反折，避免残余结石阻塞。

3）避免感染：引流袋要低于引流口，防止逆行感染；更换引流袋时要特别注意无菌操作；尽量使用淋浴，可使用塑料薄膜遮盖引流管处，防止污染。

4）观察引流液：量、颜色、性状。

5）注意护理引流管附近的肌肤，外用涂氧化锌软膏。

6）留置T管10天左右，如果从T管引流出的胆汁颜色变为正常，且引流速逐步下降，可进行夹管，但夹管期间如出现高热、腹胀、黄疸等情况，应及时打开T管，并及时就诊。

2.胸腔闭式引流管（图1-6）的观察和保护　胸腔闭式引流的主要目的在于为气胸患者排气减压，为血胸患者引流淤血及渗出的液体，从而缓解呼吸困难。

（1）引流液的观察

1）色泽：开胸术后，被照护者引流液体的色泽改变为从深红色逐渐变为淡红色或血清样，慢慢趋于浅黄色。

2）量：通常在术后的5小时内，每小时引流液＜100ml，24小时引流液＜500ml。

如引流速每小时超过100ml，且连续3小时，色泽均为血红色，易凝结，则表明在胸腔内有活动性大出血的可能。

3）性状：如有胃内容物，则说明是食管−胃部吻合口瘘；如为乳白色浑浊液，说明是乳糜胸。

（2）水柱的观测：观测水柱波动程度，观察引流液量、性状。

一些典型的异常水柱波动分析如下。

1）水柱在水平面静止不动：提示水柱上的管腔有漏气现象，使其与大气相通或管路打折、受压。

2）水柱在水平面上静止不动：多表明肺已复张，或胸腔内的负压形成。

3）水柱在水平面下静止不动：提示人体的胸部内正压，有气胸。

4）水柱变化太大：高于6～10cmH$_2$O，说明肺不张或残腔太大。

5）在深呼吸或咳嗽时，水封瓶内产生水泡：提示有气胸，或残腔内积气过多。

（3）体位：术后被照护者取半坐卧位，便于通气和引流，并鼓励被照护者咳嗽和深呼吸锻炼，有利于排除积气、积液，并促进恢复胸膜腔负压，从而使胸腔扩张。

（4）妥善安置：将留有适当高度的引流管安置于病床缘上，当被照护者准备下床进行活动时，引流瓶高度宜低于膝盖，并保证密闭，在移动被照护者前，要用2把止血钳夹闭引流管。

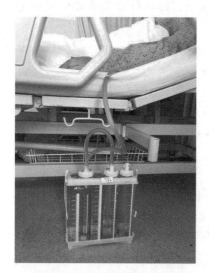

图1-6　胸腔闭式引流管

（5）保证引流通畅：水封瓶的液面高度要低于胸腔引流管的正常水平约60cm，以防止引流管受压、滑脱、折曲、堵塞。

（6）保持导管的密闭与无菌：当水封瓶破裂或接头松动时，迅速用2把血管钳夹闭引流管，并立即配合护士更换引流装置。

（7）脱管后检查：仔细观察被照护者有无胸闷憋气、呼吸困难、漏气、外渗、大出血、皮下气肿等表现，如发现异常现象及早报告医生。

（8）健康宣教

1）在床上翻身、坐起等身体活动时要小心保护引流管，以防止滑脱、打折、弯曲。

2）下床运动时，水封瓶位置要低于膝盖，并保持密闭，摇晃范围切勿太大。

3）在大便时要双折引流管，水封瓶必须低于人体胸部出口水平，以避免引流管血液回流，而针对有大量气体外泄的被照护者，则必须时刻保证引流管通畅，绝不可任意夹管。

4）增加营养，无禁忌者，应给予高蛋白质饮食，包括奶制品、鸡蛋、瘦肉等。

5）增加深呼吸训练，并鼓励咳嗽咳痰、吹气球练习。

6）教会被照护者管道滑脱的紧急处置方法：立即用拇指捏压创口，并呼叫医生，经消毒后再以凡士林方纱封闭创口，配合医师的处置。绝不能私自将已脱出的引流管再置入胸膜腔中，以防引起感染。

3.腹腔引流管的观察和保护

（1）观察引流液的量、颜色、性状。

1）腹腔引流液中出现金黄色或墨翠色，提示胆漏。

2）腹腔引流液产生稀薄的肠内容物或大便类的臭味及渗出物提示肠漏。

3）置于胰腺周围的引流管若产生透亮、清水或大米汤样的液体提示胰漏。

4）在术后的48小时内，密切观察引流液状况，若无引流物引出，可能导管已阻塞，若引流液中有大量鲜血且流速快或量多，并且测量脉搏细速，说明有大出血情况。

5）如发生上述现象，均应及时报告医师或护士，并予以适当处理，在必要时进行二次手术准备。

（2）妥善放置：防止牵拉、脱出。

（3）确保引流顺畅：避免导管阻塞、反折、受压。

（4）预防感染：引流袋高度应低于引流出口，更换腹腔引流袋时，应注意无菌操作。

4.盆腔引流管的观察和保护要点

（1）观察引流液的色泽：通常是淡红色，逐渐变成淡黄至无色。

（2）防止脱落：变换体位（如坐起）时要小心，勿牵拉引流管。

（3）保持通畅：勿扭曲和挤压。

（4）膀胱切除小肠代膀胱术（回肠膀胱术）后，可根据引流物的量和性状，推断出伤口的愈合程度。若术后3天盆腔引流量未见下降，但引流物颜色浑浊，则存在吻合口瘘的可能性，应及时告知医生或护士。

（5）拔管及监测：在盆腔引流管拔除后的24小时内，指导被照护者取健侧卧位，同时注意观察敷料是否干燥、清洁，并检查皮肤局部有无渗出、出血、血肿等，发现异常及早通知医师并加以处理。

5.膀胱造瘘管的观察和保护　一般用于治疗要求长时间导尿的被照护者，因为膀胱造瘘管相对尿管能够降低泌尿道感染的风险，减轻尿道括约肌损坏，并有助于检查自主排便的状态。

膀胱造瘘管的观察和保护要点：

（1）心理照顾：要引导被照护者以开朗的情绪对待现实，确保造瘘口无臭味，尿袋妥善安置。

（2）仔细观察小便和尿量变化，鼓励被照护者多喝水，以利于清洗尿路。

（3）检查瘘口内有无尿液渗出，以保证局部切口的干燥。

（4）每天用消毒液消毒膀胱造瘘出口处的皮肤。

（5）拔出造瘘管后，如果有漏尿的情况，应试行导尿术数日，等待膀胱造瘘口愈合后，再进行拔管。

（6）造瘘管不宜长期引流尿液，因为长期放尿会造成膀胱逼尿肌的失用性萎缩、膀胱痉挛，故通常2～3小时放尿1次，以保护膀胱的自律活动。

（7）定期更换引流袋。

6.肾造瘘管的观察和保护要点

（1）在翻身、运动时，不要牵拉造瘘管，以免造成瘘管脱出。

（2）不要折叠造瘘管，保证引流管通畅。

（3）检查引流液的色泽、性质、量等，并进行标记。如造瘘管内引流出的尿液呈鲜红色时，则考虑大出血，需尽快上报医生以作出处置。

（4）拔出肾造瘘管后，给予被照护者健侧卧位6小时，以促使引流口愈合。

三、本节小结

被照护者手术前的监测与评估是护理员照护被照护者的必要技术之一，本节内容着重描述了术前观察和评估要点、术后各种管路的观察和保护要点。希望经过对本节内容的学习，护理员可以了解被照护者术前术后的观察与评估和管路保护要点，在医生、护士的指导下合理照护手术患者，保护各种管路，识别异常现象，避免脱管等事件发生。

四、思考与练习

1.单选题

（1）腹腔引流液的正常颜色是（　　）

A.金黄色　　　B.墨绿色　　　C.米汤样　　　D.暗红色

（2）尿量异常的描述正确的是（　　）

A.少尿：＜400ml/24h　　　B.无尿：＜200ml/24h　　　C.多尿：＞5000ml/24h

（3）下列描述错误的是（　　）

A.正常人的胆汁通常呈金黄色或黄褐色，而鲜红的血液样的胆汁可以提示胆道问题，如出血

B.一般在胃肠切除手术后的24小时内，胃液呈暗红色，2～3天后渐渐减轻

C.膀胱造瘘管要持续开放放尿

D.被照护者的水封瓶内有大量气体逸出时，应始终保持引流管的畅通，切勿任意

夹管

2.是非题

（1）被照护者行胸腔闭式引流时，水封瓶的水柱与水平面静止不动是正常现象。
（　　）

（2）被照护者在胃肠减压期间要禁止进食、禁止饮水，如果需要胃管内给药，则在灌注药液后应夹管并暂停胃肠减压0.5～1小时。（　　）

（3）留置T管被照护者，术后引流突然减少是正常现象。（　　）

（4）拔除肾造瘘管后，护理员需指导被照护者取健侧卧位6小时。（　　）

（5）腹腔或盆腔引流管脱出后，要立即再插回去。（　　）

3.思考题

判定胃管在胃内的方法有哪些？

情景模拟1 管路滑脱应急处置

【情景导入】

王某，女，65岁，因"胰腺恶性肿瘤"收入院，术后留置胃管1根行胃肠减压，留置导尿，留置腹腔引流管2根。

【路径清单】

（一）思考要点

如何做好管路滑脱的应急处置？

（二）操作目的

1.保护被照护者安全，将管路滑脱损伤降至最低。

2.妥善固定各管路，保护管路安全。

（三）评估问题

1.评估被照护者病情及配合程度。

2.评估各个管路固定是否牢固，有无滑脱风险。

3.评估被照护者管路滑脱后对身体有无造成严重损伤。

（四）物品准备

手套、纱布、医疗垃圾袋。

（五）操作过程

1.确认操作前准备充分

（1）护理员：洗手。

（2）用物：备齐并检查用物，摆放合理。

（3）环境：整洁、安静、安全、温湿度适宜。

2.携用物至床旁，为带管路的被照护者整理好管路。

3.胃管滑脱应急处置（图1-7）

（1）观察被照护者胃管拔出后有无恶心、呕吐、呼吸不畅等不适。

（2）用干净的纸巾或毛巾擦拭被照护者口鼻处的分泌物。

（3）立即告知护士前来查看被照护者。

（4）必要时给予适当约束双上肢。

（5）密切观察被照护者病情变化，如出现不适，及时告知护士，必要时重置胃管。

4.尿管滑脱应急处置

（1）立即前去查看被照护者尿管滑脱情况及尿道口周围皮肤。

（2）询问查看有无会阴部疼痛、血尿等不适。

（3）立即告知护士。

（4）必要时约束双上肢。

（5）密切关注被照护者的排尿情况。

（6）若被照护者能自行排尿，则告知护士被照护者小便的量、颜色、性状。

（7）若排尿困难，则告知护士，及时进行干预，必要时重置尿管。

5.引流管滑脱应急处置（图1-8）

（1）立即查看引流管滑脱情况。

（2）若全部滑脱，则用干净的纱布或毛巾覆盖引流管脱出处，若未完全滑脱，则对引流管稍作固定。

（3）迅速呼叫护士。

（4）必要时约束双上肢。

（5）密切关注被照护者的生命体征和切口出血情况。

（6）被照护者如有异常，及时告知医务人员，配合进行处理。

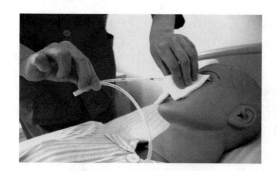 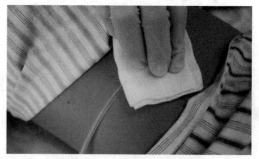

图1-7　胃管滑脱应急处置　　　　图1-8　引流管滑脱应急处置

（六）注意事项

1.被照护者发生管路滑脱后，要迅速做出反应，立即查看。

2.熟练掌握各个管路滑脱后应急处置措施。

［考核评分标准］

管路滑脱应急处置技术操作考核评分标准

姓名_____　考核人员_____　考核日期：　年　月　日

项目	总分	技术操作要求	标分	评分标准	扣分
仪表	5	符合护理员规范要求	5	一项不符合要求扣1分	
操作前准备	5	1.洗手 2.备齐并检查所有用物，摆放合理	2 3	一项不符合要求扣2分	

续表

项目		总分	技术操作要求	标分	评分标准	扣分
安全评估		10	1.评估被照护者病情、管路、意识、自理能力、合作程度	4	一项不符合要求扣2分	
			2.评估被照护者肢体活动情况	4		
			3.环境整洁、安静、安全、温湿度适宜，关门窗	2		
操作过程	根据不同情况选择其中一种	60	1.胃管滑脱应急处置		未观察滑脱后的不良反应扣10分	
			（1）立即观察被照护者胃管拔出后有无恶心、呕吐、呼吸不畅等不适	15	未通知医护人员扣10分	
			（2）用干净的纸巾或毛巾擦拭被照护者口鼻处的分泌物	10	反应不迅速扣10分	
			（3）立即告知护士前来查看被照护者	10	异常情况未上报处置扣10分	
			（4）必要时给予适当约束双上肢	10	病情观察不到位扣10分	
			（5）密切观察被照护者病情变化，如出现不适，及时告知护士，必要时重置胃管	15	其余一项不符合要求扣10分	
			2.尿管滑脱应急处置			
			（1）立即前去查看被照护者尿管滑脱情况及尿道口周围皮肤	10		
			（2）询问查看有无会阴部疼痛、血尿等不适	10		
			（3）立即告知护士	10		
			（4）必要时约束双上肢	10		
			（5）密切关注被照护者的排尿情况			
			1）若被照护者能自行排尿，则告知护士被照护者小便的量、颜色、性状	10		
			2）若排尿困难，则告知护士，及时进行干预，必要时重置尿管	10		
			3.引流管滑脱应急处置			
			（1）立即查看引流管滑脱情况	10		
			（2）若全部滑脱，则用干净的纱布或毛巾覆盖引流管脱出处，若未完全滑脱，则对引流管稍作固定	10		
			（3）迅速呼叫医生或护士	10		
			（4）必要时约束双上肢	10		
			（5）密切关注被照护者的生命体征和切口出血情况	10		
			（6）被照护者如有不适，及时告知医务人员，配合进行处置	10		
操作后		5	1.协助被照护者取舒适体位，整理床单位	2	一项不符合要求扣1分	
			2.按照院感防控标准，正确处理物品	2		
			3.洗手、记录	1		
评价		10	1.遵循标准预防、安全、消毒隔离的原则	4	一项不符合要求扣2分	
			2.护理员知晓注意事项	4		
			3.被照护者无明显不适	2		
理论提问		5	尿管意外滑脱，导致尿道黏膜损伤有什么表现	5	少一条扣1分	
合计		100				

理论提问：

尿管意外滑脱，导致尿道黏膜损伤有什么表现？

答：①尿道疼痛，排尿时加重。②尿道外口溢血，有时伴有血块。③部分被照护者可出现排尿困难甚至尿潴留。④尿道黏膜损伤严重的被照护者，可出现会阴血肿、尿液外渗。⑤损伤并发感染时，可出现体温升高、尿道流脓、尿道周围脓肿等。

情景模拟2 更换造口袋技术

【情景导入】

被照护者，刘某，女，76岁，直肠癌术后，于左下腹留置结肠单腔造口，留置腹腔引流管1根，术后第2天，现在需要更换造口袋。

【路径清单】

（一）思考要点

怎样正确更换造口袋？

（二）操作目的

1.收集排泄物，观察其性状、量和颜色。

2.观察被照护者造口黏膜的血供情况，保持造口周围皮肤的完整性。

3.清洁被照护者造口周围皮肤，减轻异味，提高舒适度。

（三）评估问题

1.评估更换造口袋过程中能否配合。

2.评估造口及周围皮肤情况。

3.评估被照护者对造口护理方法和相关知识的掌握情况。

（四）物品准备

手套、一次性治疗巾、湿巾或生理盐水棉球、卫生纸、便盆、造口粉、造口袋、造口底盘、防漏膏、剪刀、造口尺、手消液、医用垃圾袋、生活垃圾袋等。

（五）操作过程

1.确认操作前准备充分

（1）护理员：洗手。

（2）用物：备齐并检查所有用物，摆放合理。

（3）环境：整洁、安静、安全、温湿度适宜。

2.携用物至床旁，为带管路的被照护者整理好管路。

3.协助被照护者取舒适的卧位，必要时用屏风遮挡。

4.在被照护者造口的一侧铺治疗巾，放弯盘。

5.自上而下揭除造口袋，注意保护好皮肤，暴露造口及周围皮肤，观察造口袋内容物。

6.用生理盐水或温水棉球清洗、擦拭造口和周围皮肤，观察粪便颜色、造口黏膜的色泽、肠蠕动情况及造口周围皮肤情况，用纱布擦干造口周围皮肤。

7.根据造口类型、部位、造口时间、被照护者的需求选择合适的造口袋。

8.用造口尺测量造口的大小。

9.根据被照护者造口情况，在造口周围皮肤撒匀造口粉（图1-9）。

10.根据造口大小、形状来修剪造口底盘，然后涂抹皮肤保护膜，涂抹防漏膏或粘贴防漏贴环或防漏条等附件产品。

11.放置造口底盘时，需要沿造口位置自下而上安装造口袋，由内向外按压粘贴的部位。

12.夹好造口袋的夹子。

13.撤去治疗巾。

14.观察造口袋粘贴是否牢固。

15.操作过程中，护理员要随时注意观察被照护者病情变化。

16.手消毒。

17.关心被照护者并询问被照护者的感受。

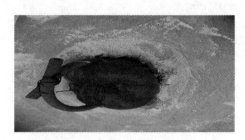

图1-9　造口周围皮肤撒匀造口粉

（六）注意事项

1.注意造口与伤口之间的距离，特别注意保护伤口，注意防止污染伤口。

2.贴造口袋前，一定要保证造口周围的皮肤干燥，特别是回肠造口，最好是空腹或被照护者餐后2小时再粘贴造口袋。

3.底盘与造口黏膜之间需要保持适当的空隙（1～2mm），如果缝隙过大，粪便会刺激皮肤，易引起粪水样皮炎；如果间隙过小，则底盘边缘与黏膜摩擦会导致被照护者有不适的感觉，甚至会造成出血，同时造口袋也不易粘住。

4.指导被照护者观察造口黏膜血供情况、造口周围皮肤情况。

［考核评分标准］

更换造口袋技术操作考核评分标准

姓名_____　考核人员_____　考核日期：　　年　　月　　日

项目	总分	技术操作要求	标分	评分标准	扣分
仪表	5	符合护理员规范要求	5	一项不符合要求扣1分	
操作前准备	5	1.洗手 2.用物：备齐并检查所有用物、摆放合理	2 3	一项不符合要求扣2分	
安全评估	10	1.了解被照护者的病情、意识、合作程度、自理能力	3	一项不符合要求扣1分	
		2.了解被照护者造口类型，评估造口黏膜及其周围皮肤情况	3		
		3.评估被照护者对造口护理方法和相关知识的掌握程度	3		
		4.环境整洁、安静、安全、温湿度适宜，关门窗	1		

续表

项目	总分	技术操作要求	标分	评分标准	扣分
操作过程	60	1.确认操作前准备充分 2.携用物至床旁，为带管路的被照护者整理好管路 3.协助被照护者取舒适体位，必要时可以屏风遮挡 4.在被照护者造口的一侧铺上治疗巾，放弯盘 5.自上而下揭除造口袋，注意保护好皮肤，观察造口袋内容物 6.用生理盐水或温水棉球清洗、擦拭造口和周围皮肤，观察粪便颜色、造口黏膜的色泽、肠蠕动情况、造口周围皮肤情况 7.根据造口类型、部位、造口时间、被照护者的需求选择合适的造口袋 8.用造口尺量度造口的大小、形状 9.根据量度结果修剪造口底盘 10.根据被照护者造口情况酌情使用造口粉，涂抹皮肤保护膜，涂抹防漏膏或粘贴防漏条等附加产品 11.沿造口位置自下而上贴上造口袋，由内向外按压粘贴的部位 12.夹好造口袋的夹子 13.撤去治疗巾 14.观察造口袋粘贴是否牢固 15.操作过程中，注意密切观察被照护者病情变化 16.手消毒 17.关心被照护者并询问被照护者的感受	2 3 2 2 3 10 2 2 6 6 5 2 2 3 3 2 5	方向不正确扣5分 未观察内容物扣3分 未评估皮肤及造口情况扣5分 擦拭不干净扣3分 造口底盘修剪不符合适扣6分 粘贴不牢固扣3分 操作过程未观察病情扣3分 其余一项不符合要求扣2分	
操作后	5	1.整理床单位，关心体贴被照护者 2.教会被照护者及其家属倾倒排泄物的方法 3.按照院感防控标准，正确处理物品 4.洗手，记录	1 2 1 1	一项不符合要求扣1分	
评价	10	1.被照护者感觉舒适，无不良反应 2.造口袋粘贴符合耐用、舒适、安全的原则，注意保护被照护者隐私 3.护理过程中，护理员注意向被照护者详细讲解操作步骤，沟通亲切、自然、有效	2 4 4	一项不符合要求扣2分	
理论提问	5	1.更换造口袋的目的是什么 2.造口护理注意事项有哪些	2 3	少一条扣1分	
合计	100				

理论提问：

1.更换造口袋的目的是什么？

答：①保持造口周围皮肤的清洁。②协助被照护者了解正常的造口照护技术。

2.造口护理注意事项有哪些？

答：①注意造口与伤口之间的距离，保护伤口，注意防止污染伤口。②造口袋粘贴之前，需要保证造口周围的皮肤清洁、干燥，特别是回肠造口，最好是空腹或被照护者餐后2小时再粘贴造口袋。③造口袋底盘与造口黏膜中间保留一定间隙（1～2mm），若间隙过大，粪便冲击表皮可引发粪水样急性皮炎；若间隙过小，则底盘边缘与黏膜摩擦会导致被照护者有不适的感觉，甚至会造成出血，同时造口袋也不易粘住。④指导被照护者观察造口黏膜血供情况、造口周围皮肤情况。

看答案

（张　华　郑学风　徐毅君　王静远）

第二章　伤口、造口的观察与评估

伤口、造口的观察与评估是护理员照护被照护者的必备技能之一。本章主要阐述伤口、造口的定义和分类、评估方法等内容，旨在指导护理员掌握伤口、造口的相关基本知识，能够识别正常、异常伤口、造口的表现，在医务人员的指导下，合理照护被照护者伤口、造口，预防并发症。

第一节　伤　　口

一、概述

伤口是物理、机械和热力等外部原因引起的机体功能结构的缺陷。有时由于意外或生理失常也会引起这些问题。

（一）伤口的种类

1. 根据伤口本身污染程度分类

（1）清洁伤口：通常是指进行无菌手术后形成的伤口，伤口的特点为无明显异物存在，局部不存在红肿、胀痛、渗血、流脓等情况，也不存在发黑、发黄等坏死的情况。

（2）清洁污染伤口：是指可能污染的伤口。

（3）污染伤口：指已经污染但没有感染的伤口。

（4）已感染的伤口：指已经感染的伤口。

2. 根据伤口颜色分类

（1）黑色伤口：由于组织坏死，伤口表面覆盖了一层坏死或失活组织（焦痂），通常呈黑色或棕色。

（2）黄色伤口：腐肉被视为伤口上的柔软的黄色黏液覆盖物，它也是一种由死细胞组成的坏死组织；腐肉可能会导致伤口感染并延迟伤口愈合，但是腐肉的存在并不一定表明有临床感染。

（3）红色伤口：牛肉红样、鲜亮、坚硬，肉芽组织有疙瘩状、鹅卵石状的外观表现，质实、无痛感且不易流血。

（4）粉色伤口：随着新上皮组织的生长，原始伤口已不再以开放性伤口的形式存在；但是该伤口将继续愈合并在新上皮下重塑，并且该过程可能需要保护，直到组织结实为止。

临床上可大致根据伤口颜色对伤口进行评估。红色代表健康新鲜的创面；黄色通常是出现了伤口感染；黑色则是伤口血液供应不充分，有黑色的坏死组织。

3. 按照伤口愈合时间分类

（1）急性伤口：突发意外或手术造成的创伤，一般可以及时治愈。急性伤口对治疗能迅速产生反应，愈合过程有规则、有效，且能保证解剖学上的完好，如手术刀口、皮肤碰伤、供皮区等。

（2）慢性伤口：指长期存在或多次复发的创伤，由于损伤的自身和外在原因造成创伤愈合迟缓、愈合延迟、中断，甚至停滞的创伤。在完全确认并消除或纠正贫血之类的潜在疾病的前提下，慢性未痊愈创伤可能暗示着生物膜的形成，如压力性损伤、下肢血栓性溃疡、糖尿病足部溃疡、其他难愈合创面。

（二）伤口评估

1.伤口测量

（1）测量伤口的工具：使用伤口尺（图2-1），可以检查创伤的范围和深浅。如果有坏死的细胞仍留存在伤口处，则无法计算伤口的深度。

（2）表面的测量：记录长（厘米）×宽（厘米）×深（厘米）。

（3）测定频次：根据伤口的种类确定，慢性伤口1～2周测定1次，急性伤口在每次换敷料时测定。

（4）在清除手术敷料后、伤口清理后、贴敷材料后各拍照一次，直观记录伤口情况。

2.皮层及基部组织的颜色

（1）炎症过程和生长状态：暗红、淡红、暗紫色，为血流正常的肉芽细胞。

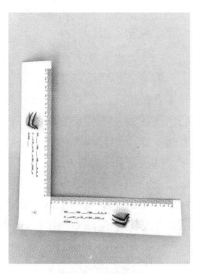

图2-1　伤口尺

（2）黄色伤口：在渗液中积累的发生坏死细菌组织，常于慢性创伤中发现。

（3）黑色伤口：没有血流的坏死细胞，常伴有软中坚硬的瘢痕。

3.渗出液的评估

（1）量：<5ml/24h为少量，5～10ml/24h为中量，大于10ml/24h为大量。

（2）色泽：颜色澄清，通常被认为是正常；颜色浑浊、黏稠表明炎症反应或病毒感染，且渗液中有大量微生物和病菌；粉红或鲜红则表明毛细血管破裂；绿色提示细菌污染，如铜绿假单胞菌；金黄或褐色则提示创伤部位有腐肉及泌尿道/肠瘘的渗出物；灰白则表示与使用银离子敷料相关。

（3）气味：无异味——在床旁也闻不到异味；轻微恶臭——可在被照护者近处闻到明显的异味；中度恶臭——被照护者一进入房间便可闻到明显异味；强烈恶臭——敷料完全覆盖伤口，被照护者一进入房间仍可闻到明显异味。例如，金黄色葡萄球菌感染时表现为粪气味；铜绿假单胞菌感染时表现为腥臭气味；当伤口上有病菌，产生的感染伤口被坏死细胞、粪便等沾染时（如肠瘘管的伤口等），为腐烂臭味。

4.伤口周边皮肤的检查　可以评估水肿、伤口表面增生、伤口附近的组织硬度，以及周围皮肤过敏的状况。

5.评估疼痛　身体及皮肤局部的创伤痛、休息时或换敷料时疼痛、周围触痛，以及慢性损伤时疼痛，注意观察是否影响被照护者休息。

二、压力性损伤的观察与评估

压力性损伤，是皮肤和（或）软组织的局部损害，损害通常是由于受到了强烈和（或）长期存在的压力或压力联合剪切力所致造成的完全皮肤开放性溃疡，并可能会伴有严重剧痛。软组织结构中对压力和剪切力的耐受性，可能会引起对微环境、营养、灌注、合并症和皮肤状况等的影响，因此压力性损伤也可出现在长期躺卧或长时间坐位（如轮椅）的被照护者，特别在老年被照护者中，这是一个非常困难的问题，因为随着年龄增长，罹患压力性损伤的危险性也增大。因此压力性损伤的出现不但给被照护者生活增加了困难，同时也影响病情的康复，以至导致脓毒败血症而威胁生存。

1.临床分期的观察

（1）1期压力性损伤：指在完整的表皮上出现指压之不褪色的红斑。

特点：局部皮肤整体上完整，呈现指压不变白的小红斑。但红色变化并不包含紫红及栗色的变化，因此上述红色改变提示或许发生了深层组织破坏。在皮肤颜色较黑或肤色深的被照护者中通常看不见在按压后皮肤的颜色改变。因此，对于肤色较暗的被照护者来说比较不易观察，要重点观察。

（2）2期压力性损伤：表现为部分皮质缺失，部分真皮外露。

特点：局部皮肤缺损，伴随着真皮层的显露。外伤床呈粉色或鲜红、湿润，也有显示为完整的或破裂的水疱。肌肉层和深部组织均不外露。无腐肉、焦痂。此期损害，一般由于骨盆肌肉的微环境损伤和受到剪切力，也包括由足跟受到的剪切力所引起。

（3）3期压力性损伤：表现为全层皮层缺损。

特点：全皮层严重缺失，或有腐肉和（或）焦痂。各个解剖部位的组织根据破坏深度的不同而不同。油脂较丰厚的地方会演变为深层创伤。也可以发生潜行或窦道。无筋膜、肌腱、韧带、软骨的损伤和（或）骨外露处。若腐肉或焦痂遮盖组织缺陷的深层，即为不可分期压力性损伤。

（4）4期压力性损伤：表现为全皮层及组织缺损。

特点：身体全皮层和组织大面积深度损伤时，可直接触及筋膜、肌腱、筋膜、韧带、软骨及骨。虽然各个解剖部位的组织对损伤的深浅都具有一定差别，但如果腐肉或焦痂完全遮盖缺损的深浅，即为不可分期程度的损害。

（5）不可分期：表现为损伤涉及全层组织，无法确定具体深度。

特点：全层组织出现缺失，但由于已被腐肉和（或）焦痂所遮盖，所以无法确定组织缺失的严重程度。只有除去了充足的腐肉和（或）焦痂，方可确定创伤处于3期或是4期。而四肢及足跟的稳定型焦痂不宜立即剥离。

（6）深部组织损伤期：表现为皮肤呈现持久的非苍白性深红色、栗色或紫色。

特点：完整或受伤后的表面产生了局部持久的非苍白性深红、栗色或紫色，或从表面脱离形成了深色的创伤床及充血水疱。疼痛和体温改变往往先于色素改变而发生。这些破坏通常由强烈和（或）持久的压力和剪切力作用于骨与组织交界面所引起。此期破坏可以很快速地显示组织缺失的实际范围，而且通常可以溶解或不产生组织缺失。一旦发现了坏死的组织、以及其他更深层的组织，则表明这是对全皮层的破坏（不可分期、3期或4期）。

2.危险因素评估

（1）长期卧床被照护者，不能自行翻身者。

（2）大小便失禁或多汗，肌肤常常受湿气、摩擦等因素影响，造成肌肤抵抗力减弱者。

（3）高热、年老体弱、营养不良、恶病质者。

三、糖尿病足的观察与评估

1.糖尿病足的概念 糖尿病足是指糖尿病患者由于周围神经和血管病变所导致的足部临床表现的总称，包括足部溃疡、感染或深部组织破坏，严重时可累及肌肉和骨骼。

2.糖尿病足的危险因素

（1）糖尿病足的发病率可随年龄增长而增高。

（2）如果同时合并其他疾病则患该病的风险将大大增加，如心脑血管疾病、周围血管疾病、高血压、高血脂等。

（3）吸烟者糖尿病足发病率高于不吸烟者。

（4）足部的老茧或鸡眼等处理不当。

（5）鞋袜不合脚。

（6）文化水平低、收入低以及缺乏运动的人群糖尿病足发病率高于文化程度高、收入高、经常运动的人群。

3.糖尿病足的评估及照护

（1）每天观察足部外观、皮肤颜色，有无皮肤裂伤、摩擦伤、水疱、红肿、变色、胖胝、溃疡的发生，用镜子检查足底皮肤。一旦出现皮肤裂伤、摩擦伤、水疱、红肿、变色、胖胝、溃疡等问题需要及时就诊，不可自行处理。

（2）用示指、中指触摸被照护者的足背动脉搏动及皮肤温度。

（3）泡脚时水温以37～40℃为宜，洗脚时间少于5分钟，注意擦干趾缝间的水迹。最好选择纯棉材质的宽松袜子。

（4）修剪指（趾）甲时要防止足趾损伤，且剪完指（趾）甲应该轻轻磨平抛光，以免足部的趾甲划伤足趾。

（5）选择圆头、厚底、系鞋带、面料柔软、透气性较好的鞋，鞋的长度要比被照护者的足部长1cm，宽度根据跖趾关节宽度而定，高度应保证足趾留有一定的空间。

（6）戒烟：吸烟可以导致外周血管的痉挛，供血减少，糖尿病足患者应及时戒烟。

（7）每天进行适当运动。

四、本节小结

伤口的观察和评估是护理员的必备技能之一，本节内容着重描述了伤口的定义和分类、评估方法、压力性损伤的观察与评估、糖尿病足的观察与评估。期望通过本节内容的学习，护理员能够了解伤口的相关知识，掌握伤口的评估方法，识别不同阶段的压力性损伤，掌握糖尿病患者足部观察、保护方法，在医生、护士的指导下合理照护存在伤口、压力性损伤或糖尿病足的被照护者。

五、思考与练习

1.单选题

（1）渗出液浑浊、黏稠提示（　　）

A.炎症反应或感染　　B.正常　　C.毛细血管损伤

（2）被照护者皮下组织严重不足，甚至可见或可直接触及筋膜、肌肉、肌腱、韧带、软骨或骨，属于几期压力性损伤（　　）

A. 1　　B. 2　　C. 3　　D. 4

（3）糖尿病患者洗脚水温应以（　　）为宜

A. 33～36℃　　　B. 37～40℃　　　C. 41～44℃　　　D. 45～48℃

（4）糖尿病患者洗脚时间不应超过（　　）分钟

A. 5　　B. 7　　C. 9　　D. 11

2. 是非题

（1）缺血四肢、足跟的稳定型焦痂（如干燥，完整无红斑和波动感）不应去除。（　　）

（2）应该用整个手掌触摸糖尿病患者的足背动脉搏动及皮肤温度。（　　）

（3）糖尿病患者修剪趾甲时要防止足趾损伤，且剪完趾甲应该轻轻磨平抛光，以免足部的趾甲划伤足趾。（　　）

3. 填空题

糖尿病患者选择圆头、厚底、系鞋带、面料柔软、透气性好的鞋，鞋的长度要比被照护者的足长（　　），鞋的宽度根据（　　）宽度而定，高度应保证（　　）留有一定的空间。

4. 思考题

（1）压力性损伤的危险因素有哪些？

（2）什么是糖尿病足？

（3）糖尿病足的危险因素？

情景模拟1　口腔黏膜的观察与照护（口部溃疡）

【情景导入】

张某，男，69岁，口腔癌术后，留置胃管，鼻饲饮食，自诉口腔内有刺痛感，口腔检查示被照护者的右侧颊部黏膜有个黄白色的圆形溃疡。

【路径清单】

（一）思考要点

如何正确地对口腔黏膜进行观察与照护？

（二）操作目的

1. 了解和观察被照护者口腔黏膜情况。

2. 学会对口腔黏膜损伤被照护者的照护，减轻被照护者的疼痛等不适。

（三）评估问题

1. 评估被照护者口腔黏膜损伤的部位、大小、性质。

2. 评估被照护者口腔出血情况。

3. 评估被照护者病情和配合程度。

（四）物品准备

手电筒、漱口液、手套、压舌板。

（五）操作过程

1. 确认操作前准备充分

（1）护理员：洗手。

（2）用物：备齐并检查所有用物、摆放合理。

（3）环境：整洁、安静、安全、温湿度适宜。

2.携用物至被照护者床旁，协助被照护者取舒适卧位。

3.嘱被照护者张口，用压舌板和手电筒观察被照护者口腔黏膜（图2-2）情况。

4.被照护者口腔黏膜损伤的照护

（1）对被照护者进行口腔护理时，护理员要注意动作轻柔。

（2）当被照护者存在凝血机制差、有出血倾向时，护理员在擦洗过程中要格外注意，防止碰伤黏膜及牙龈。

（3）针对被照护者的口腔状况，选择温度和浓度适宜的漱口液。

（4）被照护者如果发生口腔黏膜损伤，可以使用多贝尔氏液、呋喃西林液或0.1%～0.2%的过氧化氢液含漱；口腔溃疡导致疼痛时，可用西瓜霜或锡类散吹敷在溃疡面，必要时可用利多卡因喷雾镇痛，或将氯己定漱口液直接喷于溃疡面，每天3～4次，用来抗感染。

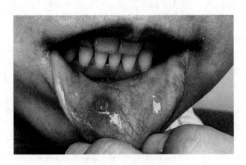

图2-2　口腔溃疡

（六）注意事项

1.观察口腔黏膜时注意动作轻柔。

2.给予被照护者口内涂抹药物前，注意手卫生。

［考核评分标准］

口腔黏膜的观察与照护技术操作考核评分标准

姓名_____　考核人员_____　考核日期：　　年　　月　　日

项目	总分	技术操作要求	标分	评分标准	扣分
仪表	5	符合护理员规范要求	5	一项不符合要求扣1分	
操作前准备	5	1.洗手 2.用物：备齐并检查所有用物，摆放合理	2 3	一项不符合要求扣2分	
安全评估	10	1.被照护者的病情、管路、意识、合作程度、自理能力 2.被照护者口腔黏膜情况 3.环境整洁、安静、安全、温湿度适宜	4 4 2	一项不符合要求扣2分	

续表

项目	总分	技术操作要求	标分	评分标准	扣分
操作过程	60	1.携用物至床旁，评估被照护者情况 2.询问被照护者需求，解释操作目的、方法、注意事项 3.嘱被照护者张口，用压舌板和手电筒观察被照护者口腔黏膜情况 4.被照护者口腔黏膜损伤的照护 （1）对被照护者进行口腔护理时，动作轻柔 （2）若被照护者的凝血机制差、有出血倾向，则在擦洗过程中要特别注意防止碰伤黏膜及牙龈 （3）根据被照护者口腔具体情况，选择温度和浓度适宜的漱口液 （4）被照护者如果发生口腔黏膜损伤，可以使用多贝尔氏液、呋喃西林液或0.1%～0.2%的过氧化氢液含漱；如果口腔溃疡导致疼痛时，可用西瓜霜或锡类散吹敷在溃疡面，必要时可用利多卡因喷雾镇痛，或将氯己定漱口液直接喷于溃疡面，每天3～4次，用来抗感染	5 5 10 10 10 10 10	未解释扣5分 未观察口腔黏膜情况扣10分 操作时动作粗鲁扣10分 针对口腔溃疡情况选择药物或漱口液不正确扣10分	
操作后	5	1.协助被照护者取舒适卧位 2.用物、垃圾分类正确处置 3.洗手	1 2 2	一项不符合要求扣1分	
评价	10	1.漱口液或药物选择正确 2.护理员知晓注意事项 3.被照护者感觉舒适	5 2 3	漱口液或药物选择错误扣5分	
理论提问	5	1.口腔溃疡的临床特点是什么 2.如何对口腔黏膜损伤的患者进行健康宣教	2 3	少一条扣1分	
合计	100				

理论提问：

1.口腔溃疡的临床特点是什么？

答：①周期性反复发作为特点，可自愈，可出现在口腔黏膜的任何部位。②好发于唇、颊、软腭或牙龈等处的黏膜，常发生单个或者多个、大小不等的圆形或椭圆形溃疡，溃疡表面覆盖灰白或黄色假膜，边界清楚，中央凹陷，周围黏膜红而微肿，以局部灼痛为主要特点。

2.如何对口腔黏膜损伤的患者进行健康宣教？

答：①平时要注意保持口腔干净，注意口腔卫生，以防止损害口腔黏膜，并减少辛辣的食品对局部刺激性。②戒掉烟酒，日常起居也要规律，并保证足够的睡眠。③坚持运动，重视生命规律性与营养均衡性。④保证心境舒适，尽量避免过分疲惫。⑤食物要清淡，多吃水果、新鲜蔬果，多喝水等，可降低口腔溃疡出现的风险。⑥若溃疡经久不愈，则及时就医。

情景模拟2　2期及以上压力性损伤的观察与照护

【情景导入】

李某，女，72岁，长期卧床，大小便失禁，在一次翻身过程中，发现被照护者骶尾部皮肤破损，真皮层暴露，伤口呈粉色并伴有水疱。

【路径清单】

（一）思考要点

如何正确进行2期及以上压力性损伤的观察与照护？

（二）操作目的

1.及时、正确识别被照护者皮肤损伤。

2.采取有效的照护措施避免损伤加重，促进被照护者皮肤愈合。

（三）评估问题

1.评估被照护者的病情、活动、配合程度、营养状况等。

2.评估被照护者皮肤损伤情况。

（四）物品准备

手套、5ml注射器（必要时）、生理盐水棉球、无菌敷料（根据被照护者皮肤情况选择）。

（五）操作过程

1.确认操作前准备充分

（1）护理员：洗手。

（2）用物：备齐并检查用物，摆放合理。

（3）环境：整洁、安静、安全，温湿度适宜。

2.携用物至床旁，测量伤口大小。

3.2期及以上压力性损伤的观察

（1）2期压力性损伤：骶尾部皮肤破损，真皮层暴露，伤口呈粉色并伴有水疱。

（2）3期压力性损伤：骶尾部皮肤缺失，可见脂肪、肉芽组织和边缘内卷。

（3）4期压力性损伤：全层皮肤和组织缺失，可见肌肉和骨头。

（4）深部组织损伤：骶尾部皮肤呈持续的非苍白性深红色。

（5）不可分期：全皮层和组织缺失，被腐肉和焦痂覆盖，不能确认组织缺失的严重程度。

4.2期及以上压力性损伤的照护

（1）2期压力性损伤的照护

1）如有直径不足2cm的水疱，可让其自行吸收，并局部粘贴透明薄膜保护皮肤。

2）直径大于2cm的水疱，局部消毒后，在水疱的最下端用5ml空针穿刺并抽吸出液体，表面覆盖透明薄膜，观察渗液情况。

3）如果再次出现较多的液体，可在薄膜外消毒，用注射器直接穿刺抽出液体，3～7天更换一次透明薄膜。

4）如果有浅层溃疡，根据渗液多少选择合适的敷料。当渗液少量时，可以使用薄的水胶体敷料，2～3天更换一次；渗液中等量或较多时，可以使用厚的水胶体或泡沫敷料，3～5天更换一次。

（2）3、4期压力性损伤的照护

1）注意保护创面，促进上皮生长。清创方法清除坏死组织。

2）感染伤口可选用合适的消毒液清洗伤口，再用生理盐水棉球擦拭损伤皮肤，伤口可使用银离子抗菌敷料。

3）渗液处理时可粘贴吸收渗液敷料，如藻酸类敷料、泡沫敷料等。

4）伤口若有潜行或窦道时，依据其深度及渗液的情况，选择合适的敷料填充或引流，注意填充时不要太紧，尽量避免对伤口产生压力。

（3）深部组织损伤期及不可分期的照护：均需在彻底清除坏死组织和（或）焦痂后暴露出创面基底，这样可以确定其实际深度和分期。

（六）注意事项

1.操作动作轻柔、熟练。

2.踝部或者足跟部较稳定的焦痂（干燥、黏附牢固、完整且无发红或波动），相当于人体自然的（或生物的）屏障，一般不需除去。

3.勤翻身，避免损伤部位继续受压。

［考核评分标准］

2期及以上压力性损伤的观察与照护技术操作考核评分标准

姓名_____ 考核人员_____ 考核日期：　年　月　日

项目		总分	操作要求	标分	评分标准	扣分
仪表		5	符合护理员规范要求	5	一项不符合要求扣1分	
操作前准备		5	1.洗手 2.备齐并检查所有用物，摆放合理	2 3	一项不符合要求扣2分	
安全评估		10	1.被照护者的病情、管路、意识、合作程度、自理能力 2.被照护者肢体活动、皮肤情况 3.环境整洁、安静、安全、温湿度适宜，关门窗	4 4 2	一项不符合要求扣2分	
操作过程	根据不同分期选择其中一种	60	1.携用物至床旁，评估被照护者情况，为带管路的被照护者整理好管路，测量伤口大小 2.询问被照护者需求，解释操作目的、方法、注意事项 3.观察压力性损伤的分期（选择其中一种） （1）2期压力性损伤：骶尾部皮肤破损，真皮层暴露，伤口呈粉色并伴有水疱 （2）3期压力性损伤：骶尾部皮肤缺失，可见脂肪、肉芽组织和边缘内卷 （3）4期压力性损伤：骶尾部皮肤全层皮肤和组织缺失，可见肌肉和骨头 （4）深部组织损伤：骶尾部皮肤呈持续的非苍白性深红色	5 5 10 10 10 10	过度暴露被照护者扣5分 未观察被照护者管路、意识等情况扣5分 分期错误扣10分 保护不到位一项10分 处置不正确扣10分 其余一项不符合要求扣5分	

续表

项目	总分	操作要求	标分	评分标准	扣分
		（5）不可分期：骶尾部全层皮肤和组织缺失，被腐肉以及焦痂掩盖，不能确定组织缺失的程度	10		
		4.按不同分期给予照护（选择其中一种）			
		（1）2期压力性损伤的照护			
		1）直径不足2cm的水疱，可让其自行吸收，并局部粘贴透明薄膜保护皮肤	10		
		2）直径大于2cm的水疱，消毒局部，在水疱的最下端用5ml空针抽吸出液体，表面覆盖上透明的薄膜，继续观察渗液的情况	10		
		3）如果再次出现较多的液体，可在薄膜外消毒后直接穿刺抽液，3～7天更换一次透明薄膜	10		
		4）若有浅层溃疡，根据渗液多少使用合适的敷料。渗液少时，2～3天更换一次薄的水胶体敷料，渗液中等或较多时，3～5天更换一次厚的水胶体或泡沫敷料	10		
		（2）3、4期压力性损伤的照护			
		1）注意保护创面，促进上皮生长。清创方法清除坏死组织	10		
		2）感染伤口可选用合适的消毒液清洗伤口，再用生理盐水棉球擦拭损伤皮肤，伤口可使用银离子抗菌敷料	10		
		3）渗液处理时可粘贴吸收渗液敷料，如藻酸类敷料、泡沫敷料等	10		
		4）伤口若有潜行或窦道时，依据其深度及渗液的情况，选择合适的敷料填充或引流，注意填充时不要太紧，尽量避免对伤口产生压力	10		
		（3）深部组织损伤期及不可分期的照护：均需在彻底清除坏死组织和（或）焦痂后暴露出创面基底，这样可以确定其实际深度和分期	40		
操作后	5	1.撤去遮挡、开窗通风、调节温湿度 2.用物、垃圾分类正确处置 3.洗手	1 2 2	一项不符合要求扣1分	
评价	10	1.遵循标准预防、安全、消毒隔离的原则 2.护理员知晓注意事项 3.被照护者的皮肤损伤未再进展	4 2 4	一项不符合要求扣2分	
理论提问	5	压力性损伤的防范措施有哪些	5	少一条扣1分	
合计	100				

理论提问：

压力性损伤的防范措施有哪些？

答：对于压力性损伤的高风险人群，建议护理员至少每隔2小时协助被照护者翻身

1次；翻身之后需要仔细观察压迫部位的皮肤，随时关注有没有水肿、发红等异常表现；在翻动被照护者时，要特别注意避免用力拖、拉、拽等，以防止皮肤破损；如果被照护者有大小便失禁，必须在每次排便之后及时处理排泄物，擦净皮肤，保持局部皮肤清洁、干燥。

情景模拟3　下肢静脉溃疡的观察与保护

【情景导入】

王某，男，70岁，退休教师，下肢静脉曲张多年，协助被照护者翻身过程中，发现老人下肢静脉出现破溃。

【路径清单】

（一）思考要点

如何正确地进行下肢静脉溃疡的观察与保护？

（二）操作目的

1.及时正确地观察到下肢静脉溃疡的表现。

2.采取干预措施，保护被照护者安全，促进伤口愈合。

（三）评估问题

1.评估被照护者的病情和活动情况。

2.评估被照护者下肢静脉溃疡的原因和范围。

（四）物品准备

生理盐水、棉球、消毒液、无菌敷料、换药盒。

（五）操作过程

1.确认操作前准备充分

（1）护理员：洗手。

（2）用物：备齐并检查所有用物，摆放合理。

（3）环境：整洁、安静、安全、温湿度适宜。

2.携所有用物至床旁，协助被照护者摆放舒适的体位。

3.下肢静脉溃疡情况的观察。下肢静脉溃疡好发于小腿下1/3，内侧较外侧多，且容易反复发作，当创面呈菜花块时，多为癌变迹象，要引起关注。皮肤溃疡于起病初，可能只是炎症渗出，后期逐渐发生溃疡，最终将导致皮肤全层烂掉。溃疡面大小不一，周围皮肤发生萎缩、颜色发黑、湿疹、脱屑、瘙痒等。

4.下肢静脉溃疡的保护

（1）使用0.9%生理盐水或0.4%新洁尔灭溶液反复、多次、彻底冲洗伤口，并用棉球轻擦数次使分泌物慢慢脱下。

（2）使用3%过氧化氢棉球轻轻地擦洗或是冲洗伤口多次，分泌物越多，则冲洗时产生的泡沫越多，这也是目前最常用的伤口护理方法。

（3）反复重复以上两步，未能脱掉的腐肉，不必特殊处理，让其自行脱掉。

（4）用棉球擦干伤口，用75%酒精棉球消毒伤口周边2遍。

（5）处理伤口间隔时间，以疾病进展的阶段及伤口的变化为依据，一般间隔2天。

（6）下肢抬高制动，保持局部清洁。

（7）密切关注被照护者皮肤破溃的变化。

（六）注意事项

1.被照护者下肢制动抬高。

2.注意操作轻柔、熟练，操作规范。

［考核评分标准］

下肢静脉溃疡的观察与保护技术操作考核评分标准

姓名_____ 考核人员_____ 考核日期：　年　月　日

项目	总分	技术操作要求	标分	评分标准	扣分
仪表	5	符合护理员规范要求	5	一项不符合要求扣1分	
操作前准备	5	1.洗手 2.备齐并检查所有用物，摆放合理	2 3		
安全评估	10	1.被照护者病情、管路、意识、合作程度、自理能力 2.被照护者破溃情况 3.环境整洁、安静、安全、温湿度适宜，关门窗	4 4 2	一项不符合要求扣2分	
操作过程	60	1.携用物至床旁，评估被照护者情况，为带管路的被照护者整理好管路 2.询问被照护者需求，解释操作目的、方法、注意事项 3.观察下肢静脉溃疡情况，如皮肤颜色、温度、溃疡深度，有无出血、渗液、脱屑、瘙痒、疼痛等 4.下肢静脉溃疡的保护 （1）使用0.9%生理盐水或0.4%新洁尔灭溶液反复、多次、彻底冲洗伤口，并用棉球轻擦数次使分泌物慢慢脱下 （2）使用3%过氧化氢棉球轻轻地擦洗或是冲洗伤口多次，分泌物越多，则冲洗时产生的泡沫越多 （3）反复重复以上两步，没能脱掉的腐肉，不必特殊处理 （4）用棉球擦干伤口，用75%酒精棉球消毒伤口周边2遍 （5）处理伤口的间隔时间，以疾病进展的阶段及伤口的变化为依据，一般间隔2天 （6）下肢抬高制动，保持局部清洁 （7）密切关注被照护者皮肤破溃的变化	3 2 5 10 10 10 10 5 2 3	过度暴露被照护者扣2分 一项不符合要求扣2分 未观察被照护者管路、意识等情况扣2分 观察不到位扣5分 伤口清理不到位扣10分 其余一项不符合要求扣2分	
操作后	5	1.整理床单位，协助被照护者取舒适卧位 2.用物、垃圾分类正确处置 3.洗手	2 2 1	一项不符合要求扣1分	
评价	10	1.遵循标准预防、消毒隔离、安全的原则 2.护理员知晓注意事项 3.被照护者安全，能促进伤口愈合	4 2 4	一项不符合要求扣2分	
理论提问	5	下肢静脉溃疡的原因是什么	5	少一条扣1分	
合计	100				

理论提问：

下肢静脉溃疡的原因是什么？

答：下肢皮肤破溃常出现在下肢静脉曲张患者，由于长时间站着上班或负荷重量而引起下肢静脉曲张，静脉瓣功能不全，或遇下肢肌肉受伤、虫咬伤及湿疹等诱因而导致皮肤破溃经久不愈。

情景模拟4　糖尿病患者足部观察与保护

【情景导入】

李某，男，75岁，口干、多饮、多食、多尿，同时伴有体重明显下降，既往有2型糖尿病10年，想了解如何保护足部及如何进行足部运动。

【路径清单】

（一）思考要点

怎样进行糖尿病患者足部观察与保护？

（二）操作目的

1.指导糖尿病患者保护自己的足部。

2.指导糖尿病患者进行足部运动。

（三）评估问题

1.评估被照护者能否配合。

2.评估被照护者足部情况。

3.评估被照护者足部运动是否规范等。

（四）物品准备

洗脚盆、37～40℃温水、水温计、镜子、白色软毛巾、袜子、鞋。

（五）操作过程

1.确认操作前准备充分

（1）护理员：洗手。

（2）用物：备齐并检查用物，放置合理。

（3）环境：整洁安静、安全、温湿度适宜。

2.携用物至床旁。

3.协助被照护者取舒适体位，暴露双足。

4.观察足部外观、皮肤颜色，有无皮肤裂伤、摩擦伤、水疱、红肿、变色、胼胝、溃疡的发生，用镜子检查足底皮肤。

5.用示指、中指触摸被照护者的足背动脉搏动及皮肤温度。

6.准备好洗脚水，水温计测水温，温度以37～40℃为宜。

7.将双足放到洗脚水中，洗脚时间少于5分钟。

8.洗完后用软毛巾擦干，并擦干趾缝间的水迹。

9.选择纯棉材质的宽松袜子。

10.选择圆头、厚底、系鞋带、面料柔软、透气性较好的鞋，鞋的长度要比被照护者的足长1cm，宽度根据跖趾关节宽度而定，高度应保证足趾留有一定的空间。

11.糖尿病患者足部运动指导（图2-3）。

12.询问被照护者的感受并做好记录。

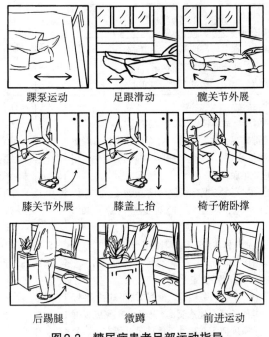

踝泵运动　　足跟滑动　　髋关节外展

膝关节外展　　膝盖上抬　　椅子俯卧撑

后踢腿　　微蹲　　前进运动

图2-3　糖尿病患者足部运动指导

（六）注意事项

1.一旦出现皮肤裂伤、摩擦伤、水疱、红肿、变色、胖胀、溃疡等问题需要及时就诊，不可自行处理。

2.每天要检查足部有无损伤。

3.修剪趾甲时防止足趾损伤，且剪完趾甲应该轻轻磨平抛光，以免足部的趾甲划伤足趾。

4.视力较差的老人需在家人的帮助下定期检查足部和鞋袜的情况。

5.戒烟：吸烟可以导致外周血管的痉挛，供血减少，糖尿病足患者应及时戒烟。

6.一定要给自己选择合适的鞋袜。

7.控制好血糖、血压及血脂。

8.每天进行适当的运动锻炼。

［考核评分标准］

糖尿病患者足部观察与保护技术操作考核评分标准

姓名_____　考核人员_____　考核日期：　　年　月　日

项目	总分	技术操作要求	标分	评分标准	扣分
仪表	5	符合护理员规范要求	5	一项不符合要求扣1分	
操作前准备	5	1.洗手 2.备齐检查用物	2 3	一项不符合要求扣2分	

项目	总分	技术操作要求	标分	评分标准	扣分
安全评估	10	1.患者病情、意识、自理能力、合作程度 2.被照护者足部皮肤状况 3.环境整洁、安静、安全、温湿度适宜	4 4 2	一项不符合要求扣2分	
操作过程	60	1.携用物至床旁 2.协助患者取舒适体位，暴露双足 3.观察足部外观、皮肤颜色，有无皮肤裂伤、摩擦伤、水疱、红肿、变色、胼胝、溃疡的发生，用镜子检查足底皮肤 4.用示指、中指触摸患者的足背动脉搏动及皮肤温度 5.准备好洗脚水，水温计测水温，温度以37～40℃为宜 6.将双足放到洗脚水中，洗脚时间少于5分钟 7.洗完后用软毛巾擦干，并擦干趾缝间的水迹 8.选择纯棉材质的宽松袜子 9.选择圆头、厚底、系鞋带、面料柔软、透气性好的鞋，鞋的长度要比患者的足长1cm，宽度根据跖趾关节宽度而定，高度应保证足趾留有一定的空间 10.糖尿病足部运动指导（踝泵运动、足跟滑动、髋关节外展、膝关节伸展、膝盖上抬、椅子俯卧撑、后踢腿、微蹲、前进运动） 11.询问患者的感受并做好记录	3 3 6 10 5 5 3 5 5 10 5	未评估被照护者足部外观扣3分 未用镜子检查足底扣3分 未触摸动脉搏动扣5分 未触摸皮肤温度扣5分 水温不适宜扣5分 洗脚时间过长扣5分 毛巾选择不合适扣2分 鞋、袜选择不合适各扣5分 足部运动不规范扣5分 其余一项不符合要求扣2分	
操作后	5	1.帮助患者取舒适卧位 2.用物、垃圾分类正确处置 3.流动水洗手	2 2 1	一项不符合要求扣1分	
评价	10	1.遵循安全的原则 2.操作者知晓注意事项 3.操作顺序正确、熟练，操作有效	4 2 4	一项不符合要求扣2分	
理论提问	5	1.什么是糖尿病足 2.糖尿病足的危险因素 3.糖尿病足的一般治疗	2 1 2	少一条扣1分	
合计	100				

理论提问：

1.什么是糖尿病足？

答：糖尿病足是指糖尿病患者由于周围神经和血管病变所导致的足部临床表现的总称，包括足部溃疡、感染或深部组织的破坏，严重时可累及肌肉和骨骼。

2.糖尿病足的危险因素？

答：①糖尿病足的发病率可随年龄增长而增高。②如果同时合并其他疾病则患该病的风险将大大增加，如心脑血管疾病、周围血管疾病、高血压、高血脂等。③吸烟者糖尿病足发病率高于不吸烟者。④足部的老茧或鸡眼等处理不当。⑤鞋袜不合脚。⑥文化水平低、收入低以及缺乏运动的人群糖尿病足发病率高于文化程度高、收入高、经常运动的人群。

3.糖尿病足的一般治疗？

答：①积极控制血糖。②控制总热量，维持体重为理想体重。③合理膳食，食物多样化。④适量饮水、禁烟限酒、少量多餐。

第二节　造　口

一、概述

(一)造口定义

造口是指运用外科手术方法，在腹壁上人为开放，并将一条肠管拉出腹腔，将开口缝在腹壁用以排泄大便及尿液。造口并非一种疾病，而是排泄体内废物的人为开口，俗称人工肛门。常见的是回肠造口、结肠造口、泌尿造口。

(二)造口目的

空肠造口是用来维持营养，调节身体状态；回肠、结肠造口是为了肠道减压或者作为人工肛门。泌尿造口主要用于排泄尿液。

二、造口的观察与评估

(一)造口的观察

1.每日观察造口处血供及其周围皮肤的情况。

2.观察造口的功能：术后应观察胃肠功能的恢复，即是否排气，可通过观察造口袋是否鼓胀、是否有气体来判断被照护者的排气时间。

3.每日观察排出物的量、性状、颜色。

（1）回肠造口：在24小时内就会排出大量小肠分泌物（2～3L/d）。在此期间应记录排出的分泌物的量，监测被照护者的水电解质平衡。术后48～72小时开始排泄，最初的流出物常为黏稠绿色。回肠造口的被照护者在2～8周小肠分泌物一般会下降到500～700ml/d。

（2）空肠造口：往往在术后48小时开始排泄，最开始的排出物通常呈透明或深绿色、水样，约2400ml/d。

（3）结肠造口：在术后2～3天开始有功能，先排气后排便。横结肠造口通常在术后3～4天开始排泄，排出物从糊状到软便；降结肠和乙状结肠造口通常在术后5天左右开始恢复排泄功能，后期逐渐可排出柔软成形的大便。

（4）泌尿造口：术后即有尿液。

(二)造口的评估

1.造口颜色：正常的造口为鲜红色或粉红色，光滑而且湿润。

2.外形：稍有水肿，术后水肿是正常现象。

3.造口的形状及大小

（1）形状：呈圆形、椭圆或者不规则形。

（2）大小：因为初期水肿，造口偏大。

4.造口的高度：有平坦、突出、回缩或脱垂等不同表现，理想高度为1～2cm。

5.造口的模式：单腔、双腔、袢式。

6.造口周围皮肤的情况。

7.造口并发症的观察与评估。

三、本节小结

造口的观察与评估是护理员照护被照护者的必备技能之一，本节内容着重描述了造口的定义和目的、造口皮肤及排出物的观察、造口的评估等内容。期望通过本节内容的学习，护理员能够了解造口的相关知识，掌握造口的评估方法，识别正常、异常造口的表现，在医生、护士的指导下合理照护造口患者。

四、思考与练习

1.单选题

（1）正常造口的颜色为（　　）

A.鲜红色或粉红色　　　B.紫色　　　C.黑色

（2）造口的理想高度为（　　）。

A.1～2cm　　　B.4～6cm　　　C.3～5cm

2.是非题

（1）造口术后水肿是异常现象。（　　）

（2）可通过观察造口袋是否鼓胀、是否有气体来判断被照护者的排气时间。（　　）

3.思考题

造口观察的内容包括哪些？

情景模拟1　造瘘口周围皮肤的观察与保护

【情景导入】

男，54岁，直肠恶性肿瘤，行直肠癌根治术加回肠造口术，被照护者右腹带有回肠造口，术后第10天给予被照护者更换造口袋。

【路径清单】

（一）思考要点

如何正确护理造瘘口周围皮肤，避免造口相关性皮炎的发生？

（二）操作目的

1.保持造口周围皮肤的清洁。

2.仔细观察被照护者造口周围皮肤的情况，有效预防造口周围皮肤并发症的发生。

（三）评估问题

1.评估被照护者能否掌握造口周围皮肤的观察要点。

2.评估被照护者能否自述造口周围皮肤的感觉。

3.评估所处环境是否安全，能否保护隐私，温度是否适宜。

（四）物品准备

湿巾、清水、棉签、垃圾袋。

（五）操作过程

1.确认操作前准备充分

（1）护理员：洗手，戴口罩。

（2）用物：备齐并检查用物，摆放合理。

（3）环境：整洁安静、安全、温湿度合适。

2.携所有用物至床旁，仔细核对被照护者的信息，耐心地解释操作的目的，协助被照护者采取舒适的卧位，必要时遮挡屏风，充分暴露被照护者的造口部位。

3.自上而下揭除造口底盘，观察使用后的底盘粘胶是否过饱和或者有渗漏，暴露造口周围皮肤。

4.清洁。用湿巾（不含酒精）和清水清洁造口及造口周围的皮肤，动作要轻柔，保持皮肤清洁及干爽，清洁后仔细观察消化道粪便、造口及周围皮肤情况（图2-4）。

5.询问被照护者造口周围皮肤是否有异常感觉，听取被照护者主诉。

6.仔细查看造口周围的皮肤颜色有无改变，可以和腹部对侧的皮肤进行对比；查看造口周围皮肤的完整性，有无破溃；造口周围皮肤有无增生，皮肤是否平坦、有无皱褶。

7.整理用物，洗手记录。

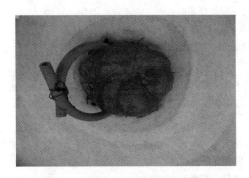

图2-4　观察造口及周围皮肤情况

（六）注意事项

1.观察造口周围皮肤的完整性和平整性。

2.观察造口周围皮肤有无过敏的现象。

［考核评分标准］

造瘘口周围皮肤的观察与保护技术操作考核评分标准

姓名＿＿＿＿＿　考核人员＿＿＿＿＿　考核日期：　　年　　月　　日

项目	总分	技术操作要求	标分	评分标准	扣分
仪表	5	符合护理员规范要求	5	一项不符合要求扣1分	
操作前准备	5	1.洗手 2.备齐并检查所有用物、摆放合理	2 3	一项不符合要求扣2分	

续表

项目	总分	技术操作要求	标分	评分标准	扣分
安全评估	10	1.评估被照护者的病情、管路、意识、合作程度、自理能力	4	一项不符合要求扣2分	
		2.被照护者造口情况	4		
		3.环境整洁、安静、安全、温湿度适宜，关门窗	2		
操作过程	60	1.携用物至床旁，评估被照护者情况，观察被照护者造口袋排泄物情况	5	观察不到位扣5分 处理造口不正确扣10分 其余一项不符合要求扣5分	
		2.询问被照护者需求，解释操作目的、方法、注意事项	5		
		3.站在被照护者造口侧，铺护理垫，放垃圾袋	5		
		4.自上而下揭除造口底盘，注意保护好皮肤，仔细观察造口袋的内容物	5		
		5.观察使用后的底盘粘胶是否过饱和或者有渗漏，暴露造口周围皮肤	5		
		6.询问被照护者造口周围皮肤是否有异常感觉，听取被照护者主诉	5		
		7.仔细查看口周围的皮肤颜色有无改变，可以和腹部对侧的皮肤进行对比	10		
		8.查看造口周围皮肤的完整性，有无破溃；造口周围皮肤有无增生，皮肤是否平坦、有无皱褶	10		
		9.如发生周围皮肤损伤，应用水胶敷料保护皮肤后，再使用造口产品	10		
操作后	5	1.撤去屏风遮挡，开窗通风，调节温湿度	1	一项不符合要求扣1分	
		2.用物、垃圾分类正确处置	2		
		3.洗手	2		
评价	10	1.遵循标准预防、安全、消毒隔离的原则	4	一项不符合要求扣2分	
		2.护理员知晓注意事项	2		
		3.造口皮肤完整、清洁，无并发症	4		
理论提问	5	1.造口周围皮肤观察的目的是什么	2	少一条扣1分	
		2.造口周围皮肤观察的注意事项有哪些	3		
合计	100				

理论提问：

1.造口周围皮肤观察的目的是什么？

答：①保持造口周围皮肤的清洁、完整；②有效防止造口周围皮肤并发症。

2.造口周围皮肤观察的注意事项有哪些？

答：①观察造口周围皮肤的完整性、平整性；②观察造口周围皮肤有无过敏的现象。

情景模拟2　造瘘口并发症的观察与保护

【情景导入】

男，57岁，直肠癌根治术加回肠造口术后，右腹有回肠造口，给予更换造口袋。

【路径清单】

（一）思考要点

如何更好地观察和预防造瘘口相关并发症？

（二）操作目的

1.观察造瘘口的情况。

2.预防造瘘口相关并发症。

（三）评估问题

1.评估被照护者能否掌握造瘘口并发症的观察要点和预防要点。

2.评估被照护者所处环境是否安全，能否保护隐私，温度是否适宜。

（四）物品准备

湿巾、清水、棉签、垃圾袋。

（五）操作过程

1.确认操作前准备充分

（1）护理员：洗手，戴口罩。

（2）用物：备齐并检查用物，摆放合理。

（3）环境：整洁安静、安全、温湿度合适。

2.携所有用物至床旁，仔细核对被照护者信息，耐心解释操作的目的，帮助被照护者取舒适的体位，必要时遮挡屏风，充分暴露出造口的部位。

3.自上而下揭除造口底盘，观察使用后的底盘粘胶是否有渗漏，暴露造口周围皮肤。

4.清洁：用湿巾（不含酒精）或清水清洁造口及其周围皮肤，动作要轻柔，保持皮肤清洁及干爽，清洁后观察造口肠黏膜的色泽、肠蠕动的情况（图2-5）及造口周围皮肤情况。

5.造口缺血坏死：一般造瘘口外观呈红色或粉红色，肠黏膜表面平滑呈潮湿透明状；坏死性造瘘口的外观局部或完全变紫，应及时报告护士并密切观察肠黏膜的颜色，如处理不及时会变黑，最后导致造瘘口坏死。

6.造口黏膜与皮肤分离：因造口黏膜缝线处的组织愈合不良导致皮肤与造口黏膜分离，留下一个开放性的伤口。

7.造口回缩：造瘘口排泄口高度最好突出皮肤水平面1～2.5cm，当造瘘口过于平坦时，易造成排泄物腐蚀皮肤，无法完整地保护造瘘口周围的皮肤而造成皮肤的损伤；造瘘口低于皮肤水平面1cm以下者，需配合使用造口相关附件产品，预防造瘘口回缩。

8.造口狭窄：造瘘口狭窄有深浅度之分。浅度狭窄的造口外观皮肤开口缩小且看不见黏膜；深度狭窄的造口外观正常，但实际上，指诊的时候可发现造瘘口呈现紧拉或缩窄状。或者被照护者主诉排便时吃力或腹胀不舒适，饮食不当时更会造成粪便嵌塞。

9.造口脱垂（图2-6）：各种原因导致的腹内压增高，从而引起肠管自造口处外翻、脱垂的现象。

10.造口旁疝：造口周围的腹壁组织薄弱、持续性腹内压增高或者各种原因造成造口旁疝。

11.整理用物，洗手记录。

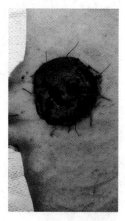

图2-5　造口肠黏膜缺血

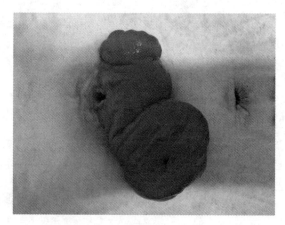

图2-6　造口脱垂

（六）注意事项

1.观察造口的颜色，判断有无缺血现象。

2.查看造口排泄口的高度。

3.观察造口排便情况，如有狭窄遵医嘱行造口扩肛。

4.观察造口肠管有无脱垂。

［考核评分标准］

造瘘口并发症的观察与保护技术操作考核评分标准

姓名_____　考核人员_____　考核日期：　　年　　月　　日

项目	总分	技术操作要求	标分	评分标准	扣分
仪表	5	符合护理员规范要求	5	一项不符合要求扣1分	
操作前准备	5	1.洗手 2.备齐并检查所有用物、摆放合理	2 3	一项不符合要求扣2分	
安全评估	10	1.评估被照护者的病情、管路、意识、合作程度、自理能力 2.被照护者造口情况 3.环境整洁、安静、安全、温湿度适宜，关门窗	4 4 2	一项不符合要求扣2分	
操作过程	60	1.携用物至床旁，评估被照护者情况，观察被照护者造口袋排泄物情况 2.询问被照护者需求，解释操作目的、方法、注意事项 3.被照护者造口一侧铺护理垫，放垃圾袋 4.自上而下揭除造口底盘，注意保护皮肤，观察造口袋的内容物 5.用温水棉球清洗造口及其周围皮肤，认真仔细地观察造口的色泽、肠蠕动的情况、造口周围的皮肤状况	5 5 5 5 5	揭除造口底盘方向错误扣5分 观察不到位扣5分 未观察被照护者造口黏膜、周围并发症等情况扣5分 造口产品选择错误扣10分 其余一项不符合要求扣5分	

续表

项目	总分	技术操作要求	标分	评分标准	扣分
		6.观察被照护者的造口是否存在并发症	5		
		7.被照护者造口的照护			
		（1）对被照护者进行造口照护时，动作要轻柔，避免粘胶撕扯损伤造口周围皮肤	5		
		（2）对有皮肤损伤、造口周围有伤口的被照护者，清洁过程中特别注意防止污染伤口	5		
		（3）根据被照护者造口具体情况，选择合适的造口产品	10		
		（4）如发生周围皮肤损伤，可用水胶体敷料保护皮肤后使用造口产品	10		
操作后	5	1.撤去遮挡、开窗通风、调节温湿度 2.用物、垃圾分类正确处置 3.洗手	1 2 2	一项不符合要求扣1分	
评价	10	1.遵循标准预防、安全、消毒隔离的原则 2.护理员知晓注意事项 3.被照护者安全，造口处置正确	4 2 4	一项不符合要求扣2分	
理论提问	5	造瘘口并发症观察的注意事项有哪些	5	少一条扣1分	
合计	100				

理论提问：

造瘘口并发症观察的注意事项有哪些？

答：①观察造口的颜色，判断有无缺血现象；②查看造口排泄口的高度；③观察造口排便、排泄情况，如有狭窄遵医嘱行造口扩肛；④观察造口肠管有无脱垂。

看答案

（郑学凤　王　静）

第三章　被照护者心理评估

人在不同情境下会产生不同的心理活动，并呈现出不同的心理状态。例如，一个人在特定时间里是乐观积极还是悲观失望，是紧张激动还是轻松冷静等。此时，需要通过已收集的信息对被照顾者的基本心理状态进行判断，即通过心理评估来判断被照顾者是否存在心理问题，从而才能更好地为其进行心理护理。

第一节　心理评估的基础知识

一、心理评估的概念

心理评估即综合运用多种方法来收集信息，从而对个体或团体的某一心理现象进行全面、系统和深入的分析的总称。对被照护者的心理状态进行及时、准确的评估，是心理护理过程中的关键步骤，可为后续心理护理的开展奠定基础。

二、心理信息的收集内容

1. 主观资料

（1）被照顾者对健康问题的感知：了解被照顾者是否能正确认识自己的疾病，是否对护理照料有不切实际的期望，是否有角色适应问题，以及是否因疾病带来的身体结构或功能改变而对心理产生了影响等相关信息。

（2）被照顾者的性格类型：被照护者的人格特征影响其对疾病的认知与评价，护理员可依据这方面的资料预测被照护者以后可能出现的负性情绪，并加以引导。

2. 客观资料

（1）被照护者的社会背景：职业状态和家庭情况对人的心理健康有着重要影响，是常见的社会性应激源。了解被照护者的工作和家庭情况，有助于寻找可能的心理问题触发因素，有助于照顾者评估和推测被照顾者的心理反应。

（2）被照护者的年龄及受教育程度：不同年龄段的人在面对疾病时，其心理应激会表现出一些共性的特点，此外，受教育程度可提示被照护者在接受健康教育和心理疏导时的理解、接受能力。

（3）被照护者行为：不良情绪常伴有自主神经功能的改变，因此，护理员应关注被照护者的睡眠、食欲、排泄、精力及性功能等身体功能的改变，分析其是否与被照护者的不良情绪相关。

三、心理评估的方法

1. 观察法　通过对被观察者的行为表现的观察来进行心理评估的一种方法。具体而言，某一个体的行为表现相对稳定，即面对不同情况会产生大致相同的心理反应。因此，可通过观察个体的行为表现来推测被观察者的人格特征及存在的问题。

2.会谈法 简单解释就是交谈，即通过评估者与被评估者相互交流，从而获取心理信息的一种基本方法。

3.调查法 指某些资料不能从当事人那里获取，需要从相关的人或资料那里获取。调查法的优点在于可以对相关方面的内容进行补充，使得到的信息广泛且较为全面。但通过调查法获取的材料的真实性很容易受主观因素的干扰。

4.心理测验法及临床评定量表 主要是采用量表的形式，让受试者对于测量内容做出回答或反应，然后根据一定标准进行评分，从而得出结论。

四、本节小结

适时地进行心理评估有利于个人的身心健康。本节主要介绍了心理评估的概念、心理信息的收集内容、心理评估的方法，希望通过本节的学习，护理员可以掌握心理评估的方法，更好地去发现被照护者可能存在的心理异常情况，及时进行应对。

五、思考与练习

简述心理评估的常用方法。

第二节 被照护者常见心理反应

人在患病后心理上会发生变化，如沉浸在消极、紧张、激动状态，则不利于治疗及康复。因此，护理员在照护工作中应该学会观察被照护者的情绪变化，并掌握简单的不良情绪疏导方法。

一、心理反应的定义

心理反应是指事件发生时，个体所出现的内心变化及反应。被照护者心理反应，即在承担被照护者角色期间，个体对周围发生事件的内心变化及反应。

二、被照护者心理反应的常见表现

1.一般心理反应

（1）敏感性增强：被照护者对外界环境的改变特别敏感，稍有变化就会紧张不安。比如对护理人员及家人的表情、神态、行为等特别敏感多疑，对家人的说话声音、动作等也会特别挑剔，易反感。

（2）自尊心增强：一方面，被照护者渴望得到他人尊重、关心，希望听些安慰与疏导的话，并感到理应如此；另一方面，被照护者认为接受别人的"照顾"又意味着"无用"，这种矛盾的心理使其自尊心增强。因此，护理员在照护工作中的态度尤其重要。

（3）孤独感：一方面，被照护者与陌生人相处常会感到孤独；另一方面，对长期居家生活会有度日如年的感觉，这些都会导致被照护者产生孤独感。而长时间的孤独可使人产生烦恼、焦虑、恐慌，凄凉，以及被遗弃而消极悲观的情绪。

（4）无助感：当个体自觉对外部事件无能为力或感到无所适从时，便会产生无助感。这是一种无能为力、听之任之的情绪反应。这种心理反应会受到年龄、性别、文化水平、家庭环境、社会阅历、疾病类型等因素的影响，在不同的时期可表现出其中的一种或几种，因此对每一位被照护者应具体问题具体分析。

2.情绪反应

（1）焦虑：焦虑是一种紧张不安、不愉快的情绪状态，通常在人们感受到环境中一些危险或重要事件即将到来时出现。其症状包括：内心体验是恐惧、害怕、紧张不安和痛苦的；行为上可伴有坐立不安、心神不定、来回走动、发抖、小动作增多等；甚至出现身体不适感，如血压升高、心率增快、呼吸加深加快等。

焦虑是一种普遍的现象，适当的焦虑能激发潜能，提高工作、学习的效率，但过度的焦虑则会影响正常生活，如失眠、注意力难集中、记忆下降、头晕头痛、烦躁易怒等。稍严重者还会出现心搏加速、呼吸困难、盗汗、胸痛、胃肠道不适等症状。照护者要有识别焦虑的能力，并能亲切、耐心地进行引导，帮助被照护者疏泄积累的紧张和焦虑。

（2）恐惧：恐惧是个体在面对危险情景时所产生的一种负性情绪反应。常表现为害怕、受惊的感觉，行为上表现为回避、哭泣、颤抖、警惕、易激动等。生理症状上可出现脸色苍白、嘴唇颤抖、心搏加速或心律不符合要求、呼吸短促、尿频、尿急等。

对于恐惧的心理护理，主要是使被照护者感到危险情境的减弱或消除。首先应分析被照护者恐惧的原因，然后再有针对性地进行心理疏导。照护者要以和蔼、耐心的态度对待被照护者，通过指导被照护者学习身心放松、深呼吸、转移注意力等方法来缓解恐惧心理。

（3）抑郁：抑郁是一种闷闷不乐、压抑的消极情绪，由现实或预期的丧失所引起，以显著且持久的情绪低落为主要特征，与思维迟缓和意志活动减退合称为"三低症状"。主要表现为以下三个方面：①无用感和失助感，总是以消极的一面看待事情，自觉无能、无用，是家庭、社会的负担；②对将来感到无望，对未来总是想到最坏的结果，做事情总认为自己会失败；③有严重的自责自罪感，往往对过往的一些小事都会过分自责，认为自己罪孽深重，不可饶恕。

抑郁情绪会对身心健康造成不利影响，使病情加重，降低机体的免疫力，重度抑郁还会出现自杀行为。照护者要充满同情心，以高度的责任心向被照护者提供希望获得的信息，给予被照护者心理支持并进行开导和解释，引导鼓励被照护者做些力所能及的活动，帮助被照护者减少负性情绪，重新树立战胜疾病的信心。

（4）愤怒：愤怒是指一种紧张而不愉快的情绪，常在愿望难以实现，或在追求某一目标的道路上受阻时产生。被照护者的愤怒情绪表现为，认为自己得病是倒霉的、不公平的，再加上病痛的折磨，被照护者常会烦躁易怒，自制力下降。愤怒经常会引起攻击行为，常见的类型有两种：

1）外惩型：攻击的对象是使其受挫的人或事物，如打人、摔东西等。

2）内惩型：攻击的对象是自身，如自责、自恨、自伤、自杀等；有时由于各种原因不能直接对抗挫折和打击，而将攻击对象转移到不相关的人或事，称为转移性攻击。攻击行为可使心理活动增强，行为上表现为烦躁不安、行为失控、吵闹哭泣、敌意仇恨，还可引起血压、血糖升高，脉搏、呼吸加快，血液中儿茶酚胺和游离脂肪酸增高等。

愤怒的宣泄是必要的，持久抑制愤怒对健康十分不利。护理员应该正确认识被照护者的愤怒情绪，并进行适当地引导与疏泄，从而缓解其内心的紧张、痛苦。面对愤怒的被照护者，护理员应该冷静对待，通过关心与解释、理解与沟通，平息其愤怒情绪。

三、心理问题产生的主要原因及影响因素

基于临床角度，导致心理问题的主要原因和影响因素主要有以下几个方面。

1.疾病本身　疾病本身作为一种心理压力源，可以引发一系列的生理和心理反应。如疾病本身带来的生理上的痛苦，疾病的不确定性带来的心理上的压力。当个体患有疾病时，其主要心理问题是对于疾病的担忧，以及与疾病相关的一系列经济和社会适应问题等。因此，心理问题会因经济水平、不同疾病类型的严重程度不同而有所差异。

2.认知因素　一个人对事物的认知会直接影响其内心感受和行为，且受到个体文化背景、认知水平等因素的影响。因此，被照护者心理问题的严重程度不仅受疾病的严重程度影响，也受到被照护者自身认知的影响。

3.人格特征　人格特征受生物遗传因素、环境因素、社会实践等因素的影响，通常个体面对压力性生活事件所产生的心理反应强度及其应对方式，一定程度上取决于其人格类型。例如，外向、自信、开朗的人，能够适时地调整自己的心态；而具有神经症型或偏执型人格特征的人，当面临压力性事件时，更容易出现焦虑、抑郁等问题。

4.社会环境　被照护者在安全、舒适的社会环境中会感受到积极的情绪体验，从而有助于他们克服病痛的困扰。此外，家属的情绪状态、家庭的经济状况、社会支持系统等，也会对被照护者的心理产生影响。

四、本节小结

本节主要介绍了心理反应的定义、被照护者心理反应的常见表现，以及心理问题产生的主要原因及影响因素，护理员应该在了解和掌握被照护者常见心理反应的基础上，能分析被照护者产生心理问题的原因，从而为被照护者提供心理护理服务。

五、思考与练习

1.简述被照护者常见的心理问题的表现。

2.简述心理问题产生的常见原因及影响因素。

第三节　心理护理操作技巧

被照护者因为病痛等因素的困扰，合并有焦虑、抑郁等情绪的现象非常普遍，及时识别被照护者的心理问题并为其提供良好的心理护理服务，可与被照护者建立良好的信任关系，帮助被照护者身心康复。因此，掌握心理护理操作技巧对于护理员而言尤为重要。

一、心理教育

心理教育是一种系统性、具有教学性质的心理干预措施，包含信息交流、问题探讨与解决、应对技巧练习、情绪管理和社会支持等内容。

（一）心理教育的形式

心理教育的形式是多样的，包括个体心理教育、团体心理教育、父母和家人心理教育、朋友和看护人心理教育等形式。具体采用何种形式取决于被照护者的接受程度、年

龄和心理需求等。

（二）心理教育的实施方法

心理教育的方法多样，可以根据被照顾者的文化程度、病情、场合等选择合适的方法。具体包括以下几种。

1.口头教育　是护理人员最常用的一种心理教育方法，可与护理人员日常工作结合，达到心理教育的目的。

2.书面材料或视听资料　如通过提供小册子、书籍、多媒体等可视化的资料，可以用来加深和巩固口头传播的内容。

3.体验式　如技巧训练、角色扮演、提问讨论等方式。

4.咨询　如电话咨询、网络咨询、邮件咨询等。

心理教育的内容主要涉及心理支持、情绪管理和医学相关知识，应通俗易懂、形象生动，避免枯燥乏味，通过为被照护者及其家属开展心理教育，使其能够充分发挥自我管理能力，以便于更好地应对疾病。

二、支持疗法

支持疗法即一般性心理干预，是一种帮助心理压力大且无法自我调节者减轻应激反应，缓解不良情绪、促进健康的心理干预方法。

1.倾听

（1）倾听的含义：倾听是建立良好关系以及提供心理干预的重要手段，是心理干预工作的基本技术。倾听要求倾听者设身处地感受倾诉者的体验，即不仅要听被照护者通过言语、行为所表达出来的内容，还要听出被照护者在交谈中所没有表达出来的内容，甚至被照护者本人都没有意识到的内容。

（2）倾听的方法

1）专注于被照护者谈论的内容：倾听的关键是要认真听取被照护者说话的内容。倾听技术重在"听"，要注意不要把自己的观点和经验强加于人；不要引入干扰性的问题而将谈话引到其他话题上。

2）善用反应技术：在倾听过程中，倾听者要善于抓住被照护者所谈内容的重点，把其中的关键点组织成简短的话反馈给被照护者。这会给被照护者一种"我在听，我很感兴趣，请多说一点"的暗示和鼓励。倾听者只对被照护者讲话的内容进行反馈，但不要对其内容进行评论和提问。反应技术的要点在于表明倾听者确实在听，并通过倾听者将听到的内容反馈给被照护者来确保信息的准确性。

3）营造良好的倾听氛围：良好的倾听环境，应该让被照护者感到安全、自在，被照护者愿意分享自己的想法和感受。在心理干预过程中，应避免不重视倾听、急于下结论、轻视被照顾者的问题，避免干扰或转移被照护者的话题、做道德或对错评判等错误。

2.共情

（1）共情的含义：通过倾诉者的言行，倾听者要身临其境地去感受倾诉者的情感与思维，并运用一定的知识和经验，了解倾诉者的内心体验与其经历和人格特征之间的关系，从而更深刻地理解其心理问题的本质。共情的目的是促进良好信任关系的建立。

（2）共情的方法

1）置身其中：①倾听者要接纳倾诉者的价值观、生活方式、生活态度、认知水平、行为模式、人格特征等，不对倾诉者进行道德评价和判断。②要站在倾听者的角度理解倾诉者的问题。

2）神入：要善用非言语方式表达共情。例如，通过目光接触、面部表情、身体姿势和动作等表达对倾诉者的关注和理解，这有时比言语表达更简便有效。

3.安慰与开导

（1）安慰与开导的含义：安慰与开导是指通过语言和非言语行为向有消极情绪的个体传达理解、支持和鼓励，并引导其积极向上的方法。

（2）安慰与开导的方法

1）亲近微笑法：倾诉者在压力性事件中，经常会感到恐惧、悲观，希望得到关心和指导。可以在谈话开始时与倾诉者聊些日常的话题，谈话过程中握着对方的手，保持微笑，减轻倾诉者的恐惧心理；也可陪伴倾诉者散步，听其倾诉，帮其疏导不良情绪，减轻倾诉者的心理压力。

2）宣泄鼓励法：部分倾诉者性格内向、较难交往，常容易陷入消极低落甚至悲观绝望的不良情绪中。倾听者可引导倾诉者正确面对问题，制造宣泄情感的机会，通过宣泄疏导其消极情绪，减轻心理压力；同时鼓励其勇敢面对。

3）开导指导法：面对压力性生活事件，不同的个体往往会产生各种不同的复杂心态。倾听者要从倾诉者的语言、行为等方面去发现其内心活动，并给予必要的开导和指导。

三、行为疗法

行为疗法是通过对个体反复训练，达到矫正适应不良行为的一类心理治疗。行为治疗的目标就是针对特定的行为施加影响，使其做出改变。主要技术包括放松训练法、强化法、示范法，本节重点讲述放松训练法。

放松训练是指在训练者的指导下，利用各种固定的程序反复练习，达到肌肉放松、心境平和的状态，是一种自我心身锻炼的方法。常用的主要有渐进性放松训练和自主训练两种方法。

1.渐进性放松训练　是一种由局部到全身、由紧张到松弛的肌肉放松训练。具体做法：让被照护者处于舒适状态，坐位或卧位均可，先做深而慢的呼吸，然后进行"收缩—放松"交替训练。其基本动作包括：首先使肌肉紧张，保持5～7秒，注意肌肉紧张时所产生的感觉；随后很快地使紧张的肌肉彻底放松5～10秒，并认真体会放松时肌肉有什么感觉；按照从手部开始训练，然后依次是手臂、头颈部、肩部、胸部、腹部、大腿、小腿、足部的顺序进行放松。

2.自主训练　是一种结合暗示和想象的放松训练方法。通过自主训练，可以帮助被照护者解除紧张情绪。自主训练由以下6个言语公式组成。

（1）重感公式：训练者自己感觉并想象双臂双腿沉重。遵循从利手开始，然后过渡到对侧臂，利手同侧腿和对侧腿的顺序。比如右利手者，首先想象右臂沉重，再想象左臂沉重，随后想象右臂左臂一起沉重，然后是到右腿、左腿的顺序。

（2）温感公式：即默念并想象双臂双腿温暖。训练者在获得四肢沉重感后，开始进行温感公式的训练。其顺序和重感公式一样要从利手开始，但要在重感练习的基础上进行。

（3）呼吸调节公式：即默念并想象轻松呼吸的感觉，在获得前2个公式的感觉后，开始进行呼吸调节公式。

（4）心脏调节公式：训练者默念并体会心脏在缓慢而有规律地跳动。这一公式的训练也要在前3个公式后进行。

（5）腹部温感公式：在前4个公式训练成功的基础上，训练者默念并想象腹部或胃周围温暖。

（6）额部凉感公式：在前5个公式训练成功的基础上，训练者默念并想象额部清凉似冰。

四、本节小结

本节主要介绍了常见的心理护理操作技巧，护理员应该在了解和掌握被照顾者常见心理问题的基础上，运用心理护理操作技巧对被照顾者进行心理护理。

五、思考与练习

1.简述心理教育的常见方法。

2.简述心理支持疗法的主要技术有哪些。

情景模拟1　用语言和肢体语言疏导被照护者不良情绪

【情景导入】

被照护者，刘某，女，70岁，退休，喜欢养花种草，与儿子共同生活。一年前左侧偏瘫，3个月前，老伴突然去世，突然的变故引起老人食欲下降、失眠等问题。近期儿子因工作原因，经常出差不在家，为了更好地照顾老人，于是请了一名护工来照顾老人。护工发现老人不爱说话，有时还会流眼泪，问她怎么了，老人说年纪大了，没用了。

【路径清单】

（一）思考要点

以上情景中被照护者存在哪些心理问题，作为一名护理员，应该怎样照护被照护者，助其走出情绪困境？

（二）操作目的

1.满足被照护者的合理需求。

2.消除不良情绪反应，提高被照顾者的适应能力。

（三）操作步骤及技术操作要求（表3-1）

表3-1　操作步骤及技术操作要求

步骤	技术操作要求
工作准备	1.环境准备：根据活动项目及被照顾者的身体状况，选择合适地点
	2.护理员准备：着装整洁、熟悉相关知识及流程
	3.被照护者准备：根据评估，选择合适体位
	4.物品准备：水、纸巾、音乐等

步骤	技术操作要求
评估	1.通过交谈、观察评估被照护者的情绪和行为、言语表达能力和理解力
	2.判断被照护者存在的心理问题： （1）老人患病，偏瘫导致生活不能完全自理，从而产生强烈的无用感 （2）老伴突然去世对老人是一种新的打击 （3）对于请护工照顾自己产生负罪感，认为自己是儿子的负担 （4）儿子不在身边产生的强烈孤独感
制订计划	1.制订照顾目标：疏导被照护者不良情绪
	2.形式和方法：面对面谈话交流或安排娱乐活动等形式
	3.时间和频次：每周3～4次，每次60～90分钟
	4.制订心理疏导的内容提纲
实施计划	1.开始阶段 与被照护者建立信任关系：要有爱心和耐心，多与被照护者交流，聆听他们的想法和建议；对于病情及治疗的相关知识有所了解
	2.过程阶段 （1）善于应用面部表情、目光接触、恰当手势、身体距离、触摸（适时采取握手或抚摸被照护者头部、肩膀的动作）等技巧 （2）应用文明用语，安慰性、鼓励性用语 （3）善于倾听，能捕捉被照护者的心理状况和心理需求 （4）对于病情允许的被照护者，带其到室外活动，呼吸新鲜空气、做些喜欢的活动
	3.结束阶段 感谢被照护者的配合，商量下次谈话的时间及重点
效果评价	1.心理疏导后观察被照护者的心理和情绪变化，并发现新问题
	2.对于存在不能解决的或严重心理问题的被照护者，应寻求精神专业人员的帮助
记录	记录每次心理疏导的时间、内容、被照护者的反应、异常情况、新发现的问题等

（四）注意事项

1.耐心且认真地倾听被照顾者的倾诉，并做出恰当的回应来表达理解

（1）注意力要专注，可使用恰当的面部表情、身体姿势和目光接触做出回应，以证明有在认真倾听。

（2）倾听时要专注，不要有东张西望、打哈欠等分散注意力的行为或让对方感觉你没有认真听的动作。

（3）不要随便打断被照护者说话，不急于做出判断和下结论。

（4）进行适时的提问，仔细体会被照护者的"话外之音"，了解其真正要表达的意思。

2.明确沟通目标：围绕沟通目标进行提问，从而获取信息，表达支持和关怀。每次沟通目标不应太大，必要时分阶段、分层次进行。

3.恰当利用非语言沟通技巧，如面部表情、身体距离、身体姿势、行为动作、眼神、声调、语速、身体接触、仪表及谈话环境等方面。沟通时语言要简练、清晰，通俗易懂，避免使用一些不常见的方言；面对不同的服务对象，语速、音量应有所不同，语

速的快慢、音量的高低应以使被照顾者容易听清、情绪平稳、态度真诚为宜。

情景模拟2　被照护者及其家属心理健康教育的实施

【情景导入】

刘某，女，66岁，退休，每日生活是照顾2岁的孙子。半个月前被诊断为乳腺癌，需要接受化疗。被照护者因害怕死亡，担心自己给子女增加负担，情绪复杂低落。

【路径清单】

（一）思考要点

如何为该被照护者做好心理健康宣教？

（二）操作目的

解决被照护者的心理困扰，消除不良情绪对其身心健康的影响。

（三）操作步骤及技术操作要求（表3-2）

表3-2　操作步骤及技术操作要求

步骤	技术操作要求
工作准备	1.环境准备：选择安静、整洁、温湿度适宜的场所
	2.护理员准备：着装整洁、熟悉疾病相关知识
	3.被照护者准备：被照护者愿意接受心理健康教育，且被提前告知其宣教的时间、地点及内容
	4.物品准备：水、纸巾、音乐、心理健康宣教方案等
评估	1.通过交谈、观察评估被照护者的言语表达能力、理解力，以及情绪是否稳定
	2.判断被照护者对心理健康教育的态度及接受健康教育的意愿
	3.判断被照护者存在的心理困扰及程度
制订计划	1.制订照顾目标：疏导被照护者不良情绪，解决其心理困扰
	2.形式和方法：通过面对面谈话交流达到口头教育，或制订书面材料或视听资料
	3.在相关专业人员的指导下制订心理健康宣教方案，包括内容、时间和频次
实施计划	1.开始阶段 与被照护者建立信任关系：要有爱心和耐心，多与被照护者交流，聆听他们的想法和建议；对于病情及治疗的相关知识有所了解
	2.过程阶段 按照制订好的心理健康教育计划，对被照护者及其家属开展心理健康教育。 （1）护理员应采用通俗、易懂、被照顾者熟悉的语言进行讲解 （2）护理员应认真观察和记录老年人的参与情况、接受能力、对宣教效果的反馈，及时对计划做出调整
	3.结束阶段 感谢被照护者的配合，商量下次谈话的时间及内容
效果评价	1.活动结束后，评估被照护者对本次健康宣教的满意程度，包括内容、形式等。根据评价结果，及时调整下一步方案
	2.对于存在不能解决的或有严重的心理问题的被照护者，应寻求精神专业人员的帮助
记录	记录每次心理健康宣教的时间、内容、被照护者的反应、异常情况、新发现的问题等

（四）注意事项

1.与被照护者建立信任关系。做所有操作前，向被照护者做好说明解释工作，取得其信任，有利于开展照护工作。

2.制订健康宣教方案。护理员应在与社会工作者、护士等专业人员沟通的前提下，经专业人员指导下制订心理健康宣教方案。

3.应基于被照护者的需求来确定宣教内容和方式。宣教内容和方式的确定，应考虑被照护者的观念、需求、语言理解及接受能力等方面，从而保证宣教的效果。

4.合理掌握宣教的时间及频次。在制订宣教时间和频次时，应顾及被照护者的接受能力，且每次宣教的时间和间隔的时间不宜太长。

看答案

（张　梦　孙美凤）

第四章　应急救护知识

第一节　出血与止血

一、出血与止血的概念

1.出血的概念　血液从受伤伤口处的血管流出，称为出血。

2.止血的概念　通过一定的方式处理，阻止血液向外流动称为止血。

二、常用止血法

常用的止血方法有抬高患肢法、加垫屈曲肢体止血法、指压式止血法、止血带止血法等。不管用什么方法进行止血，都应在临时紧急止血后，将伤员立即送往医院进行处理。

1.抬高患肢法　把受伤的患肢抬起，使出血的部位高出心脏，减少了出血部位的血压压力可以使出血量降低，特别适合于四肢的小静脉大出血。

2.加垫屈曲肢体止血法　常作为于四肢非骨折性的外伤、动脉内大出血时的临时止血方式。当上肢前臂及下肢小腿缺血时，可用纱布、棉花、毛巾等作垫置于肘窝及腘窝内，使肢体的关节屈曲，并用弹力绷带把已屈曲的肢体关节紧密地缠住（图4-1）。

3.止血带止血法　用橡皮带或胶管进行止血（图4-2），在要扎止血带的地方用三边

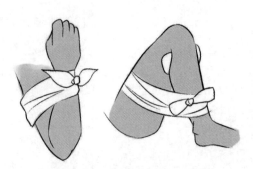

图4-1　加垫屈曲肢体止血法

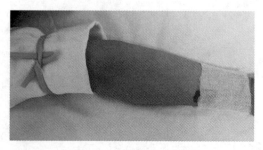

图4-2　止血带止血法

巾、毛毯或衣物等垫住，在止血带的另一端留出地方用一手的示、中指夹住，靠在垫上。另一手则将止血带适度拉紧拉长，压在留出的那部分止血带上。常应用于小动脉出血。

使用止血带的注意事项：

（1）止血带要捆扎于创伤的近心端，并要在肢体附近垫上软布。

（2）当上肢出现创伤时止血带要绑在前臂的1/3处，而下肢出现创伤时将止血带绑在大腿附近伤口的最近心端。

（3）上肢每隔30分钟、下肢每隔1小时应松弛一下止血带，一般松弛时限为2～3分钟，以防造成肢体因缺血缺氧而引起坏死，使用止血带的最长时限不得超过3小时。

（4）扎止血带后要留下醒目的标记，上面写明使用止血带的日期、部位、松开止血带的时间，以及重复用止血带的日期等。

4.填塞止血法　将消毒或相对干净的纱布、棉垫，压迫在创口内，外用绷带、三角巾包扎，松紧度以达到止血为宜。

5.指压式止血法　即在出血位置的上方适当的点上压迫，以手指及其他四指将动脉压于相邻的骨上面，从而切断血流来源以达到止血的目的。

（1）适应证：适用于体表远心端小动脉的出血，是动脉出血最迅速的一种止血方法。

（2）注意事项：使用指压止血方法，必须注意寻找动脉压迫点的部位，而不能在正常人体部位加以挤压（特别是颈部的动脉），以免发生意外。

（3）根据出血部位进行止血

1）锁骨下动脉压迫止血法，在锁骨中点上方的锁骨上窝处，向后下压第一肋，进行止血。

2）肱动脉挤压进行止血，患臂中段内侧动脉搏动上；用拇指或四指按压止血。

3）股动脉挤压进行止血，在腹股沟中点偏内，摸到搏动，用手掌或拳向股骨侧面按压，治疗同侧大腿、小腿出血后的暂时止血。

4）利用胫前、胫后动脉压力进行止血，用两手的拇指或一手的拇、示指，依次按压在内踝与跟骨中间和足背横纹的中点，作为同侧足上出血的暂时止血。

三、本节小结

通过本节的学习我们熟悉了各部位出血的急救措施及处理方法。

四、思考与练习

1.单选题

（1）用止血带止血后，不正确的做法有（　　）

A.止血带不可过细或过窄

B.记录扎止血带的时间

C.止血带的松紧，以远端血管内搏动较轻微者为宜

D.上止血带部位加软垫

（2）在结扎止血带后应有明确的记号，并定时松弛，放松间隔时间约为（　　）

A. 10 ～ 30分钟

B. 30 ～ 60分钟

C. 60 ～ 90分钟

D. 90 ～ 120分钟

E. 120 ～ 150分钟

2.是非题

（1）如果有人动脉出血，应该立即送医院等待医生处理？（　　）

（2）包扎止血可以用麻绳止血？（　　）

3.思考题

男，70岁。在社区事故致小腿开放性骨折，局部出血，在现场急救中，现场的你应首选哪种止血法？

情景模拟1　协助外伤初步止血应急处理

【情景导入】

王某，男，70岁，今早养老院切水果时，不小心划破了手，被照护者看自己的手出血了，立即呼叫护理员帮忙止血。

【路径清单】

（一）思考要点

如何正确给予紧急止血？

（二）操作目的

减少血液流速，避免大量血液丢失，防止出现休克。

（三）评估问题

1.评估被照护者的面色、神志。

2.观察出血部位有无肿胀、外形改变、肢体活动等。

3.安慰被照护者，保持情绪稳定。

4.环境整洁、安静，宽敞，光线明亮。

（四）物品准备

创可贴、消毒纱布或干净的手帕或毛巾、无菌棉球或棉签、胶布、绑带或三角巾、止血带、布条、碘伏消毒液、换药碗。

（五）操作过程

1.协助被照护者离开危险现场。

2.协助被照护者取舒适卧位，向被照护者解释，劝其不要紧张。

3.碘伏倒入换药碗或用棉签蘸碘伏，给予伤口消毒，第一遍先外后内，第二遍先内后外。

4.消毒完毕，用消毒纱布或干净的布巾覆盖2～4层在伤口上，护理员给予加压包扎止血。

5.询问被照护者包扎的松紧度是否舒适。

6.协助被照护者离开伤口处理处，安慰体贴被照护者。

7.整理用物。

第二节 骨 折 固 定

一、骨折的定义

骨折是指骨的完整性和（或）连续性遭到破坏，主要由外伤和骨骼病变引起。

二、固定术的定义

固定法是抢救中为了防止和治疗休克，避免造成创口污染，保护患肢，防止神经、血液发生附加伤害的抢救手段。

1.固定的目的 固定可减轻被照护者的疼痛、水肿等身体功能障碍，但发生了畸形及非正常的行为，在骨断折端产生了摩擦音及摩擦感；全身症状主要为休克、出血等。

2.注意事项

（1）伤员尽量少搬动，其他工作人员不要进行无谓的检查。

（2）如果伤者有出血现象，应先止血后固定。

（3）刺出伤口的骨折不要还纳。

（4）夹板长度要超过上下两个关节。

（5）先固定骨折上端（近心端）。

（6）在滑膜关节突出部位与夹板的固定之间加垫。

（7）手指的指尖应显露出来，便于看到末梢血液循环状况。

（8）转运过程中要监视伤员的心跳、呼吸和神志。

三、本节小结

通过本节的学习我们学到了急救骨折固定的相关知识，学会了固定的方法及安全搬运。

四、思考与练习

1.单选题

被照护者，女，50岁。车辆撞伤了小腿，局部肿痛畸形，不规则运动，有片状皮下擦伤或大出血，在现场急救处置时最关键的是（   ）

A.创口消毒

B.包扎

C.创口缝合

D.夹板固定

E.迅速运送医院，由医院处理

2.是非题

（1）如果被照护者上下肢都有骨折，应先固定下肢再固定上肢。（   ）

（2）开放性骨折现场应先清洗，涂药，并进行止血，包扎处理或固定。（   ）

3.思考题

如果你身边有人发生了上肢骨折，没有急救专用材料，那么你该用身边什么材料来进行固定？

［考核评分标准］

外伤初步止血技术操作考核评分标准

姓名_____　考核人员_____　考核日期：　　年　　月　　日

项目	总分	技术操作要求	标分	评分标准	扣分
仪表	5	符合护理员的规范要求	5	一项不符合要求扣1分	
操作前准备	5	1.护理员洗手、戴口罩、戴手套 2.用物：备齐并检查用物，放置合理	2 3	一项不符合要求扣2分	
安全评估	10	1.评估被照护者的年龄、意识状态、摔伤经过、受伤情况及合作程度 2.评估被照护者有无组织破损、慢性炎症、感觉障碍及血液循环不良等禁忌证 3.告知被照护者冷敷的目的 4.环境安静、清洁，室温适宜，酌情关闭门窗	3 3 3 1	未评估环境扣1分其余一项不符合要求扣2分	
操作过程	60	1.备齐用物携至床旁，协助被照护者离开危险现场，取舒适卧位 2.向被照护者解释，劝其不要紧张 3.将碘伏倒入换药碗或用棉签蘸碘伏 4.给予伤口消毒，第一遍先外后内，第二遍先内后外 5.消毒完毕，用消毒纱布或干净的布巾覆盖2～4层在伤口上，护理员给予加压包扎止血 6.询问被照护者包扎的松紧度是否舒适 7.安慰体贴被照护者 8.整理用物	10 5 5 10 20 5 3 2	消毒不规范扣10分 包扎止血不规范扣10分 包扎松紧度不符合适扣5分 其余一项不符合要求扣2分	
操作后	5	1.洗手 2.正确处理用物，垃圾分类处理 3.记录	2 2 1	一项不符合要求扣1分	
评价	10	1.动作轻柔、熟练、准确、操作顺序正确 2.操作者知晓注意事项 3.被照护者安全，止血有效	4 2 4	一项不符合要求扣2分	
理论提问	5	外伤初步止血的注意事项有哪些	5	少一条扣1分	
合计	100				

理论提问

外伤初步止血的注意事项有哪些？

答：①操作时应小心、谨慎，不要触及伤口，以免加重疼痛或导致伤口初学及污染。②包扎时遇有皮肤褶皱处，如腋下、乳下、腹股沟等，应用棉垫或纱布衬隔，骨隆突出也用棉垫保护。③包扎方向为自下而上、由左向右，从远端向近心端包扎，以防静脉回流。④包扎时应松紧适宜，避免影响血液循环及松脱。⑤包扎四肢应将指（趾）端外露，并观察皮肤血液循环。⑥打结固定时，结应放在肢体的外侧面，忌在伤口、骨隆突或易受压部位打结。⑦使用止血带时，随时观察被照护者伤口远端皮肤的颜色及温度，若出现发绀或皮肤温度下降，立即将止血带松开，以免发生组织坏死。

情景模拟 2　协助摔伤后的初步处理

【情景导入】

王爷爷和往常一样早晨在养老院进行户外锻炼，一不小心，上台阶时绊倒，左脚着地，跌倒后王爷爷自行站起来呼叫护理员，护理员询问王爷爷的感受，王爷爷自述左脚踝疼痛、肿胀，无其他不适，检查足部无伤口。

【路径清单】

（一）思考要点

如何安全进行搬动？

（二）操作目的

1.压迫止血。

2.减少感染。

3.保护伤口。

4.减伤痛疼。

（三）评估问题

1.与被照护者沟通，安慰被照护者。告知被照护者冷敷的目的。取得被照护者的理解和配合。

2.评估被照护者的年龄、意识状态、摔伤经过、受伤情况。

3.评估被照护者有无组织破损、慢性炎症、感觉障碍及血液循环不良等禁忌证。

（四）物品准备

平车或软物、纱布、消毒液、压舌板或硬物件、三角巾、冷敷袋。

（五）操作过程

1.立即到达现场，呼唤被照护者以判断被照护者的意识。

（1）意识不清老年被照护者摔倒的应急处理

1）呼叫他人进行帮忙。观察老人的状态。

2）如果被照护者有外伤、出血立即包扎止血。

3）发生呕吐，及时将老人头转向一侧并清除口腔分泌物，保证气道的畅通。

4）身体有痉挛，及时向身下垫上软物，口内放硬的物品，防止舌咬伤，但切记不可硬掰痉挛肢体，防止肌腱、骨头损伤。

5）一旦出现通气、心搏停止，及时采取胸外按压、人工通气等。

6）如需搬动，要采取平卧位。

（2）对于意识清醒的被照护者，询问被照护者跌倒状况及倒下后有无记忆、有没有头痛等不适，察看被照护者有没有嘴角歪斜、说话不清及手足无力等现象，如有上述情况立即联系养老院医师或拨打"120"，不得扶起。

2.检查疼痛部位的活动度以判断有无骨折，一并检查全身情况，例如：头痛不痛、腰痛不痛等。

3.如被照护者伤情轻微，护理员小心将被照护者扶起——扶到椅子上坐下（询问被照护者感受），取舒适卧位，左足踝部制动抬高。

4.伤后24小时内冷敷创伤部位，在左足踝下面垫一次性垫巾。

5.找到冰袋里的液体包，用力掐破内袋，将袋内的物体捏碎。冰袋用毛巾包好放在冷敷处。

6.记录冷敷的时间、部位，随时观察被照护者的情况，了解患处皮肤反应，并观察被照护者有无其他不适。

7.如果被照护者有外伤出血的情况，应立即进行出血部位的包扎、立即就医，并检查被照护者有无全身肢体疼痛及肢体活动障碍情况，排除骨折的危险性；如有上述情况请不要轻易搬动。请医师进一步检查。

理论提问

协助摔伤后被照护者初步处理的注意事项有哪些？

答：①应仔细询问被照护者有无冷敷禁忌证。②检查冰袋有无破损。③冷敷局部应抬高制动。④冷敷过程中密切观察被照护者的反应和冰袋有无破损渗漏。⑤冷敷时间不超过20分钟。

情景模拟3　协助骨折后的初步处理

【情景导入】

被照护者，王某，男，70多岁，常年住在养老院，今早出去锻炼时跌倒，经养老院护理人员检查，主诉右腕关节剧烈酸痛难忍，无其他症状，经观察为右腕部血肿，初步判断为腕关节骨折，需包扎固定。

【路径清单】

（一）思考要点

如何正确协助进行骨折固定？

（二）操作目的

1.限制受伤部位的活动度。

2.减轻疼痛。

3.防止骨折端等因碰撞而破坏血管、神经系统及重要脏器。

4.利于防治休克，便于被照护者搬运。

5.紧急状况下的固定是为方便被照护者的移动，以及防止因搬运活动中严重骨折或断端活动而导致被照护者严重骨折端的毛细血管、肌腱组织等受到二次伤害。

（三）评估问题

1.和老年被照护者沟通，安慰被照护者。

2.评估被照护者年龄、意识状态、摔伤经过、摔伤情况。

3.告知骨折包扎的目的，嘱勿随意活动。

4.取得被照护者的配合。

5.立即评估被照护者腕部是否骨折并及时就医。

6.环境整洁、安静，宽敞，光线明亮。

（四）物品准备

绑带数卷、三角巾数条、胶布、剪刀、夹板或木板或木棒、纱布、衣物、棉垫。

（五）操作过程

1.护理员立即报告养老院医务人员或家属。

2.备齐用物至被照护者身边，将被照护者移至床上或座椅上，取舒适卧位。

3.取两块夹板分别置于前臂掌和背侧，其长度超过肘关节和腕关节。

4.配合医务人员采用绑带对被照护者腕部夹板进行绷带固定，先固定肘关节，再用绑带"8"字形固定关节，松紧度适宜，将指端露出。

5.三角巾悬吊时，使右手肢体以肘部屈曲成90°置于三角巾上，然后再以两个底角依次环绕颈部两侧，于颈后打结，见图4-3。

6.随时观察被照护者的情况，观察被照护者伤口出血情况、纱布渗血情况、被照护者包扎处皮肤温度，并了解被照护者有无其他不适。

7.协助被照护者取舒适卧位。

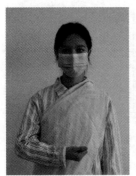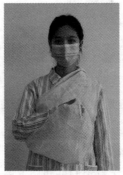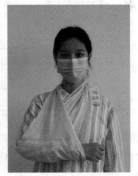

图4-3　三角巾悬吊

［考核评分标准］

骨折后的初步固定技术操作考核评分标准

姓名_____　考核人员_____　考核日期：　年　月　日

项目	总分	技术操作要求	标分	评分标准	扣分
仪表	5	符合护理员规范要求	5	一项不符合要求扣1分	
操作前准备	5	1.护理员洗手、着装整齐，戴口罩、戴手套 2.备齐并检查用物，放置合理	2 3	一项不符合要求扣2分	
安全评估	10	1.评估被照护者年龄、意识状态、摔伤经过、摔伤情况 2.告知骨折包扎的目的，嘱勿随意活动，上肢制动，取得被照护者的配合 3.环境整洁、安静，温度适宜	4 4 2	一项不符合要求扣2分	
操作过程	60	1.护理员立即报告医务人员或家属 2.备齐用物至被照护者身边，将被照护者移至床上或座椅上，取舒适卧位	5 5	夹板使用不正确扣15分 三角巾使用不正确扣15分 观察病情不到位扣10分	

续表

项目	总分	技术操作要求	标分	评分标准	扣分
		3.取两块夹板分别置于前臂掌和背侧，其长度超过肘关节和腕关节	5	其余一项不符合要求扣5分	
		4.配合医务人员采用绑带对被照护者腕部夹板进行绷带固定，先固定肘关节，再用绑带"8"字形固定关节，松紧度适宜，将指端露出	15		
		5.三角巾悬吊，将右侧肢体肘部屈曲90°置于三角巾上，然后将两个底角分别绕过颈两侧，在颈后打结	15		
		6.随时观察被照护者的情况，观察被照护者伤口出血情况、纱布渗血情况，被照护者包扎处皮肤温度，并了解被照护者有无其他不适	10		
		7.协助被照护者取舒适卧位	5		
操作后	5	1.洗手 2.整理用物	3 2	一项不符合要求扣2分	
评价	10	1.动作轻柔、熟练、准确，操作顺序正确 2.操作者知晓注意事项 3.处置正确	4 2 4	一项不符合要求扣分2	
理论提问	5	骨折初步固定的注意事项有哪些	5	少一条扣1分	
合计	100				

理论提问

骨折初步固定的注意事项有哪些?

答：①怀疑被照护者骨折后，不可强制被照护者进行各种活动，应立即呼叫医务人员帮忙。②固定夹板的长度与宽度要与骨折的肢体相适应，其长度必须超过骨折的上、下两个关节。固定时除骨折部位上、下两端外，还要固定上、下两个关节。③固定应松紧适度，以免影响血液循环。④如果夹板内侧没有内衬棉垫，则不可与皮肤直接接触，其间应垫棉花或其他物品，尤其在夹板两端、骨突出部位和悬空部位应加厚衬垫，防止受压或固定不妥。⑤在处理开放性骨折时，不可把刺出的骨折端送回伤口，以免造成感染。⑥肢体骨折固定时，一定要将指（趾）端露出，以便随时观察末梢血液循环情况，如发现指（趾）端苍白、发冷、麻木、疼痛、水肿或发绀，说明血供不良，应松开重新固定。

第三节　夹板或石膏外固定被照护者的照护

在日常生活中，难免会遇到突发状况，为减轻突发状况给我们带来的痛苦，学习一些基本的急救技能是非常有必要的，被照护者后期的护理极其关键，以下就了解一下夹板或石膏固定的照护。

一、夹板固定

（一）定义

夹板固定是利用与肢体外形相适应的夹板做外固定物，固定在骨折已复位的肢体上，有利于骨折或脱位的部位保持良好的对位，同时还可以配合肢体的功能锻炼，促进骨折愈合和恢复肢体功能的一种治疗方法。

（二）夹板固定的材料

木板、竹板、硬纸板、金属板、塑料板、扎带或绑带、固定垫、衬垫物或干净的毛巾等。

（三）夹板固定的目的

1.通过固定，避免骨折断端出现移位。

2.用扎带或绑带把木板、竹板或塑料制成的夹板固定，促进骨折愈合和恢复肢体的功能。

（四）夹板骨折固定的注意事项

1.适当抬高患肢，软枕垫高，有利于肢体肿胀消退。

2.观察患肢的血液循环，尤其是固定后的1～4天，更应该注意肢体端的动脉搏动及肢体末端的温度、颜色、感觉及肿胀程度。假如发现有肢体末端皮肤发凉、颜色发暗等情况，及时报告医师或家属，放松或拆开绑带，重新包扎。

3.随时观察夹板固定处、夹板两端或骨突起的部位，当出现疼痛时，应立即告知医师或家属并打开夹板进行检查，以防夹板压伤皮肤，造成压力性损伤。

4.注意经常调整夹板的松紧度，以可以放进去1～2指为宜。

5.保持夹板的清洁。

6.根据医师或专业人员的指导，及早帮助被照护者进行肢体功能活动。

二、石膏固定

（一）定义

医用石膏是利用石膏加热脱水、当熟石膏遇水分时可重新结晶而硬化的特性，根据肢体的形状塑形将其包绕在肢体上起到固定、制动肢体的作用，这种固定方法就称为石膏固定。

（二）石膏固定的材料

医用石膏绷带、普通绷带、医用脱脂棉、胶布、水及盛水的容器。

（三）石膏固定的目的

1.维持损伤修复后的良好位置，防止骨折移位。

2.保护损伤组织的正常愈合。

3.维持肢体于固定位置，为其他治疗提供支持。

4.不宜用夹板固定的被照护者。

5.矫正肢体畸形。

（四）石膏固定的注意事项

1.保持石膏清洁，防止被尿、粪便或水污染。

2.保持石膏的完整性，避免按压或将石膏固定的患肢放在硬物上，防止石膏变形压迫皮肤。

3.抬高患肢时，要托住损伤的关节，以防关节活动引起石膏断裂。

4.观察机体末端血液循环及功能，若出现肢体疼痛或跳痛、麻木或末端出现颜色的改变、温度降低等，应及时告知医师或家属，及时就医。

5.石膏干后，要注意防止断裂。

6.加强肢体的功能锻炼。尤其是患肢打石膏处，要进行肌肉的收缩运动，防止肌肉萎缩。

7.患肢石膏固定，应让患肢抬高15°～30°，有利于血液回流，减轻肢体的肿胀。

8.如果被照护者石膏处皮肤发痒，禁用木棍、筷子等物伸入抓痒，以防伤口感染。

情景模拟1　夹板固定被照护者的照护

【情景导入】

被照护者，李某，女，70岁，早晨起床时坠床，右前臂着地，疼痛难忍，家属急送医院，医院医师给予被照护者前臂夹板固定，并用吊带将前臂吊起固定在颈部，家属请护理员照护被照护者。

【路径清单】

（一）思考要点

如何正确照护被照护者？

（二）操作目的

1.预防各种并发症的发生。

2.通过照护，减轻被照护者的痛苦、避免肌肉萎缩或关节僵硬，使被照护者肢体早日恢复正常功能。

（三）评估问题

1.熟悉被照护者的病情、生命体征。

2.知晓被照护者夹板固定的位置。

3.与被照护者或家属沟通夹板固定的目的及注意事项，取得配合。

4.环境整洁、安静，宽敞。

（四）物品准备

洗手液、软枕1～2个。

（五）操作过程

1.协助被照护者取舒适卧位、平卧位或坐位、半坐位。

2.向被照护者解释夹板固定的目的，以取得配合。

3.护理员协助被照护者调节固定在颈后的系带的松紧度，并观察系带处的皮肤有无破损，以被照护者感觉舒适为宜。

4.观察并调节夹板的松紧度，以两手指抬起布带后能在夹板上下移动1～2cm为准。

5.观察被照护者夹板固定肢体端的血供、温度，询问被照护者的感觉和肿胀情况。如有肢体端疼痛、皮肤发绀或苍白、皮肤温度比左侧肢体低、感觉麻木或不能活动等情况，要及时告知医师或家属。

6.观察肢体夹板处的皮肤有无破损，以防压力损伤。

7.协助被照护者尽早进行肢体的功能锻炼，以防肌肉萎缩或关节僵硬等。

8.根据医师的指导制订每天功能锻炼的计划，视被照护者的情况合理安排锻炼的强度、运动量和时间。

9.根据被照护者的情况进行功能锻炼时要循序渐进，动作要轻柔，避免动作粗暴，造成新的损伤。

10.保持夹板的清洁。

（六）注意事项

1.适当抬高患肢，软枕垫高，有利于肢体肿胀消退。

2.观察患肢的血液循环，尤其是固定后的1～4天，更应该注意肢体端的动脉搏动及肢体末端的温度、颜色、感觉及肿胀程度。假如发现有肢体末端皮肤发凉、颜色发暗等情况，及时报告医师或家属，放松或拆开绑带，重新包扎。

3.随时观察夹板固定处、夹板两端或骨突起部位，当出现疼痛时，应立即告知医师或家属并打开夹板进行检查，以防夹板压伤皮肤，造成压力性损伤。

4.注意经常调整夹板的松紧度，以可以放进去1～2指为宜。

5.保持夹板的清洁。

6.根据医师或专业人员的指导，及早帮助被照护者进行肢体功能活动。

［考核评分标准］

夹板固定被照护者的照护技术操作考核评分标准

姓名_____　考核人员_____　考核日期：　　年　　月　　日

项目	总分	技术操作要求	标分	评分标准	扣分
仪表	5	符合护理员规范要求	5	一项不符合要求扣1分	
操作前准备	5	1.护理员：洗手，必要时戴口罩	2	一项不符合要求扣2分	
		2.用物：手消液、软枕1～2个	2		
		3.环境：整洁安静、安全、温湿度适宜	1		
安全评估	10	1.熟悉被照护者的病情、生命体征	4	一项不符合要求扣2分	
		2.知晓被照护者夹板固定的位置	2		
		3.与被照护者或家属沟通夹板固定的目的及注意事项，取得配合	2		
		4.环境整洁、安静，宽敞	2		
操作过程	60	1.协助被照护者取舒适卧位、平卧位或坐位、半坐位	5	体位不标准扣2分 一项不符合要求扣2分	
		2.向被照护者解释夹板固定的目的，以取得配合	3		
		3.护理员协助被照护者取舒适卧位时，要调节固定在颈后的系带的松紧度，并观察系带处的皮肤有无破损，以被照护者感觉舒适为宜	10		
		4.观察并调节夹板的松紧度，以两手指抬起布带后能在夹板上下移动1～2cm为准	10		
		5.观察被照护者夹板固定肢体端的血供、温度，询问被照护者的感觉和肿胀情况。如有肢体端疼痛、皮肤发绀或苍白、皮肤温度比左侧肢体低、感觉麻木或不能活动等情况，要及时告知医师或家属	10		
		6.观察肢体夹板处的皮肤有无破损，以防压力损伤	5		
		7.协助被照护者尽早进行肢体的功能锻炼，以防肌肉萎缩或关节僵硬等	2		
		8.根据医师的指导制订每天功能锻炼的计划，根据被照护者的情况合理安排锻炼的强度、运动量和时间	5		
		9.根据被照护者的情况进行功能锻炼时要循序渐进，动作要轻柔，避免动作粗暴，造成新的损伤	5		
		10.保持夹板的清洁	5		

续表

项目	总分	技术操作要求	标分	评分标准	扣分
操作后	5	1.协助被照护者取舒适体位 2.整理用物 3.流动水洗手	2 2 1	一项不符合要求扣2分	
评价	5	1.动作轻柔、熟练、准确 2.告知注意事项	2 3		
理论提问	10	夹板固定被照护者照护的注意事项是什么？	10	少一条扣1分	
合计	100				

理论提问

夹板固定被照护者照护的注意事项是什么？

答：（1）适当抬高患肢，有利于肢体肿胀消退，也可用软枕垫高。

（2）观察患肢的血液循环，尤其是固定后的1～4天，更应该注意肢体端的动脉搏动及肢体末端的温度、颜色、感觉及肿胀程度。假如发现有肢体末端皮肤发凉、颜色发暗等情况，及时报告医师或家属，放松或拆开绑带，重新包扎。

（3）随时观察夹板固定处、夹板两端或骨突起部位，当出现疼痛时，应立即告知医师或家属并打开夹板进行检查，以防夹板压伤皮肤，造成压力性损伤。

（4）注意经常调整夹板的松紧度，以可以放进去1～2指为宜。

（5）保持夹板的清洁。

（6）根据医师或专业人员的指导，及早帮助被照护者进行肢体功能活动。

情景模拟2　石膏固定被照护者的照护

【情景导入】

被照护者，李某，女，70岁，早晨起床晨练时，不小心扑倒在地，左下肢疼痛难忍，家属急送医院，医院X线检查显示被照护者腓骨骨折，医院医师给予被照护者左下肢腓骨石膏固定，2周后复查，家属请护理员照护被照护者。

【路径清单】

（一）思考要点

如何正确照护被照护者？

（二）操作目的

1.维持损伤修复后的良好位置，防止骨折移位。

2.保护损伤组合的正常愈合。

3.维持肢体于固定位置，为其他治疗提供支持。

4.不宜用夹板固定的被照护者。

5.矫正肢体畸形。

（三）评估问题

1.熟悉被照护者的病情、生命体征。

2.知晓被照护者石膏固定的位置。

3.与被照护者或家属沟通石膏固定的目的及注意事项，取得配合。

4.环境整洁、安静，宽敞，室温温度适宜。

（四）物品准备

洗手液、毛巾、脸盆、温水、1～2个软枕。

（五）操作过程

1.向被照护者解释石膏固定的目的，以取得配合。

2.协助被照护者取舒适卧位、平卧位并左下肢抬高，患肢下垫枕头并使足呈直立位，有利于血液循环，防止足下垂。

3.观察石膏固定的松紧度，以两手指抬起绷带上下移动为宜。

4.观察被照护者石膏固定肢体端指（趾）的血供、温度，询问被照护者的感觉和肿胀情况。如有肢体端疼痛、皮肤发绀或苍白、皮肤温度比健侧肢体低、感觉麻木或不能活动等情况，要及时告知医师或家属，查找原因重新固定。

5.观察石膏固定处肢体的皮肤有无破损，以防压力性损伤。如果被照护者述患肢局部疼痛，观察不缓解时，可以在疼痛处"开窗"减压，避免局部压力性损伤。

6.及时根据医师的指导尽早进行肢体的功能锻炼，以防肌肉萎缩或关节僵硬等。

7.根据医师的指导制订每天功能锻炼的计划，根据被照护者的情况合理安排锻炼的强度、运动量和时间。

8.根据被照护者的情况进行功能锻炼时要循序渐进，动作要轻柔，避免动作粗暴，造成石膏断裂。

9.保持石膏的清洁，避免被水浸湿或大小便污染，如石膏表面有污垢，可以用毛巾轻轻擦洗干净，严重污染时要及时更换。

10.保持患肢保暖，以防因受冷使伤肢远端肿胀。

11.保持床单位的清洁、平整、干燥、无碎屑。

12.每2小时翻身一次，防止压疮的发生。

（六）注意事项

1.保持石膏清洁，防止被尿、粪便或水污染。

2.保持石膏的完整性，避免按压或将石膏固定的患肢放在硬物上，防止凹陷压迫皮肤。

3.抬高患肢时，要托住主要关节，以防关节活动引起石膏断裂。

4.观察机体末端血液循环及功能，若出现肢体疼痛或跳痛、麻木或末端出现颜色的改变、温度降低等，应及时告知医师或家属，及时就医。

5.石膏干后，要注意防止断裂。

6.加强肢体的功能锻炼。尤其是包裹在石膏里的肢体，要进行肌肉的收缩运动，防止肌肉萎缩。

7.石膏固定下肢时，应让患肢抬高高于心脏水平，有利于血液回流，减轻肢体的肿胀。

8.观察中如果被照护者石膏处皮肤发痒，禁用木棍、筷子等物伸入抓痒，以防伤口感染。

［考核评分标准］

石膏固定被照护者的照护技术操作考核评分标准

姓名_____　考核人员_____　考核日期：　　年　　月　　日

项目	总分	技术操作要求	标分	评分标准	扣分
仪表	5	符合护理员规范要求	5	一项不符合要求扣1分	
操作前准备	5	1.护理员：洗手，必要时戴口罩 2.用物：洗手液、毛巾、脸盆、温水、1～2个软枕 3.环境：整洁安静、安全、温湿度适宜	2 2 1	一项不符合要求扣2分	
安全评估	10	1.熟悉被照护者的病情、生命体征 2.知晓被照护者夹板固定的位置 3.与被照护者或家属沟通夹板固定的目的及注意事项，取得配合 4.环境整洁、安静、宽敞，温度适宜	4 2 2 2	一项不符合要求扣2分	
操作过程	60	1.向被照护者解释石膏固定的目的，以取得配合 2.协助被照护者取舒适卧位、平卧位并左下肢抬高，患肢下垫枕头并使足呈直立位，有利于血液循环，防止足下垂 3.观察石膏固定的松紧度，以两手指抬起绷带上下移动为宜 4.观察被照护者石膏固定肢体端指（趾）的血供、温度，询问被照护者的感觉和肿胀情况。如有肢体端疼痛、皮肤发绀或苍白、皮肤温度比健侧肢体低、感觉麻木或不能活动等情况，要及时告知医师或家属，查找原因重新固定 5.观察石膏固定处肢体的皮肤有无破损，以防压力性损伤。如果被照护者述患肢局部疼痛，观察不缓解时，可以在疼痛处"开窗"减压，避免局部压力性损伤 6.根据医师的指导尽早进行肢体的功能锻炼，以防肌肉萎缩或关节僵硬等 7.根据医师的指导制订每天功能锻炼的计划，根据被照护者的情况合理安排锻炼的强度、运动量和时间 8.根据被照护者的情况进行功能锻炼时要循序渐进，动作要轻柔，避免动作粗暴，造成石膏断裂 9.保持石膏的清洁，避免被水浸湿或大小便污染，如石膏表面有污垢，可以用毛巾轻轻擦洗干净，严重污染时要及时更换 10.给予患肢保暖 11.保持床单位的清洁、平整、干燥、无碎屑 12.每2小时翻身一次，防止压疮的发生	2 10 5 5 5 3 5 5 5 5 5 5	体位不标准扣2分 一项不符合要求扣2分	
操作后	5	1.协助被照护者取舒适体位 2.整理用物 3.流动水洗手	2 2 1	一项不符合要求扣2分	
评价	5	1.动作轻柔、熟练、准确 2.告知注意事项	2 3		
理论提问	10	石膏固定被照护者照护的注意事项是什么？	10	少一条扣1分	
合计	100				

理论提问

石膏固定被照护者照护的注意事项是什么？

答：①保持石膏清洁，防止被尿、粪便或水污染。②保持石膏的完整性，避免按压或将石膏固定的患肢放在硬物上，防止石膏变形压迫皮肤。③抬高患肢时，要托住损伤的关节，以防关节活动引起石膏断裂。④观察机体末端血液循环及功能，若出现肢体疼痛或跳痛、麻木或末端出现颜色的改变、温度降低等，应及时告知医师或家属，及时就医。⑤石膏干后，要注意防止断裂。⑥加强肢体的功能锻炼。尤其是患肢打石膏处，要进行肌肉的收缩运动，防止肌肉萎缩。⑦患肢石膏固定，应让患肢抬高15°～30°，有利于血液回流，减轻肢体的肿胀。⑧如果被照护者石膏处皮肤发痒，禁用木棍、筷子等物伸入抓痒，以防伤口感染。

看答案

（张文燕　代月光）

第五章 常用仪器使用

医疗仪器是在临床诊疗过程中借助于先进的具有高水平的仪器辅助检查、监测、治疗起着决定性作用的产品，仪器的使用也是照护中非常重要的环节。

第一节 电动吸引器

一、电动吸引器的配件与原理

吸引装置主要由机座、电机、真空泵、安全阀、真空仪表、脚踏开关、吸引容器等部分组成。

二、电动吸引器的操作流程

1.接上开关电源，开关电源灯亮为开关电源开通。检测管道，按顺时针方式旋紧负压调节阀后，用拇指或堵塞吸空气嘴，或折叠并捏住吸引制动软管道。打开吸引装置并启动开关，随着机器的运行，在最大真空度表中指针将快速上升至最低负压值，若放开吸气口，则指针将返回0.02MPa以下，表示管道接通情况正常。

2.松开缓冲杯和储水杯之间的瓶塞，加入生理盐水500ml，并旋紧瓶塞。

3.在吸气口接通吸引软管，并调整所需负压，同时运作吸引装置，使液体吸入储液罐。

4.吸引管闭，将吸引头伸入盛有的生理盐水杯中，并清洗吸引管残液。

5.关机时旋紧调节阀，使负压下降至0.02MPa以下，并关掉吸引器开关，以清理热储液。

三、使用电动吸引器的注意事项

1.设备不使用时应放在干燥、清洁的地方，定期检查机器运转是否良好。

2.一旦空气过滤网吸入气泡或塞满尘埃，应及时更换空气过滤器并集中销毁。

四、电动吸引器常见故障及处理

负压泵不工作，无负压的处理：

1.检查电源线是否接好或负压泵损坏。

2.吸力不足或不通畅时检查管路是否有漏气或空气过滤网的损坏与堵塞。

3.瓶盖是否扭紧。

五、本节小结

通过本节的学习我们了解了电动吸引器的工作原理及组成，学会了基本的操作流程及注意事项和故障的处理。

六、思考与练习

1.单选题

电动吸引器的压力一般多大（　　）

A. 0.02MPa

B. 0.10MPa

C. 0.05MPa

D. 以上都行

2.是非题

在吸痰管进入适当深处时要阻断负压，并在退出进程中增加负压。（　　）

3.思考题

使用吸引器过程中，无吸力该如何处理？

第二节　电动雾化器

一、电动雾化器的组成

电动雾化器的组成部分有排气口、过滤器架、电源线插座、通风口、手提把手。

二、故障排除（表5-1）

表5-1　电动雾化器常见故障及排除方法

故障	可能原因	排出过程
压缩机未启动	未将电源线正确插入设备	检查电源线是否正确插入压缩机电源插座
	电源插头未正确插入电源插座	检查电源插头是否正确插入电源插座
雾化器未喷出药物	雾化器喷嘴堵塞	清洁雾化器
	连接管为正确连接	检查连接管两端是否正确插入
	连接管泄漏	更换连接管

三、操作过程

1.检查雾化器处于完好状态。

2.按照医师下的医嘱将待吸入的药物加入雾化器储液灌内。

3.连接电源打开开关。

4.调整驱动气源的压力，使喷头及雾化面罩与口相通，用口吸气，用鼻子呼气，维持雾化时间15～30分钟。

5.雾化完毕，应及时取下雾化面罩，关闭电源。及时对面罩、连接管、储液灌等进行消毒。

四、注意事项

1.雾化使用前要及时清理呼吸道的分泌物，保持呼吸道的通畅。

2.雾化要在餐前30分钟或餐后30分钟进行。

3.雾化面罩使用完毕要进行清洗，晾干。

4.雾化过程中要注意观察被照护者的呼吸、病情变化等。

5.雾化后要协助被照护者漱口和洗脸，避免药物被脸部皮肤吸收。

五、本节小结

通过本节的学习我们了解了雾化器的工作原理、组成、操作流程等。

六、思考与练习

1.单选题

氧气雾化时氧流量为（　　）

A. 1～2L/min

B. 2～4L/min

C. 4～6L/min

D. 6～8L/min

2.是非题

雾化器未喷出药物，直接更换雾化器管路。（　　）

3.使用雾化器过程中，雾化器不喷雾该如何处理？

情景模拟1　电动吸引器使用技术

【情景导入】

王某，男，70岁，患有慢性阻塞性肺气肿多年，最近由于天气变化，咳喘3天，就诊于附近医院，医院诊断为"慢性阻塞性肺气肿"。治疗方案：吸氧PRN、吸痰PRN。家属将老人送入养老院，电动吸引器床旁备用，养老院领导请护理员操作电动吸引器。

【路径清单】

（一）思考要点

如何安全正确使用吸引器？

（二）操作目的

运用负压吸引原理，使瓶内空气形成负压，从而将痰液等分泌物吸出。

（三）评估问题

1.评估被照护者的病情、意识状态、自理能力、合作程度。

2.评估被照护者生命体征、氧合情况及咳痰情况。

3.环境安静、清洁，室温适宜。

（四）物品准备

电动吸引装置一台，治疗盘内备生理盐水一瓶、纱布、压舌板、弯盘、一般吸痰管数根，在必要时准备开口器、舌钳、电插板等。

（五）操作过程

1. 插上电源，打开电源开关指示灯闪烁后，按下"启动开关"或脚踏开关，机器开始运行并进入正常工作状态。

2. 检查管道，按顺时针方向旋紧负压调节阀，封闭吸入气体口或折叠后捏住吸软管道，再打开吸引装置，发电机工作，最大真空度表上指针会迅速上升至极限空气重量标准的偏差数值，再放开吸气嘴，指针就会返回0.02MPa以下，表示管道接通情况正常。

3. 先松开缓冲杯和储液盒中的瓶塞，并加入2/3～1/2的生理盐水，然后接着旋紧瓶塞，在吸气口连上吸引式软管道。

4. 调节负压调节阀，负压调节阀按顺时针方向不断进行负压调整。

5. 接通吸引管道到吸引软管道，并运作吸引装置，根据操作流程引导，使吸引液吸入储液罐中。

6. 吸引完毕，将吸引导管伸入盛有生理盐水的碗内，以清理吸引管内残渣。

7. 清洗后，旋紧调节阀，使负压下降至0.02MPa以下，关毕吸引装置开关，松开吸引导管及吸引器软管，再打开储液瓶塞，清洁储液瓶、吸导管，并盖紧瓶塞，再放回原位。

［考核评分标准］

电动吸引器使用技术操作考核评分标准

姓名_____　考核人员_____　考核日期：　　年　　月　　日

项目	总分	技术操作要求	标分	评分标准	扣分
仪表	5	符合护理员规范要求	5	一项不符要求扣1分	
操作前准备	5	1.护理员洗手、戴口罩、戴手套	2	一项不符合要求扣2分	
		2.用物：备齐并检查用物，放置合理，吸痰器性能良好	3		
安全评估	10	1.评估被照护者的病情、意识状态、自理能力、合作程度	4	一项不符合要求扣2分	
		2.评估被照护者生命体征、氧合情况及咳痰情况	4		
		3.环境安静、清洁、室温适宜	2		
操作过程	60	1.插上电源，打开电源开关指示灯亮后，按下"启动开关"及脚踏开关，机器运转，进入工作状态	10	电动吸引器使用不规范扣10分 压力调整不准确扣5分 其余一项不符合要求扣5分	
		2.检查管路，顺时针方向旋紧负压调节阀，堵塞吸气口或折叠并捏住吸引软导管，开启吸引器，机器运转，无异声，真空表上指针将迅速上升至极限负压值，放开吸入口，指针将回到0.02MPa以下，说明管路连接正确	10		
		3.松开缓冲瓶和储液瓶的瓶塞，注入2/3～1/2的生理盐水，继续旋紧瓶塞，在吸入口连上吸引软导管	10		
		4.调节负压调节阀，负压调节阀顺时针方向连续旋转进行负压调节	10		
		5.连接吸引导管到吸引软导管，运作吸引器，按照操作流程吸引，将吸引液吸入储液瓶中	10		

项目	总分	技术操作要求	标分	评分标准	扣分
		6.吸引完毕，将吸引导管伸入盛有生理盐水的碗中，清洗吸引管内残渣	5		
		7.冲洗完毕，旋紧调节阀，使负压降低到0.02MPa以下，关闭吸引器开关，松开吸引导管与吸引器软管，开启储液瓶塞，倒空储液瓶，将其及吸引导管洗净，放回原处，盖紧瓶塞，将吸引器归置原位	5		
操作后	5	1.洗手 2.整理用物	2 3	一项不符合要求扣2分	
评价	10	1.动作轻柔、熟练、准确，符合消毒隔离原则 2.操作者知晓注意事项 3.能吸出分泌物，被照护者安全，无并发症	4 2 4	一项不符合要求扣2分	
理论提问	5	1.如何进行电动吸引器的维护与保养 2.电动吸引器使用注意事项是什么	3 2	少一条扣1分	
合计	100				

理论提问

1.如何进行电动吸引器的维护与保养？

答：①调节负压前要检查管路，可用手指堵塞吸气口或折叠已连接的吸引软导管，开启吸引器，真空表上指针迅速上升至极限负压值，放开吸气口，指针回到0.02MPa以下，说明管路连接正确。②停止使用时，清洁、浸泡消毒储液瓶及管路，电动吸引器表面用有效氯消毒液擦拭，干燥备用。③使用结束后，关机前一定要先让负压降到0.02MPa以下。④开启储液瓶，必须是关机后，放掉负压，才可开启。⑤严禁在拆除溢流瓶装置和导向管的情况下使用吸引器，定期保养，若使用过程中出现故障，应请专业人员进行维修。

2.电动吸引器使用注意事项是什么？

①关机前一定要先让负压降低到0.02MPa以下。②使用中要经常注意储液瓶中液面的高度，目测储液瓶液面高度不应超过瓶的2/3，以免痰液吸入马达，损坏机器。储液瓶内的吸出液应及时倾倒，储液瓶洗净后，应盛少量的水，以防痰液黏附于瓶底，妨碍清洗。③如果空气过滤器吸入泡沫或塞满尘埃，将导致滤膜由浅变黑，吸力明显减少或消失，真空表上负压不断上升至0.04MPa以上，应及时替换空气过滤网。④空气过滤网需要经常更换，并集中销毁。⑤注油换油前，必须断开电源由专业人员进行操作。⑥专人保管，定期检修与保养，保持其良好性能。

情景模拟2　电动雾化器使用技术

【情景导入】

被照护者，王某，男，70岁，患有慢性支气管哮喘多年，最近由于天气变化，咳喘3天，就诊于附近医院，医院诊断为"慢性支气管哮喘"。治疗方案：吸氧、吸痰，生理盐水2ml＋普美克1支雾化吸入。家属将老人送回养老院，养老院领导请护理员给老人进行雾化治疗。

【路径清单】

（一）思考要点

如何正确使用雾化器？

（二）操作目的

1.消炎、镇咳、祛痰。

2.消除支气管痉挛，使呼吸道畅通，提高通气的作用。

3.胸科治疗后，可防止、治愈肺部感染。

（三）评估问题

1.环境宽敞、明亮、整洁。

2.了解被照护者过敏史、用药史。

3.评估被照护者的病情、意识状态、自理能力、合作程度、呼吸、面部和口腔状况。

4.检查雾化器各部件性能。

（四）物品准备

电动雾化器（开关、雾化接口、电源接口）雾化面罩一套、雾化药液、纱布、量杯。

（五）雾化器的原理及组成

不同的雾化器也有相应的区别。例如：超声波雾化器的基本原理就是使用超声波把药液雾化；而挤压式空气雾化器的基本原理则是使用加压空气，透过相对细小的管道造成高速气体，把水分喷洒在阻挡物上，进而将液态成为的雾状微粒经由出气管喷射。

雾化器的组成部分有开关、排气口、过滤器架、电源线插座、通风手提把手。

（六）操作过程

1.备齐用物至被照护者身边。

2.连接电源线，插上电源，检查雾化器处于完好状态。

3.连接雾化吸入装置，鼻部朝上，连接管一端与雾化器底部相连接，另一端与主机雾化器接口相连接。

4.按照医师下的医嘱将待吸入的药物加入雾化器储液罐内。

5.打开开关。

6.将喷嘴或雾化面罩与口相连，用嘴吸气，用鼻呼气，持续雾化时间15～30分钟即可。

7.雾化完毕，应及时取下雾化面罩，关闭电源。及时对面罩、连接管、储液罐等进行消毒。清洗结束晾干备用。

［考核评分标准］

电动雾化器使用技术操作考核评分标准

姓名_____　考核人员_____　考核日期：　年　月　日

项目	总分	技术操作要求	标分	评分标准	扣分
仪表	5	符合护理员规范要求	5	一项不符要求扣1分	
操作前准备	5	1.护理员洗手、戴口罩 2.备齐并检查用物，放置合理，完好备用	2 3	一项不符合要求扣2分	
安全评估	10	1.评估被照护者的病情、意识状态、自理能力、合作程度、呼吸、面部和口腔状况 2.了解被照护者过敏史、用药史 3.检查雾化器各部件性能 4.环境安静、清洁，室温适宜	3 3 3 1	一项不符合要求扣1分	
操作过程	60	1.备齐用物至被照护者身边 2.连接电源线，插上电源，检查雾化器处于完好状态 3.连接雾化吸入装置，鼻部朝上，连接管一端与雾化器底部相连接，另一端与主机雾化器接口相连接 4.按照医师下的医嘱将待吸入的药物加入雾化器储液罐内 5.打开开关 6.将喷嘴或雾化面罩与口相连，用嘴吸气，用鼻呼气，持续雾化时间15～30分钟即可 7.雾化完毕，应及时取下雾化面罩，关闭电源 8.协助被照护者漱口，清洁面部 9.清洗消毒面罩、连接管、储液罐等，并晾干备用	5 5 10 10 5 10 5 5 5	管路连接不正确扣10分 药物错误扣10分 雾化吸入方法错误扣10分 其余一项不符合要求扣5分	
操作后	5	1.洗手 2.整理用物	2 3	一项不符合要求扣2分	
评价	10	1.动作轻柔、熟练、准确、操作顺序正确 2.操作者知晓注意事项 3.被照护者安全，症状缓解	4 2 4	一项不符合要求扣2分	
理论提问	5	雾化吸入的目的是什么	5	少一条扣1分	
合计	100				

理论提问

雾化吸入的目的是什么？

答：①消炎、镇咳、祛痰；②气管痉挛，改善通气功能；③防止被照护者发生呼吸道感染。

看答案

（张文燕　李梦瑾）

第六章　婴幼儿照护

婴幼儿期是指小儿0～3岁，这一时期婴幼儿的大脑和身体各系统的发育非常迅速，是儿童全面生长、发育的关键阶段。需要我们为婴幼儿提供系统、专业的养育照护和健康管理，从而为其未来的健康成长奠定坚实稳固的基础。

第一节　婴幼儿生长发育特点

一、体重的增长

体重是反映婴幼儿体格生长正常与否，特别是营养状况优劣的最易获得的敏感监测指标，也是儿科计算药物剂量、输液量等非常重要的参考依据。

生理性体重减轻是新生儿出生后最初几天体重的暂时减轻。总体下降保持在初始体重的3%～9%，出生体重可在出生后7～10天恢复，早产儿恢复相对较慢。

一般来说，孩子越小，体重增长越快。"第一个生长高峰"发生在婴儿期，从2岁开始逐渐减缓体重增长，直到青春期，身体生长再次加速为"第二个生长高峰"。儿童正常体重见表6-1。

表6-1　儿童正常体重

年龄	体重（kg）
出生体重	男婴平均3.33±0.39　　女婴平均3.24±0.39
出生后第一个月	出生体重＋（1～1.7）
出生后3～4个月	出生体重×2
1岁	出生体重×3
2岁	出生体重×4
2～12岁	年龄（岁）×2＋8

二、身高的增长

　　头顶至足底的垂直距离是身高。3岁以下婴幼儿站立位测量时不准确，需采取仰卧位测量，测量值为身长（图6-1）；3岁以后一般采取站立位，测量值为身高（图6-2）。卧位与立位测量的值相差1～2cm。儿童正常身长/身高增长见表6-2。

表6-2　儿童正常身长/身高

年龄	身长/身高（cm）
出生身长	平均为50
1岁	75
2岁	85～87
2～12岁	年龄（岁）×7+75

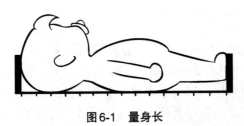
图6-1　量身长

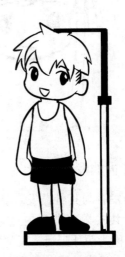
图6-2　量身高

三、头围的增长

　　头围（图6-3）是指自眉弓上缘经枕骨结节绕头一周测得的长度。脑和颅骨的发育与头围的增长有关。儿童头围正常值见表6-3。

表6-3　儿童头围正常值

年龄	头围（cm）
出生时	平均33～34
3个月	40
1岁	46
2岁	48
15岁	54

四、上臂围的增长

骨骼、肌肉、皮下脂肪和皮肤的生长水平由上臂围来代表，上臂围是上臂中点绕臂一周测得的长度（图6-4），常用于评估儿童营养状况。上臂围增长速度较快在1岁以内，1～5岁期间增长较为缓慢。我国评估5岁以下儿童的营养状况的建议标准为：营养状况良好的上臂围＞13.5cm；营养状况中等的上臂围12.5～13.5cm；营养不良的上臂围＜12.5cm。

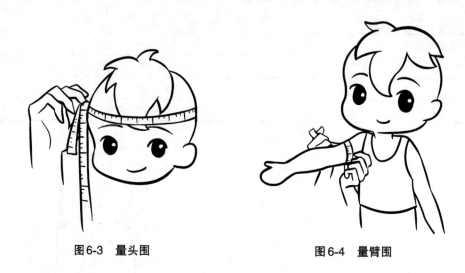

图6-3　量头围　　　　　　　　　　图6-4　量臂围

五、牙齿的发育

牙齿的发育与其骨骼发育有一定的关系，人一生有乳牙和恒牙两副牙齿，乳牙共20颗，恒牙共32颗。乳牙在出生后4～10个月开始逐渐萌出，婴儿在13个月龄后仍未有乳牙萌出称为萌牙延迟。正常乳牙的萌出顺序一般为下颌早于上颌、自前向后，即下正中切牙→上正中切牙→上侧切牙→下侧切牙→第一乳磨牙→尖牙→第二乳磨牙。一般在3岁前乳牙出齐，2岁以内乳牙的计数约为月龄-（4～6）。

六、本节小结

了解并熟悉婴幼儿生长发育特点是做好婴幼儿照护的基础。本节内容着重描述了婴幼儿体重、身高、头围、上臂围的增长及测量方法。期望通过本节内容的学习，护理员能够掌握婴幼儿体重、身高、头围、上臂围的增长及测量方法，以便更好地做好婴幼儿的养育照护。

七、思考与练习

1.单选题

（1）新生儿在出生后数天内会出现生理性体重下降，多在出生后第（　）恢复到出生体重。

A. 5～6天　　B. 7～10天　　C. 6～8天　　D. 3～4天

（2）评估5岁以下儿童营养状况，上臂围（　）cm为营养不良的标准。

A.＞13.5　　B. 12.5～13.5　　C.＜12.5　　D.＜10.5

2.是非题

（1）3岁以下婴幼儿立位测量准确，不需要仰卧位测量。（　　）

（2）婴儿期称为"第一个生长高峰"，是儿童体重增长最快速的时期之一。（　　）

3.思考题

简述一下2～12岁儿童的正常身高、体重计算公式。

第二节　婴幼儿饮食

合理喂养，是婴幼儿健康成长的重要基石。婴幼儿喂养过程分为哺乳阶段、过渡阶段，以及成人饮食阶段三个阶段。

一、母乳喂养

母乳可以满足婴儿身心发育的需要，满足婴儿6个月以内所有液体、能量和营养需求，是婴儿生长发育的最佳食物，具有不可替代的作用。

随着年龄增长，到婴儿6个月时母乳已不能满足婴儿生长发育需要，这时可以开始添加辅食，并逐渐减少母乳喂养次数，增加辅食的量，继续母乳喂养至2岁。

二、混合喂养

混合喂养（部分母乳喂养）是指母乳和配方奶及牛乳、羊奶等动物乳共同哺育孩子，有以下两种情况。

1.补授法　是指母乳量不足用配方奶或动物乳补充的方法。

2.代授法　是指一次或数次用配方奶或动物乳取代母乳的方式。

三、人工喂养

人工喂养是指用配方奶或动物乳完全替代母乳喂养的方法。4～6个月的孩子，如因各种情况无法接受母乳喂养的可使用本方法。同母乳喂养一样，人工喂养亦需要掌握正确的喂哺方法，喂养时应注意以下几方面：

1.选用合适的奶嘴　奶瓶倒置时奶液呈滴状连续滴出说明奶嘴孔大小合适。

2.测试奶液的温度　喂奶前，先将奶汁滴在手腕掌侧，测试一下温度，若与皮温接近，说明温度适宜。

3.预防吸入空气　在喂奶时奶瓶应斜位，让奶嘴和奶瓶的前半部分布满了奶液，以预防婴幼儿吃奶时吸入空气。喂奶后，竖抱婴幼儿轻拍背部，以清除吞咽的空气。

4.加强奶具卫生　奶液应分次配制、现配现用，每次所用奶具等应清洗干净并进行消毒。

5.及时调整奶量　婴幼儿食量有较大差异，在第一次配奶后，要根据婴幼儿的食欲、体重增减以及大便情况随时调整奶量。如果其吃奶后安静、大小便正常、体重增长正常说明喂养合理。

四、婴儿喂养常出现的问题

1.溢乳。

2.食物添加不当。

3.能量及营养素摄入不足。

五、本节小结

合理喂养是婴幼儿健康成长的基础，正确喂养是护理员照护婴幼儿的必备技能之一。本节内容着重描述了母乳喂养、混合喂养、人工喂养的相关知识及婴儿喂养常出现的问题。期望通过本节内容的学习，护理员能够知晓母乳喂养、混合喂养、人工喂养的相关知识，掌握正确的喂养技巧，从而减少喂养过程中易出现的问题，保证婴幼儿的营养摄入。

六、思考与练习

是非题

（1）6个月以内母乳喂养可以完全满足婴儿生长发育的需要。（　）

（2）婴幼儿喂养过程分为哺乳阶段、过渡阶段，以及成人饮食阶段三个阶段。（　）

（3）人工喂养应注意选择合适的奶嘴、奶液的温度、预防吸入空气、加强奶具卫生消毒和及时调整奶量。（　）

情景模拟1　人工喂养方法

【情景导入】

婴幼儿，王某，男，4月龄，因"发热、咳嗽、喘息5天"以"肺炎"收入病房，为保证婴幼儿营养摄入，遵医嘱给予人工喂养。

【路径清单】

（一）思考要点

如何给婴幼儿正确进行人工喂养？

（二）操作目的

1.提供清洁卫生的配方奶。

2.提供生长发育所需的各种营养物质和能量，使婴儿在喂养过程中有满足感，有利于其生理、心理发展。

（三）评估问题

1.了解婴幼儿年龄及病情，评估婴幼儿腹部症状和体征。

2.检查婴幼儿口腔黏膜情况，观察是否有畸形、破损、口腔黏膜炎等。

3.环境温湿度适宜、安静。

（四）物品准备

奶液、奶瓶、奶嘴、小毛巾。

（五）操作过程

1.协助婴幼儿取舒适卧位。

2.核对婴幼儿奶液的种类、量及时间。

3.选择合适的奶嘴套于奶瓶口。

4.将婴幼儿头枕于喂奶者肘窝处，呈头高足低位斜抱婴幼儿（图6-5），或将婴幼儿托起，头、颈、躯干呈一条直线。

5.小毛巾围于婴幼儿颈部。

6.再次检查奶嘴孔的大小是否合适。

7.滴1～2滴奶液于手腕内测试温度（图6-6），温度以与体温接近为准。

8.再次核对婴幼儿奶液的种类、量及时间。

9.喂奶前评估婴幼儿面色、呼吸、口腔黏膜、有无腹胀等情况。

10.利用婴幼儿的吸吮能力，使婴幼儿张嘴，将奶嘴放在婴幼儿舌面上，开始喂奶（图6-7）；喂奶过程中注意观察婴幼儿的呼吸、面色、有无呛咳等情况，如有异常立即停止喂养。

11.喂奶后用小毛巾一角轻擦婴幼儿口角旁奶汁。

12.喂食完毕后竖抱婴幼儿，将婴幼儿头部偏向一侧靠于护理员肩部，或将婴幼儿取头高侧卧位，轻拍婴幼儿背部，以排出胃内空气（图6-8）。

13.婴幼儿右侧卧位并抬高床头，喂奶后半小时内勤观察。

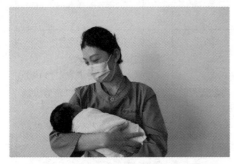
图6-5　婴幼儿头枕于喂奶者肘窝处，呈头高足低位斜抱婴幼儿

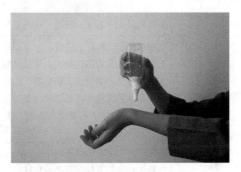
图6-6　滴1～2滴奶液于手腕内测试温度

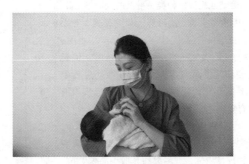
图6-7　用奶瓶喂奶

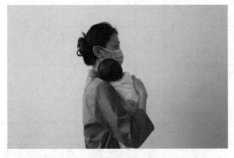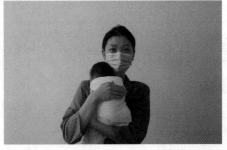
图6-8　喂食完毕后竖抱婴幼儿，将婴幼儿头部偏向一侧靠于护理员肩部，轻拍背部

［考核评分标准］

奶瓶喂养技术操作考核评分标准

姓名＿＿＿＿＿＿　考核人员＿＿＿＿＿＿　考核日期：　年　月　日

项目	总分	技术操作要求	标分	评分标准	扣分
仪表	5	符合护理员规范要求	5	一项不符合要求扣1分	
操作前准备	5	1.洗手，必要时戴口罩	2	一项不符合要求扣2分	
		2.用物准备齐全（奶液、奶瓶、奶嘴、小毛巾）	3		
安全评估	10	1.了解婴幼儿年龄及病情，评估婴幼儿腹部症状和体征	4	一项不符合要求扣2分	
		2.检查婴幼儿口腔黏膜情况，观察是否有畸形、破损、口腔黏膜炎等	4		
		3.环境温湿度适宜、安静	2		
操作过程	60	1.协助婴幼儿取舒适卧位	3	体位不标准扣3分	
		2.核对婴幼儿奶液的种类、量及时间	3	奶液洒出扣5分	
		3.选择合适的奶嘴套于奶瓶口	4	喂奶过程中未观察扣10分	
		4.将婴幼儿头枕于喂奶者肘窝处，呈头高足低位斜抱婴幼儿，或将婴幼儿托起，头、颈、躯干呈一条直线	5	未擦净婴幼儿口角旁乳汁扣2分	
		5.小毛巾围于婴幼儿颈部	3	其余一项不符合要求扣2分	
		6.再次检查奶嘴孔的大小是否合适	5		
		7.滴1～2滴奶液于手腕内测试温度，温度以与体温接近为准	5		
		8.再次核对婴幼儿奶液的种类、量及时间	5		
		9.喂奶前评估婴幼儿面色、呼吸、口腔黏膜、有无腹胀等情况	5		
		10.利用婴幼儿的吸吮能力，使婴幼儿张嘴，将奶嘴放在婴幼儿舌头上，开始喂食；喂奶过程中注意观察婴幼儿的呼吸、面色、有无呛咳等情况，如有异常立即停止喂食	10		
		11.喂奶后用小毛巾一角轻擦婴幼儿口角旁奶汁	2		
		12.喂食完毕后竖抱婴幼儿，将婴幼儿头部偏向一侧靠于护理员肩部，或将婴幼儿取头高侧卧位，轻拍婴幼儿背部，以排出胃内空气	5		
		13.婴幼儿右侧卧位并抬高床头，喂奶后半小时内勤观察	5		
操作后	5	1.洗手，协助婴幼儿取舒适体位	3	一项不符合要求扣2分	
		2.将用过的奶瓶刷洗消毒，物品整理放入垃圾袋内	2		
评价	10	1.动作轻柔、熟练、准确，符合操作程序	4	一项不符合要求扣2分	
		2.操作者知晓注意事项	2		
		3.婴幼儿安全，喂奶后安静，无呕吐	4		
理论提问	5	用奶瓶喂养注意事项有哪些	5	少一条扣1分	
合计	100				

理论提问：

用奶瓶喂养注意事项有哪些？

答：①检查奶液温度，避免过热或过冷；奶嘴开口（孔）的大小是否合适，避免过大或过小，开口过大，容易引起呛咳、窒息；孔过小，婴幼儿吸吮费力、能量消耗大。3～4个月婴儿用的奶嘴，以奶瓶倒置两滴奶液之间稍有间隔为宜，4～6个月婴儿宜用奶液能连续滴出的奶嘴，6个月以上婴儿可用奶液能较快滴出形成一直线的奶嘴。②防止喂奶时奶液污染婴幼儿衣服和颈部，避免引起皮肤炎症。③喂奶时注意力集中，耐心喂养，喂奶时应注意观察婴幼儿吸吮力、面色、呼吸状态、有无呛咳、恶心、呕吐。有咳嗽、面色改变时将乳头拔出，轻拍背部，休息片刻再喂。④观察喂奶后有无溢奶、呕吐、腹胀等情况，防止呕吐后引起误吸。

情景模拟2　婴幼儿拍嗝

【情景导入】

婴幼儿，薛某，男，4月龄，因"发热、腹泻2天"以"肠炎"收入病房，为防止婴幼儿吐奶，给予喂养后拍嗝。

【路径清单】

（一）思考要点

如何给婴幼儿正确拍嗝？

（二）操作目的

排出吞咽时进入胃内的空气，防止吐奶及误吸的发生。

（三）评估问题

1.了解婴幼儿月龄、病情，评估喂养情况。

2.环境温湿度适宜、安静。

（四）物品准备

小毛巾。

（五）操作过程

1.根据婴幼儿情况采取合适的拍嗝姿势（图6-9）。

2.竖抱式

（1）拍嗝的时候在操作者肩部垫一个小毛巾。

（2）将婴幼儿竖抱，让头靠在护理员的肩膀上，头偏向一侧，不要捂住口、鼻。

（3）一只手抱住婴幼儿，前臂托住婴幼儿臀部，固定身体，一只手要注意把孩子头颈部稍微控制一下，手呈空心状自下而上轻拍背部，排出胃内气体。

3.斜抱式

（1）将婴幼儿斜抱于护理员怀中，呈头高足低位。

（2）一只手环住婴幼儿，让婴幼儿头颈部靠在操作者肘窝处，前臂与手支撑婴幼儿身体，另一只手托住婴幼儿大腿及臀部，手呈空心状自下而上轻拍婴幼儿背部，排出胃内气体。

4.端坐式

（1）让婴幼儿坐于护理员腿上。

（2）护理员一只手穿过婴幼儿腋下，以固定其头颈部，另一只手呈空心状自下而上轻拍婴幼儿背部，排出胃内气体。

5.俯卧式

（1）让婴幼儿趴在护理员腿上。

（2）护理员一只手穿过婴幼儿腋下，以固定其头颈部，使头肩部略高，另一只手呈空心状自下而上轻拍婴幼儿背部，排出胃内气体。

6.将婴幼儿置于右侧卧位并抬高床头，半小时内注意观察。

7.洗手。

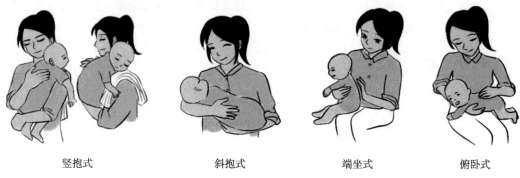

竖抱式　　　　　斜抱式　　　　　端坐式　　　　　俯卧式

图6-9　拍嗝姿势

［考核评分标准］

婴幼儿拍嗝技术操作考核评分标准

姓名_____　考核人员_____　考核日期：　　年　　月　　日

项目		总分	技术操作要求	标分	评分标准	扣分
仪表		5	符合护理员规范要求	5	一项不符合要求扣1分	
操作前准备		5	1.洗手，必要时戴口罩	2	一项不符合要求扣2分	
			2.用物准备齐全（小毛巾）	3		
安全评估		10	1.了解婴幼儿月龄、病情	4	一项不符合要求扣2分	
			2.评估婴幼儿喂养情况	4		
			3.环境温湿度适宜、安静	2		
操作过程	根据不同情况选择其中一种	60	1.根据婴幼儿情况采取合适的拍嗝姿势	5	姿势选择不正确扣5分 体位不标准扣10分 手法不正确扣10分 拍嗝后处置不准确扣5分 其余一项不符合扣5分	
			2.竖抱式			
			（1）拍嗝的时候在操作者肩部垫一个小毛巾	5		
			（2）把婴幼儿竖抱，让头靠在护理员的肩膀上，头偏向一侧，不要捂住口、鼻	10		
			（3）一手抱住婴幼儿，前臂托住婴幼儿臀部，固定身体	10		
			（4）一手注意把孩子头颈部要稍微控制一下	5		
			（5）手呈空心状自下而上轻拍背部，排出胃内气体	15		
			3.斜抱式			
			（1）将婴幼儿斜抱于护理员怀中，呈头高足低位	5		

项目	总分	技术操作要求	标分	评分标准	扣分
		（2）一只手环住婴幼儿，让婴幼儿头颈部靠在操作者肘窝处，前臂与手支撑婴幼儿身体	15		
		（3）另一只手托住婴幼儿大腿及臀部	10		
		（4）手呈空心状自下而上轻拍婴幼儿背部，排出胃内气体	15		
		4.端坐式			
		（1）让婴幼儿坐于护理员腿上	15		
		（2）护理员一只手穿过婴幼儿腋下，以固定其头颈部	15		
		（3）另一只手呈空心状自下而上轻拍婴幼儿背部，排出胃内气体	15		
		5.俯卧式			
		（1）让婴幼儿趴在护理员腿上，头肩部略高	15		
		（2）护理员一只手穿过婴幼儿腋下，以固定其头颈部	15		
		（3）另一只手呈空心状自下而上轻拍婴幼儿背部，排出胃内气体	15		
		6.拍嗝后将婴幼儿置于右侧卧位并略抬高床头，半小时内注意观察	10		
操作后	5	1.洗手，协助婴幼儿取舒适体位 2.将用过的小毛巾整理放回原位，有污染及时更换	3 2	一项不符合要求扣2分	
评价	10	1.动作轻柔、熟练、准确，符合操作程序 2.操作者知晓注意事项 3.婴幼儿安全，无呕吐	4 2 4	一项不符合要求扣2分	
理论提问	5	拍嗝的注意事项有哪些	5	少一条扣1分	
合计	100				

理论提问：

拍嗝的注意事项有哪些？

答：①拍嗝时注意固定婴幼儿身体，避免发生意外。②竖抱时将头偏向一侧，不要捂住口、鼻。③拍嗝时避开腰部，5～10分钟后如果没有嗝出气来，但婴幼儿反应良好，或已经进入睡眠，可以把婴幼儿放在床上采取右侧卧位，头部略高，即使吐奶也不容易呛到呼吸道。④观察婴幼儿有无溢奶、呕吐、腹胀等情况，如有异常及时告知医护人员。

第三节　婴幼儿排泄

一、婴幼儿排泄照护基础知识

（一）婴幼儿排尿及尿液特点

1.约93%的新生儿在出生后24小时内排尿，约99%在48小时内排尿。出生后几天，由于低摄入量，每天小便4～5次；1周后小便突增至每天20～25次；1岁时每天小便

15～16次，至学龄前和学龄期每天小便6～7次。

2.排尿控制。儿童一般到3岁时已能自行控制排尿。

3.每日尿量。儿童的尿量个体差异比较大，少尿、无尿的标准因年龄段不同也有所不同，各年龄段儿童正常尿量、少尿、无尿标准见表6-4。

表6-4　各年龄段儿童正常尿量、少尿、无尿标准

年龄	正常尿量	少尿	无尿
新生儿	1～3ml/（kg·h）	1ml/（kg·h）	0.5ml/（kg·h）
～1岁	400～500ml/d	婴幼儿＜200ml/d 学龄前＜300ml/d 学龄期＜400ml/d	＜50ml/d
～3岁	500～600ml/d		
～5岁	600～700ml/d		
～8岁	600～1000ml/d		
～14岁	800～1400ml/d		

4.尿液的颜色：在出生后前2～3天尿色较暗，略混浊，存放一段时间后产生红棕色沉积，数天后尿色变浅。一般婴幼儿尿呈浅黄色、澄清，尿在气候寒冷时，存放后可变浑浊，加热、加酸后尿液变清为正常情况。

（二）婴幼儿排便及粪便特点

1.母乳喂养婴儿的粪便　通常为黄色或金黄色并含有少许粪便颗粒，或大便较稀、青绿色、无臭味，每天大便2～4次，添加辅食后，大便次数可显著减少。

2.人工喂养婴儿的粪便　通常为淡黄色至灰黄色，较干，稠厚，有臭味，通常每天大便1～2次，人工喂养的婴儿较易引起便秘。

3.部分母乳喂养婴儿的粪便　与人工喂养婴儿粪便相似，但较软、呈黄色。添加辅食后，粪便逐渐接近成人，每天大便1次。

二、婴幼儿异常排泄照护

（一）呕吐照护

呕吐是小儿时期常见的临床症状之一，既可以单独出现，也可以是原发病伴随的症状。严重的呕吐可以引起电解质和酸碱平衡紊乱、脱水。婴幼儿呕吐时，护理员应做好以下照护。

1.呕吐时，应把婴幼儿头偏向一侧，以免发生误吸。

2.呕吐后及时清洁口腔、面部、颈部，更换洁净衣物及床单。

3.小婴儿最好竖抱喂奶，若必须躺卧位喂奶时，应采取头高足低位。母乳哺养时，将手指置于乳晕部，可以减缓奶水的排出速度；人工喂养时，喂奶前须用沸水泡洗奶具，使乳液充满奶嘴后再喂奶，且奶嘴孔径不可过大。在喂奶后，将宝宝竖抱或轻拍背部，以排出吞咽的空气，在喂奶后30分钟内不可抬起下肢或更换尿布，以免呕吐。

4.轻度呕吐仍可以进食，但要少量多餐，食物一定要新鲜卫生，禁食刺激性食物。

5.呕吐严重的时候可以暂禁食物，并使用口服补液盐补足水分及电解质或予以静脉

补液治疗，病情好转后予以清淡易消化的流质、半流质食物，逐渐增加量及次数。

6.观察婴幼儿呕吐次数、量、性质、颜色，有无脱水情况，以及是否有伴随症状，如有异常及时告知医护人员进行处理，并为诊疗提供依据。

（二）腹泻照护

小儿腹泻，是以粪便次数增加和性质变化为特征的消化道综合征。婴幼儿出现腹泻时，护理员应做好以下照护。

1.腹泻时饮食的调整

（1）母乳喂养的孩子可继续喂养，增加喂奶频率或延长每次喂奶的持续时间；混合喂养的婴儿，也可以在母乳喂养的基础上用口服补液盐来补充水及电解质，根据医嘱剂量，分次口服。

（2）已添加辅食的婴儿可食用之前已添加并耐受的饮食，如粥、面条、蔬菜等，由少到多，由稀到稠。

（3）吐泻严重者给予禁食4～6小时，情况改善后，应尽早恢复饮食。

2.腹泻时的皮肤护理　腹泻时，随着排便次数的增加，粪便对臀部皮肤刺激性大，故每次大便后都应该先用软湿毛巾轻轻把臀部的粪便擦洗一下，接着再用洁净的温水擦洗臀部，之后再用软的干毛巾或湿巾擦拭，待皮肤上水分都蒸发后，再涂上护臀膏或其他有保护作用的软膏。还在用尿片的孩子尽量选择透水性比较好的纸尿裤，或选择纯棉材质的布，每次使用后清洗干净，在阳光下暴晒消毒或煮沸消毒。

3.其他注意事项

（1）提倡母乳喂养，不要在夏季或生病时断奶。进食较易消化的饮食，但不要过饱。

（2）饮食上注意洁净，食具要清洁，饭前及便后勤洗手。

（3）注意气候变化，及时添减衣被，防止受凉生病。

（4）避免长时间滥用抗生素药物，以预防菌群失衡所引起的肠炎。

（5）病房应打开窗户透气，房间内空气清新，温湿度合理。

（6）对感染性腹泻被照护者应当在医务人员指导下做好消毒隔离及防护。

（7）在腹泻期间应减少进食，对于频繁呕吐者应禁食4～6小时，症状改善后，逐渐恢复少量且易消化的饮食。

（8）当小儿出现情绪不安，哭闹不止，不易安抚；大便带血或者果酱样大便；皮肤弹性差、哭时无泪、尿量明显较少等脱水表现时，一定要及时通知医务人员。

三、本节小结

排泄照护是护理员照护婴幼儿的必备技能之一。本节内容着重描述了婴幼儿正常尿液及粪便的特点，以及婴幼儿发生呕吐、腹泻时的观察和处置要点。期望通过本节内容的学习，护理员能够掌握婴幼儿异常尿液和粪便，以及婴幼儿在发生呕吐、腹泻时应该如何进行观察和处置，帮助婴幼儿尽快恢复正常的排泄功能。

四、思考与练习

1.多选题

婴幼儿发生呕吐时护理正确的是（　　）

A.小婴儿最好竖抱喂奶，若必须躺卧喂奶时，应采取头高足低位

B.在喂药液时，药液不要太热，太冷

C.喂奶后，将孩子竖抱并轻拍后背，以排出吞咽的空气

D.呕吐后及时清洁口腔、面部、颈部，更换洁净衣物及床单

2.是非题

（1）幼儿一般至3岁时已能控制排尿。（　　）

（2）婴幼儿每日尿量少于300ml为少尿。（　　）

情景模拟1　婴幼儿呕吐观察与处置

【情景导入】

婴儿，马某，女，10月龄，因"呕吐2天"以"呕吐原因待查"收入病房，遵医嘱做好婴幼儿呕吐的观察及处置。

【路径清单】

（一）思考要点

如何做好婴幼儿呕吐期间的观察与处置？

（二）操作目的

1.预防婴幼儿呕吐时呛咳、窒息等并发症的发生。

2.做好婴幼儿呕吐期间的病情观察，为疾病的诊治提供依据。

（三）评估问题

1.了解婴幼儿病情、进食史，呕吐及用药情况。

2.了解婴幼儿年龄、能否配合等。

3.检查婴幼儿口腔鼻腔黏膜情况，观察是否有畸形、破损、口腔黏膜炎等。

（四）物品准备

温水、小毛巾、纸巾、清洁衣物、清洁被服。

（五）操作过程

1.婴幼儿发生呕吐时，立即将婴幼儿头肩部抬高，头偏向一侧。

2.立即将口鼻腔内的异物清除（图6-10），保持呼吸道通畅。

3.及时告知医护人员。

4.呕吐停止后清洁口腔，能配合的婴幼儿可以温开水漱口。

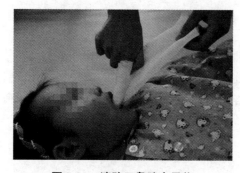

图6-10　清除口鼻腔内异物

5.观察、记录婴幼儿呕吐的次数、颜色、量、性质，查看呕吐物中是否带血和胆汁，并记录下异常情况。

6.清洁呕吐物，必要时帮助婴幼儿更换衣物及被服。

7.将呕吐物暂存，医师查看后方可丢弃。

8.体贴安慰婴幼儿，稳定婴幼儿情绪。

[考核评分标准]

婴幼儿呕吐观察与处置技术操作考核评分标准

姓名_____　考核人员_____　考核日期：　　年　　月　　日

项目	总分	技术操作要求	标分	评分标准	扣分
仪表	5	符合护理员规范要求	5	一项不符合要求扣1分	
操作前准备	5	1.洗净双手，戴口罩 2.用物准备齐全（温水、小毛巾、纸巾、清洁衣物、清洁被服）	2 3	一项不符合要求扣2分	
安全评估	10	1.了解婴幼儿病情、进食史，呕吐及用药情况 2.了解婴幼儿年龄、能否配合等 3.检查婴幼儿口腔鼻腔黏膜情况，观察是否有畸形、破损、口腔黏膜炎等	3 3 4	一项不符合要求扣2分	
操作过程	60	1.婴幼儿发生呕吐时，立即将婴幼儿头肩部抬高，头偏向一侧 2.立即将口鼻腔内的异物清除，保持呼吸道通畅 3.及时告知医护人员 4.呕吐停止后清洁口腔，能配合的婴幼儿可以温开水漱口 5.观察、记录婴幼儿呕吐的次数、颜色、量、性质，查看呕吐物中是否带血和胆汁，并记录下异常情况 6.清洁呕吐物，必要时帮助婴幼儿更换衣物及被服 7.将呕吐物暂存，医师查看后方可丢弃 8.体贴安慰婴幼儿，稳定婴幼儿情绪	10 10 5 10 10 5 5 5	体位不标准扣10分 未及时清除口鼻异物扣10分 呕吐物观察不全扣5分 未及时更换衣物及被服扣5分 其余不符合要求扣3分	
操作后	5	1.洗手，协助婴幼儿取舒适体位 2.将污染的衣物被服清洗，物品整理放入垃圾袋内	3 2	一项不符合要求扣2分	
评价	10	1.动作轻柔、熟练、准确，符合操作程序 2.操作者知晓注意事项 3.婴幼儿安全，处置及时，无其他并发症	4 2 4	一项不符合要求扣2分	
理论提问	5	婴幼儿发生呕吐时注意事项有哪些？	5	少一条扣1分	
合计	100				

理论提问：

婴幼儿发生呕吐时注意事项有哪些？

答：①婴幼儿发生呕吐，护理员要尽快上前辅助，使婴幼儿头部偏向一侧，头肩部抬高。②及时告知医护人员。③保留呕吐物，待医护人员查看后再进行处理。④更换床单及被污染衣物，做好清洁整理，开窗通风，协助生活护理。⑤饮食宜清淡避免油腻，以流质或半流质为主。虚弱无力者协助喂食，必要时应暂时禁食。注意保持被照护者口腔清洁。

情景模拟2　婴幼儿红臀/尿布疹观察与处置

【情景导入】

婴幼儿，李某，女，8月龄，因"腹泻伴发热2天"以"腹泻病"收入病房，婴幼儿入院前因护理不当产生了尿布疹，为预防婴幼儿尿布疹的进展，促进原有尿布疹愈合，遵医嘱做好婴幼儿尿布疹的观察及处置。

【路径清单】

（一）思考要点

如何做好婴幼儿红臀/尿布疹的观察与处置？

（二）操作目的

1.保持臀部皮肤清洁、干燥，提高舒适度。

2.防止尿液、粪便等因素对皮肤长时间的刺激，促进原有尿布疹逐步痊愈。

（三）评估问题

1.了解婴幼儿病情，腹泻情况及用药情况。

2.了解婴幼儿年龄、能否配合等。

3.检查婴幼儿臀部皮肤情况，尿布疹的范围、是否有渗出、溃疡或者感染情况。

4.环境整洁、安静，宽敞，光线明亮。

（四）物品准备

尿裤、温水、毛巾、柔纸巾，按臀部的情况准备治疗药物，如烧伤湿润膏、赛肤润、护臀霜等。

（五）操作过程

1.携用物到婴幼儿床边，协助婴幼儿取仰卧位。

2.揭开尿裤，露出臀部，盖上污染部，观察臀部情况，臀红的范围、有无破溃感染等。

3.一手轻提婴幼儿双脚踝使臀部略抬高，另一手取下污尿裤放于尿裤秤上称重，如有粪便，观察粪便性状。

4.用温热的清水或流水从前向后清洗婴幼儿臀部，注意会阴及皮肤皱褶处的清洁。

5.用毛巾或柔纸巾将臀部的水蘸干。

6.将清洁尿裤垫于腰下，放下双脚，再次评估婴幼儿臀红的范围、有无破溃感染等情况，遵医嘱视尿布疹情况涂抹药膏。

7.系好尿裤，松紧适宜，以放入一指为宜。

8.再次查看婴幼儿，整理床单位，协助婴幼儿取舒适体位。

9.洗手、记录大小便的性状及量，记录红臀情况。

[考核评分标准]

婴幼儿红臀/尿布疹观察与处置技术操作考核评分标准

姓名＿＿＿＿＿＿ 考核人员＿＿＿＿＿＿ 考核日期： 年 月 日

项目	总分	技术操作要求	标分	评分标准	扣分
仪表	5	符合护理员规范要求	5	一项不符合要求扣1分	
操作前准备	5	1.洗净双手，戴口罩 2.用物准备齐全（尿裤、温水、毛巾、柔纸巾，按臀部的情况准备治疗药物，如烧伤湿润膏、赛肤润、护臀霜等）	2 3	一项不符合要求扣2分	
安全评估	10	1.了解婴幼儿病情，腹泻情况及用药情况 2.了解婴幼儿年龄、能否配合等 3.检查婴幼儿臀部皮肤情况，尿布疹的范围、是否有渗出、溃疡或者感染情况 4.环境整洁、安静、宽敞，光线明亮	3 3 3 1	一项不符合要求扣1分	
操作过程	60	1.携用物到婴幼儿床边，协助婴幼儿取仰卧位 2.揭开尿裤，露出臀部，盖上污染部，观察臀部情况，臀红的范围、有无破溃感染等 3.一手轻提婴幼儿双脚踝使臀部略抬高，另一手取下污尿裤放于尿裤秤上称重，如有粪便，观察粪便性状 4.用温热的清水或流水从前向后清洗婴幼儿臀部，注意会阴及皮肤皱褶处的清洁 5.用毛巾或柔纸巾将臀部的水蘸干 6.将清洁尿裤垫于腰下，放下双脚，再次评估婴幼儿臀红的范围、有无破溃感染等情况，遵医嘱视尿布疹情况涂抹药膏 7.系好尿裤，松紧适宜，以放入一指为宜 8.再次查看婴幼儿，整理床单位，协助婴幼儿取舒适体位 9.洗手、记录大小便的性状及量，记录红臀情况	6 6 5 10 5 10 6 6 6	污染包被或衣物扣5分 清理粪便不干净扣10分 未关注婴幼儿臀红情况扣10分 其余一项不符合要求扣2分	
操作后	5	1.协助婴幼儿取舒适体位 2.将污染的衣物被服清洗，物品整理放入垃圾袋内	3 2	一项不符合要求扣2分	
评价	10	1.动作轻柔、熟练、准确，符合操作程序 2.操作者知晓注意事项 3.婴幼儿安全，皮肤无破溃	4 2 4	一项不符合要求扣2分	
理论提问	5	婴幼儿红臀/尿布疹观察及处置时注意事项有哪些	5	少一条扣1分	
合计	100				

理论提问：

婴幼儿红臀/尿布疹观察与处置时的注意事项有哪些？

答：①动作轻柔，尿裤松紧适宜。②保持臀部清洁干燥。③遵医嘱及时涂抹药膏。④每次更换尿裤时，注意观察婴幼儿臀部皮肤情况，皮疹、红肿、潮湿或感染情况有无好转或加重，如有异常及时处理。

第四节   婴幼儿生命体征

一、婴幼儿生命体征影响因素及正常值

生命体征包括四个主要指标：体温、呼吸频率、脉搏/心率、血压。

（一）体温

1.体温的影响因素   早晨体温最低，傍晚最高；婴儿和幼儿的代谢率较高，体温通常高于较大的儿童和成人。个人的正常体温根据时间、活动、食物消耗等因素而波动。

2.体温的正常范围（表6-5）

表6-5   体温的正常范围

测温法	正常范围
腋下测温	36.0～37.0℃
口腔测温	36.3～37.2℃
肛门内测温	36.5～37.5℃

（二）呼吸频率和脉搏/心率

1.影响呼吸频率和脉搏/心率的因素

（1）影响呼吸频率的因素：活动水平、气温、情绪波动、患有疾病、发热等。

（2）影响脉搏/心率的因素：活动水平、气温、身体姿势（如站立或躺下）、情绪波动、患有疾病、发热、药物治疗等。

2.各年龄段脉搏/心率及呼吸频率的正常范围（表6-6）

表6-6   各年龄脉搏/心率及呼吸频率的正常范围

年龄	中国儿童（次/分）	
	心率	呼吸
新生儿	120～140	40～45
<1岁	110～130	30～40
1～3岁	100～120	25～30
4～7岁	80～100	20～25
8～14岁	70～90	18～20

（三）血压

1.血压的影响因素   活动水平、气温、身体姿势（站立或躺下）、情绪波动、患有疾病或药物治疗等。

2.不同年龄正常血压

（1）新生儿收缩压平均60～70mmHg。

（2）1岁时收缩压平均70～80 mmHg。

（3）2岁以后收缩压可按公式计算。收缩压（mmHg）＝年龄×2＋80mmHg。

（4）舒张压＝收缩压×2/3。

收缩压或舒张压高于同年龄段的20mmHg可诊断高血压，低于同年龄段的20mmHg可诊断低血压。正常情况下，下肢的血压比上肢约高20mmHg。

二、婴幼儿生命体征的测量

（一）体温测量

可以根据小儿的年龄和病情选择不同的测温方法（表6-7）。

1. 腋下测温　最常用，最安全、方便，但测量时间长。

2. 口腔测温　用于神志清楚且配合测量的≥6岁的儿童。

3. 肛门内测温　测温时间短，最为准确，用于＜1岁、不合作的儿童以及昏迷、休克儿童。

4. 耳内测温　准确、快速，不会造成交叉感染，也不会激惹婴幼儿，目前应用较为普遍。

表6-7　儿童体温测量的方式及方法

测量方式	体温正确测量的方法
腋下测温	腋窝需保持干燥。将体温计的前端放在儿童腋下，上臂内收夹紧体温计。玻璃体温计测量约需10分钟，大多数电子数字温度计测量需时＜1分钟
口腔测温	测量时避免进食过热或过冷的饮料和食物。将温度计的前端放在小儿的舌下方，孩子紧闭嘴唇含住体温计。玻璃体温计测量约需3分钟，大多数电子数字温度计测量需时＜1分钟
肛门内测温	小儿俯卧在大人的双腿上或者小儿侧卧下肢屈曲。将体温计的前端涂抹少量润滑油，如凡士林油，然后轻轻插入肛门3～4cm；握住玻璃温度计约3分钟，大多数电子数字温度计测量需时＜1分钟
耳内测温	捏住耳郭外上缘，后拉耳朵暴露外耳道。将温度计的前端放置在耳道中。一般测量时间需要几秒钟。过多的耳垢会导致不正确的温度值

（二）呼吸和脉搏的测量

婴幼儿的呼吸和脉搏应在小儿安静时进行测量（表6-8）。

表6-8　呼吸和脉搏/心率的测量方法

呼吸频率的测量	脉搏/心率的测量
1.通过听诊，观察腹部上升及下降的起伏，或置棉花丝在小儿鼻孔边缘观察其摆动次数 2.计数60秒呼吸的次数 3.观察呼吸的速率、节律、深浅及胸部是否有三凹征	1.年长儿一般检测较浅的动脉，如桡动脉或颈动脉的脉搏，婴幼儿亦可检测股动脉或通过心脏听诊来对比检测 2.检测桡动脉的脉搏，将示指和环指的指尖放在屈侧腕关节的桡侧（拇指侧），压在骨骼和肌腱之间桡动脉上方，直到感觉到动脉的搏动 3.对动脉的搏动计数60秒（或计数30秒，然后乘以2，以计算每分钟的脉搏/心率） 4.观察脉搏的速率、节律及强弱

（三）血压的测量

1.血压计的选择：目前临床上常用的血压计包括标准肢体袖带式水银柱血压计及电子血压计。通过听诊测量血压是金标准，并且快速、实用。如果电子血压计测得的血压偏高，则需用听诊法测量来确认其准确性。

2.儿童3岁以上开始常规测量血压。3岁以下怀疑有潜在的肾脏或心血管疾病的需要测量血压。

3.根据儿童年龄和体重选择不同宽度的袖带。袖带过窄测量值会偏高，袖带过宽可能会导致读数低于实际动脉内压力。袖带通常为上臂长度的1/2～2/3。

4.测量时保持安静，如有哭闹、剧烈活动、洗澡及情绪激动等情况，应休息30分钟后再行测量。

三、本节小结

婴幼儿生命体征的测量是护理员照护婴幼儿的必备技能之一。本节内容着重描述了婴幼儿生命体征的正常值以及生命体征测量的操作要点。期望通过本节内容的学习，护理员能够掌握婴幼儿生命体征的正常值，以及如何进行正确的生命体征测量，为医护人员的诊疗护理提供依据。

四、思考与练习

1.单选题

（1）测量血压时，袖带下缘距肘窝（　　）cm，松紧度以插入1指为宜

A.1　　　B.2　　C.2～3　　D.1～2

（2）测体温前如有运动、进食、冷热敷、洗澡、坐浴、灌肠等，应休息（　　）分钟后再测量相应部位的体温

A.15　　　B.30　　C.60　　D.120

2.是非题

（1）2岁以上儿童收缩压可按公式计算：收缩压（mmHg）＝年龄×2＋80mmHg。（　　）

（2）为婴幼儿测量血压时袖带通常为上臂长度的1/3～1/2。（　　）

情景模拟1　婴幼儿体温测量与记录

【情景导入】

婴幼儿，尹某某，女，12月龄，因"发热、咳嗽3天"以"支气管炎"收入病房，为监测婴幼儿生命体征，遵医嘱给予测量体温。

【路径清单】

（一）思考要点

如何给婴幼儿正确进行体温测量？

（二）操作目的

1.判断婴幼儿的体温有无异常。

2.动态监测体温变化，了解婴幼儿体温情况。

3.协助诊断，为治疗、护理提供依据。

（三）评估问题

1.了解婴幼儿年龄、病情、意识状态、合作情况。

2.测量部位的皮肤黏膜及肢体活动情况。

3.了解婴幼儿半小时前是否有哭闹、剧烈活动、洗澡、冷热敷及情绪变化等情况。

4.评估体温计的性能。

（四）物品准备

体温计、手表、笔、干净纱布或纸巾、污表盒。

（五）操作过程

1.根据婴幼儿病情选择正确的体温测量方法。

2.检查体温计性能，将体温计甩至35.0℃以下。

3.协助婴幼儿采取舒适卧位。

4.测量腋温：为临床最常用的测量方法。用干纱布或纸巾擦干腋窝，将水银端放于腋窝深处，将手臂弯曲到对侧胸部，将体温表与皮肤紧密接触，协助婴幼儿夹紧（图6-11），10分钟后取出，读数记录，将体温表放入污表盒内。

5.测量肛温：帮助婴幼儿侧卧或屈膝仰卧，使肛门显露，润滑肛表水银端，然后轻柔旋转，插入肛门3～4cm。婴幼儿、躁动婴幼儿测体温时，操作者须手扶体温表固定以免破裂，3分钟后取出。用纱布擦净，读数记录。将肛表放入回收盒内。

6.测量口温：嘱婴幼儿张口，将口表水银端斜放于婴幼儿舌下方，让婴幼儿闭上口唇，切勿用力咬，3分钟后取出读数记录，将体温表放入污表盒内。

7.洗手，消毒体温计备用。

（六）注意事项

1.测量前，如有活动、饮食、冷热饮、冷暖敷、沐浴、坐浴、灌肠等，均宜在休息30分钟后再测定相关部位的体温。

2.腋下有严重外伤、手术及炎症、腋下出汗较多、肩关节损伤及消瘦夹不紧体温表者，不能测定腋温；婴幼儿、精神状态反常、晕厥、口鼻腔手术后或患病、通气困难者，均禁止测量口温；直肠及肛门疾病、腹泻婴幼儿，不得测肛温。

3.测量口温时，如不小心咬碎体温计或吞食水银后，应立即清理口内的碎片，然后服用鸡蛋或牛奶，让蛋白质和水银结合，减少水银的吸收。情况允许时食用纤维丰富的食品，如韭菜，有利于汞的排出。

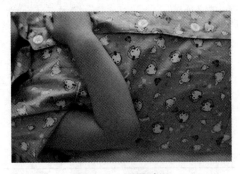

图6-11　测量腋温

4.婴幼儿、危重婴幼儿、躁动者测量时，应有专人守护，以防发生意外。

5.若出现体温变化与病情不符合时，则可重复测量，必要时可同时采用两种不同的检测方法进行对比。

6.甩体温计时不能接触其他物体，避免碰撞；不要在热水中冲洗体温计，以免破裂。

［考核评分标准］

婴幼儿体温测量与记录技术操作考核评分标准

姓名_____　考核人员_____　考核日期：　年　月　日

项目	总分	技术操作要求	标分	评分标准	扣分
仪表	5	符合护理员规范要求	5	一项不符合要求扣1分	
操作前准备	5	1.洗净双手，戴口罩 2.用物准备齐全（体温计、手表、笔、干净纱布或纸巾、污表盒）	2 3	一项不符合要求扣2分	
安全评估	10	1.了解婴幼儿年龄、病情、意识状态、合作情况 2.测量部位的皮肤黏膜及肢体活动情况 3.了解婴幼儿半小时前是否有哭闹、剧烈活动、洗澡、冷热敷及情绪变化等情况 4.评估体温计的性能	4 2 2 2	一项不符合要求扣2分	
操作过程	根据不同情况选择其中一种	1.根据婴幼儿年龄、病情选择正确的体温测量方法 2.检查体温计性能，将体温计甩至35.0℃以下 3.协助婴幼儿采取舒适卧位 4.测量腋温 （1）用干纱布或纸巾擦干腋窝 （2）将水银端放于腋窝深处，将手臂弯曲到对侧胸部，使体温表与皮肤紧密接触 （3）协助婴幼儿夹紧 （4）10分钟后取出，读数记录 （5）将体温表放入污表盒内 5.测量肛温 （1）帮助婴幼儿侧卧或屈膝仰卧，使肛门显露 （2）润滑肛表水银端，然后轻柔旋转，插入肛门3～4cm。 （3）婴幼儿、躁动婴幼儿测体温时，操作者须手扶体温表固定以免破裂 （4）3分钟后取出。用纱布擦净，读数记录 （5）将肛表放入污表盒内 6.测量口温 （1）嘱婴幼儿张口 （2）将口表水银端斜放于婴幼儿舌下方 （3）让婴幼儿闭上口唇，切勿用力咬 （4）3分钟后取出读数记录 （5）将体温表放入污表盒内 7.洗手，检查体温计有无破损，消毒备用	5 5 5 5 10 10 10 5 5 10 10 10 5 5 10 10 10 5 5	测量方法错误扣5分 水银计未甩至35℃以下扣5分 读数误差0.4℃扣2分，＞0.4℃扣15分 其余一项不符合要求扣2分	

（总分60，对应"操作过程"行）

续表

项目	总分	技术操作要求	标分	评分标准	扣分
操作后	5	1.协助婴幼儿取舒适体位 2.正确处理用物	3 2	一项不符合要求扣2分	
评价	10	1.动作轻柔、熟练、准确，符合操作程序 2.操作者知晓注意事项 3.体温读取正确	4 2 4	一项不符合要求扣2分	
理论提问	5	小儿腋温的正常值是多少	5	错误扣5分	
合计	100				

理论提问：

小儿腋温的正常值是多少？

答：小儿腋温的正常值为36～37℃。

情景模拟2　婴幼儿脉搏、呼吸测量与记录

【情景导入】

婴幼儿，尹某，女，3岁，因"心慌、胸闷不适3天"以"心肌炎"收入病房，为监测婴幼儿生命体征，遵医嘱给予测量脉搏、呼吸频率。

【路径清单】

（一）思考要点

如何给婴幼儿正确进行脉搏、呼吸的测量？

（二）操作目的

1.判断婴幼儿的脉搏、呼吸有无异常。

2.动态监测脉搏、呼吸变化，了解婴幼儿脉搏、呼吸功能情况。

3.协助诊断，为治疗、护理提供依据。

（三）评估问题

1.了解婴幼儿年龄、病情、意识状态及合作程度。

2.测量部位的皮肤情况。

3.了解婴幼儿半小时前是否有哭闹、剧烈活动、洗澡及情绪变化等情况。

（四）物品准备

棉签、手表、笔。

（五）操作过程

1.协助婴幼儿坐位或平卧，手臂松弛，舒适体位。

2.护理员以示指、中指、环指三指的指腹轻轻按于婴幼儿桡动脉处（图6-12）或其他浅表大动脉处进行测量，压力大小以能清楚触到脉搏为准。

3.计时30秒，将测量的脉搏数×2，记录。发现脉率异常应测量1分钟；如发现婴幼儿有心律不齐或脉搏短绌；应两人同时分别测量心率和脉率。由听心率者发出"开始"、"停止"的口令，计数1分钟。

4.保持测量脉搏姿势不动，观察婴幼儿胸部、腹部起伏（一起一伏为1次），计时1分钟，记录呼吸频次。

5.危重婴幼儿呼吸不易被观察时，可以将少许棉絮置于婴幼儿鼻孔前，记录棉絮被吹动的次数，计时1分钟。

6.洗手，记录。

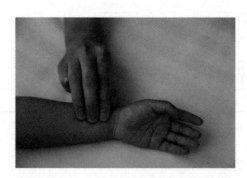

图6-12　示指、中指、环指三指的指腹轻按于婴幼儿桡动脉处

（六）注意事项

1.由于拇指动脉搏动和小儿脉搏之间容易混淆，所以不使用拇指测量脉搏。

2.如果有哭泣、剧烈运动、情绪激动、冷热敷布、洗澡等，测量前应休息30分钟。

3.应观察脉搏速率、节律、强弱变化和动脉壁弹性。

4.孩子越小，呼吸越快，婴儿，尤其是早产儿、新生儿，呼吸频率快，节律不规则，严重的可有呼吸暂停。测量呼吸时，应注意观察呼吸频率、深度和节律的情况，并在出现异常时及时通知医务人员。

［考核评分标准］

婴幼儿脉搏、呼吸测量与记录技术操作考核评分标准

姓名_____　考核人员_____　考核日期：　　年　　月　　日

项目	总分	技术操作要求	标分	评分标准	扣分
仪表	5	符合护理员规范要求	5	一项不符合要求扣1分	
操作前准备	5	1.洗净双手，戴口罩 2.用物准备齐全（棉签、手表、笔）	2 3	一项不符合要求扣2分	
安全评估	10	1.了解婴幼儿年龄、病情、意识状态及合作程度 2.测量部位的皮肤情况 3.了解婴幼儿半小时前是否有哭闹、剧烈活动、洗澡及情绪变化等情况	3 3 4	一项不符合要求扣2分	
操作过程	60	1.协助婴幼儿坐位或平卧，手臂松弛，舒适体位 2.护理员以示指、中指、环指三指的指腹轻轻按于婴幼儿桡动脉处或其他浅表大动脉处进行测量，压力大小以能清楚触摸到脉搏为准	3 10	测量脉搏手法错误扣5分 动脉搏动位置错误扣5分 误差＞2次/分扣5分，＞4次/分扣10分 其余一项不符合要求扣2分	

续表

项目	总分	技术操作要求	标分	评分标准	扣分
		3.计时30秒，将测量的脉搏数×2，记录。发现脉率异常应测量1分钟；如发现婴幼儿有心律不齐或脉搏短绌，应两人同时分别测量心率和脉率。由听心率者发出"开始""停止"的口令，计数1分钟	15		
		4.保持测量脉搏姿势不动，观察婴幼儿胸部、腹部起伏（一起一伏为1次），计时1分钟，记录呼吸频次	15		
		5.危重婴幼儿呼吸不易被观察时，可以将少许棉絮置于婴幼儿鼻孔前，计时1分钟，记录棉絮被吹动的次数	15		
		6.洗手，记录	2		
操作后	5	1.协助婴幼儿取舒适位 2.整理物品	3 2	一项不符合要求扣2分	
评价	10	1.动作轻柔、熟练、准确，符合操作程序 2.操作者知晓注意事项 3.测量数值准确	4 2 4	一项不符合要求扣2分	
理论提问	5	1～3岁儿童的呼吸、脉搏的正常值是多少	5	错误扣5分	
合计	100				

理论提问：

1～3岁儿童的呼吸、脉搏的正常值是多少？

答：1～3岁呼吸正常值为25～30次/分，脉搏正常值为100～120次/分。

情景模拟3　婴幼儿血压测量与记录

【情景导入】

婴幼儿，任某，女，3岁，因"头晕不适2天"收入病房，为监测婴幼儿生命体征，遵医嘱给予测量血压。

【路径清单】

（一）思考要点

如何给婴幼儿正确进行血压的测量？

（二）操作目的

1.判断婴幼儿的血压有无异常。

2.动态监测血压变化，了解婴幼儿血压情况。

3.协助诊断，为治疗、护理提供依据。

（三）评估问题

1.了解婴幼儿年龄、病情、诊断、意识状态、合作情况。

2.测量部位的皮肤黏膜、肢体活动、管路等情况。

3.了解婴幼儿半小时前是否有哭闹、剧烈活动、洗澡及情绪变化等情况。

4.评估血压计的性能。

（四）物品准备

血压计、听诊器、手表、笔。

（五）操作过程

1.台式血压计

（1）婴幼儿取坐位或仰卧位，帮助婴幼儿露出手臂并伸展，掌心向上。肱动脉、心脏、血压计要在同一水平上，即坐位时肱动脉平第4肋间，卧位时肱动脉平腋中线。

（2）平放血压计，打开开关，挤净袖带内的空气。将袖带平整缠绕于上臂。袖带的下边缘距肘窝2～3cm（"▼"或"Φ"标识在肱动脉跳动最有力的位置），松紧适合插入1个手指。袖带宽度通常为上臂长度的1/2～2/3，新生儿为2.5～4cm，婴幼儿为6～8cm，学龄前期为9～10cm，学龄期儿童为13cm。

（3）佩戴听诊器，首先触摸肱动脉脉动，然后将听诊器贴在肱动脉脉动上，关闭阀门，充气直到肱动脉脉动消失，然后再增加压力2.67～4.0kPa（20～30mmHg）；缓慢均匀地放气（汞柱适用于每秒4mmHg的下降），视线保持在汞平面水平。当听到第一个动脉搏动声时，此时指示的汞柱刻度为收缩压；随后，动脉搏动逐渐增加，直到当动脉搏动突然减弱或消失时，此时汞柱的刻度为舒张压。

（4）测量完成后，拆下袖带以排出残余气体，关闭阀门，将袖带放置在盒内，血压计外壳盖向右倾斜45°，使汞柱回流并注入汞槽，然后关闭汞槽开关。

（5）手消毒并记录。

2.电子血压计

（1）婴幼儿姿势与卧位要求同台式血压计。

（2）插上电源线（未安装电池或电量不足时）。

（3）放平血压计，打开开关，排尽袖带内空气。袖带缠绕方法与宽度标准同台式血压计。

（4）按下开始/停止按钮，自动开始测量。

（5）测量过程中嘱婴幼儿保持自然姿势，身体不要活动，保持安静状态。

（6）显示测量结果后，正确读取血压数值（无心律失常者可同时读取脉率），取下袖带。

（7）按下开始/停止按钮，切断电源。

（8）手消毒并记录。

（六）注意事项

1.定期检查和校正血压计的精度，防止血压计自身产生的错误。

2.监测血压的婴幼儿应遵循四定原则：定时间、定部位、定体位、定血压计。

3.根据婴幼儿年龄段选择合适的袖带。

4.测量时保持平静，若有哭闹、剧烈活动、沐浴及情绪不易安抚等情况，应休息30分钟后再行测量。

5.如发现血压听不清或有异常状况时需休息片刻后重新测量。

［考核评分标准］

婴幼儿血压测量与记录技术操作考核评分标准

姓名_____　考核人员_____　考核日期：　年　月　日

项目	总分	技术操作要求	标分	评分标准	扣分
仪表	5	符合护理员规范要求	5	一项不符合要求扣1分	
操作前准备	5	1.洗手，必要时戴口罩 2.用物准备齐全（血压计、听诊器、手表、笔）	2 3	一项不符合要求扣2分	
安全评估	10	1.了解婴幼儿年龄、病情、诊断、意识状态、合作情况 2.测量部位的皮肤黏膜、肢体活动、管路等情况 3.了解婴幼儿半小时前是否有哭闹、剧烈活动、洗澡及情绪变化等情况 4.评估血压计的性能	4 2 2 2	一项不符合要求扣2分	
操作过程	根据血压计不同选择其中一种	60	1.台式血压计 （1）婴幼儿取坐位或仰卧位，帮助婴幼儿露出手臂并伸展，掌心向上。肱动脉、心脏、血压计要在同一水平上，即坐位时肱动脉平第4肋间，卧位时肱动脉平腋中线 （2）平放血压计，打开开关，挤净袖带内的空气。将袖带平整缠绕于上臂。袖带的下边缘距肘窝2～3cm（"▼"或"Φ"标识在肱动脉跳动最有力的位置），松紧适合插入1个手指。袖带宽度通常为上臂长度的1/2～2/3，新生儿为2.5～4cm，婴幼儿为6～8cm，学龄前期为9～10cm，学龄期儿童为13cm （3）佩戴听诊器，首先触摸肱动脉脉动，然后将听诊器贴在肱动脉脉动上，关闭阀门，充气直到肱动脉脉动消失，然后再增加压力2.67～4.0kPa（20～30mmHg）；缓慢均匀地放气（汞柱适用于每秒4mmHg的下降），视线保持在汞平面水平。当听到第一个动脉搏动声时，此时指示的汞柱刻度为收缩压；随后，动脉搏动逐渐增加，直到当动脉搏动突然减弱或消失时，此时汞柱的刻度为舒张压 （4）测量完成后，拆下袖带以排出残余气体，关闭阀门，将袖带放置在盒内，血压计外壳盖向右倾斜45°，使汞柱回流并注入汞槽，然后关闭汞槽开关 （5）手消毒并记录 2.电子血压计 （1）婴幼儿取坐位或仰卧位，帮助婴幼儿露出手臂并伸展，掌心向上。肱动脉、心脏、血压计要在同一水平上，即坐位时肱动脉平第4肋间，卧位时肱动脉平腋中线 （2）插上电源线（未安装电池或电量不足时）	10 15 20 10 5 10 5	血压计位置：坐位平第4肋；卧位平腋中线，位置错误扣10分 未口述：密切观察血压者，做到四定（定时间、定部位、定体位、定血压计）扣5分 袖带选择错误扣10分 注气过猛导致水银溢出扣5分 充气或放气不均匀扣5分 听诊器胸件塞在袖带下扣5分 测量者视线未与水银柱同一水平扣5分 测量结束未关水银开关扣5分 误差＞10mmHg扣20分 未口述血压测量要求扣5分 其余一项不符合要求扣5分	

续表

项目	总分	技术操作要求	标分	评分标准	扣分
		（3）平放血压计，打开开关，挤净袖带内的空气。将袖带平整缠绕于上臂。袖带的下边缘距肘窝2～3cm（"▼"或"Φ"标识在肱动脉跳动最有力的位置），松紧适合插入1个手指。袖带宽度通常为上臂长度的1/2～2/3，新生儿为2.5～4cm，婴幼儿为6～8cm，学龄前期为9～10cm，学龄期儿童为13cm	15		
		（4）按下开始/停止按钮，自动开始测量	5		
		（5）测量过程中嘱婴幼儿保持自然姿势，身体不要活动，保持安静状态	10		
		（6）显示测量结果后，正确读取血压数值（无心律失常者可同时读取脉率），取下袖带	5		
		（7）按下开始/停止按钮，切断电源	5		
		（8）手消毒并记录	5		
操作后	5	1.协助婴幼儿取舒适体位 2.整理物品	3 2	一项不符合要求扣2分	
评价	10	1.动作轻柔、熟练、准确，符合操作程序 2.操作者知晓注意事项 3.测量数值准确	4 2 4	一项不符合要求扣2分	
理论提问	5	2岁以上小儿收缩压的计算公式是什么	5	错误扣5分	
合计	100				

理论提问：

2岁以上小儿收缩压的计算公式是什么？

答：收缩压（mmHg）＝年龄×2＋80mmHg。

第五节　婴幼儿常见症状

一、咳嗽

咳嗽是呼吸道保持健康的一种机制，是一种神经性反射，可以促进肺内气体通过气道咳出，从而防止呼吸道分泌物积存而导致继发性感染。

（一）咳嗽的分类

1.按咳嗽病程　根据咳嗽的持续时间，咳嗽小于2周为急性咳嗽，咳嗽持续2～4周为迁延性咳嗽，咳嗽大于4周为慢性咳嗽。

2.按痰液性质　分为干性咳嗽和湿性咳嗽。

3.特异性慢性咳嗽　通常是由肺部来源的、潜在的疾病引起的。通过检查与判断，大部分慢性咳嗽能够分辨出潜在疾病。

4.非特异性慢性咳嗽　指咳嗽为主要或特有的症状，经适当检查与判断后，仍然没有确定病因的慢性咳嗽。

（二）咳嗽的护理

1.保持室内空气清新，温湿度合理（温度20℃左右，湿度60%左右）。

2.婴幼儿要注意休息，减少剧烈的运动和玩耍，以免咳嗽加剧。卧床时须经常改变体位，让呼吸道分泌物容易清除。

3.让婴幼儿多饮水，使痰液稀释容易咳出。

4.给予营养充足、易消化的食物，少量多餐，以避免因咳嗽而导致呕吐。

5.因小儿咳嗽严重时常诱发呕吐，故应注意口腔卫生，以提高舒适感。婴幼儿应于进餐后喂少许温开水，以清洗口腔。而大龄儿童则应晨起、餐后、睡前漱口。

6.观察咳嗽、痰液的性质，指导婴幼儿有效咳嗽；对无力咳嗽的婴幼儿，为促进气道分泌物的排出及炎症消退可定期改变体位和叩背；痰液黏稠者可通过雾化吸入治疗和适当增加房间湿度来湿润呼吸道；如果分泌物多，妨碍通气时可吸痰。

7.注意观察呼吸的改变，若有呼吸困难、发绀，应及时通知医护人员处理。

8.注意观察用药效果和不良反应。服用止咳糖浆后不宜马上饮水，以使药物更好地发挥效果。

9.参加室外活动，加强体能训练，增强机体对气温变化的适应性。

10.预防各种传染病，及时预防接种，提高机体抵抗力。

二、皮疹

皮疹是婴幼儿时期常见的症状之一。引起皮疹的原因有很多种，护理方法和预后差异也很大。

（一）皮疹的分类

皮疹分为感染性皮疹和非感染性皮疹两大类，比如湿疹、痱子、过敏性荨麻疹属于非感染性皮疹，而幼儿急疹、麻疹、风疹、水痘、手足口病、猩红热等属于感染性皮疹。

（二）皮疹的护理

1.日常生活护理：建议休息至皮疹消失、体温正常。保证房间空气清新，温湿度合适，衣被整洁、合适，并按时换汗湿的衣物。

2.监测体温变化，在高热时须兼顾皮疹情况，禁止冷敷或酒精擦浴，以防皮肤血管收缩、末梢循环不良，使皮疹不易透发或突然隐退。

3.保持皮肤黏膜的完整性。保持皮肤洁净、干燥。剪短指甲，防止因抓伤表皮而造成继发感染；若皮肤发痒不宜抓挠，可按医嘱局部涂抹炉甘石洗剂等药膏或内服药物。

4.保证营养摄入给予清淡、易消化、营养充足的食品，少量多餐。鼓励多喝水，以促进排毒、退热、皮疹透发。在恢复期，可以添加富含蛋白、热量及多种维生素的食物。

5.观察皮疹的范围、形状、痒感、是否高起皮面、消退等，密切观察病情变化，及早发现并发症的表现并通知医护人员进行处理。

6.及时切断明确的过敏原。

7.健康教育：感染性皮疹传染性较强，应按照要求进行隔离。无并发症的轻症婴幼儿可在家中隔离，限制探视，进行消毒隔离、皮肤护理等，以避免继发感染。

三、发热

发热是身体在各种原因引起体温调节中枢的功能障碍时，体温升高超出正常范围。

（一）发热的分类

以腋温为准，37.5～38.0℃为低热，38.1～38.9℃为中度发热，39.0～40.9℃为高热，≥41.0℃为超高热。导致发热的因素很多，一般包括感染性发热和非感染性发热。

（二）发热的护理

1.卧床休息，以保持房间温度和湿度适中，通风良好。

2.为避免影响身体散热，衣服不能太厚。

3.汗水浸湿的衣服及时更换。

4.加强口腔护理。根据婴幼儿的舒适感受选择物理降温或药物降温，如有高热抽搐史者则应尽早予以处理。在退热处理30分钟或1小时后再复测体温，应关注有无其他伴随症状，以防止抽搐发生及体温的骤降。

5.保持足够的营养与水分。给予丰富营养、易消化的食物，提供足够的水分摄入，入量障碍者必要时应通知医生进行静脉补给。

6.用药护理。≤2个月的婴幼儿不应使用解热药，可给予松开包被、物理降温；＞2个月的婴幼儿可使用对乙酰氨基酚，布洛芬只能用于6个月以上的婴幼儿。使用解热剂后要多喝水，避免大量流汗导致虚脱；高热抽搐的小儿在应用镇静药时，应当注意观察止惊的疗效和用药的不良反应。

四、惊厥

热性惊厥是指3个月至5岁儿童在高热开始或体温迅速升高时的抽搐发作，且既往无发热惊厥史，排除颅内感染等因素。6个月至5岁的儿童最多，峰值为18个月。热性惊厥是有暂时性和自限性的。

（一）高热惊厥的分类

热性惊厥可分为单纯型和复杂型。

（二）高热惊厥的护理

1.气道管理 惊厥发作时让婴幼儿平卧（呕吐者可侧卧），并解开衣领，发作停止后给予侧卧位，及时清理呼吸道分泌物及呕吐物，必要时予以氧气吸入。如抽搐停止后无自主呼吸，可进行人工呼吸。抽搐时间超过5分钟者应按医嘱给予止惊药。

2.防止受伤，就地抢救 发作时有专业人员护理，移除周围可能伤害儿童的物品，并使用床挡。注意惊厥时的病情变化，不要移动婴幼儿或用力按压四肢，切勿试图将物体放入婴幼儿口中或用力打开紧闭的口腔。指导婴幼儿及家长减少导致惊厥发作的因素。

3.心理护理 婴幼儿家长会产生焦虑不安及恐惧的情绪，应向家属介绍相关知识并指导家长应急处置措施。

五、本节小结

咳嗽、皮疹、发热、惊厥等常见症状护理是护理员照护婴幼儿的必备技能之一。本节内容着重描述了婴幼儿常见症状的表现和护理，以及婴幼儿高热时如何进行物理降温、惊厥时的紧急处理。希望通过本节内容的学习，护理员能够掌握婴幼儿常见症状的护理，以及物理降温、操作要点，为婴幼儿提供正确的照护，使其尽快康复。

六、思考与练习

1.单选题

（1）按照咳嗽持续时间，儿童迁延性咳嗽时间为（　　）

A.＜2周　　　B.2～4周　　　C.4～6周　　　D.＞6周

（2）体温（　　）为中度发热

A.37.5～38.0℃　　　B.38.1～38.9℃　　C.39.0～40.9℃　　　D.≥41.0℃

2.是非题

为婴幼儿进行冷敷时禁止在前胸、腹部和后颈部位冷敷。（　　）

情景模拟1　高热婴幼儿物理降温

【情景导入】

婴幼儿，尹某，女，12月龄，因"发热、咳嗽3天"以"支原体肺炎"收入病房，婴幼儿体温39℃，为帮助婴幼儿降温，遵医嘱给予物理降温。

【路径清单】

（一）思考要点

如何给婴幼儿正确进行物理降温？

（二）操作目的

1.用于辅助治疗由疾病导致的体温异常升高，可预防持续高热导致的失水、惊厥、脏器衰竭等并发症出现。

2.有助于婴幼儿舒适度的提高。

（三）评估问题

1.了解婴幼儿年龄、病情、诊断、意识状态及情绪反应。

2.观察婴幼儿局部组织状态、皮肤黏膜、肢体活动的情况。

3.婴幼儿有无酒精过敏史。

4.环境安静、清洁，温度适宜，酌情关闭门窗。

（四）物品准备

32～34℃温开水300ml、治疗碗内盛32℃左右30%～50%酒精300ml、小毛巾2块、大毛巾1块、冰袋，备衣裤一套，必要时可备屏风。

（五）操作过程

1.冷敷法

（1）将物品置于婴幼儿床旁。

（2）做好环境准备，关好门窗，保证室内温度适宜（25～28℃），为婴幼儿做好遮盖。

（3）用小毛巾包裹后，将冰袋放在婴幼儿的前额、颈部、腋窝、腹股沟等处（图6-13）。

（4）30分钟后评估降温效果。

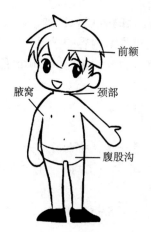

图6-13　冷敷法部位

2.温水擦浴法

（1）将物品置于婴幼儿床旁。

（2）做好环境准备，关好门窗，保证室内温度适宜（25～28℃），为婴幼儿做好遮盖。

（3）把干净小毛巾放入32～34℃温水中浸湿，再把小毛巾拧至不滴水，并缠绕在手上。

（4）脱去近侧衣袖，垫上大浴巾，擦拭顺序为：颈外侧→上臂外侧→前臂外侧→手背，更换小毛巾后再从腋窝→上臂内侧→肘窝→前臂内侧→手心，重点擦洗前额、腘窝、腋窝、腹股沟及四肢，整个擦浴时间10～15分钟。

（5）擦拭结束用大浴巾擦干皮肤，整理床单位。

（6）30分钟后评估降温效果。

3.酒精擦浴法

（1）将物品置于婴幼儿床旁。

（2）做好环境准备，关好门窗，保证室内温度适宜（25～28℃），为婴幼儿做好遮盖。

（3）把干净小毛巾放入32～34℃、30%～50%酒精中浸湿，再把小毛巾拧至不滴水，并缠绕在手上。

（4）脱去近侧衣袖，垫上大浴巾，擦拭顺序及时间同温水擦浴。

（5）擦拭结束用大浴巾擦干皮肤，整理床单位。

（6）30分钟后评估降温效果。

（六）注意事项

1.冷敷部位的选择。

（1）选择大血管循环部位的进行冷敷，如腘窝、腹股沟、腋窝等。

（2）严禁对前胸部、腹部和后颈部区域进行冷敷，以免引起心率减慢、腹泻等不良影响。

2.使用前检查冰袋是否有损坏漏水，潮湿后更换布袋，冰袋融化后及时更换。

3.严格交接班，密切监测孩子的皮肤，如果有局部皮肤苍白、发绀或麻木感，应立即停止，避免冻伤。

4.保持室内空气清新，温度适宜。

5.酒精擦浴存在一定弊端，应慎重选择，容易引起小儿皮肤损伤、过敏及其他并发症。

［考核评分标准］

高热婴幼儿物理降温技术操作考核评分标准

姓名_____　考核人员_____　考核日期：　年　月　日

项目		总分	技术操作要求	标分	评分标准	扣分
仪表		5	符合护理员规范要求	5	一项不符合要求扣1分	
操作前准备		5	1.洗净双手，戴口罩 2.用物准备齐全（32～34℃温开水300ml、治疗碗内盛32℃左右30%～50%酒精300ml、小毛巾2块、大毛巾1块、冰袋，备衣裤一套，必要时可备屏风）	2 3	一项不符合要求扣2分	
安全评估		10	1.了解婴幼儿年龄、病情、诊断、意识状态及情绪反应 2.观察婴幼儿局部组织状态、皮肤黏膜、肢体活动的情况 3.婴幼儿有无酒精过敏史 4.环境安静、清洁、温度适宜，酌情关闭门窗	3 3 2 2	一项不符合要求扣2分	
操作过程	根据不同情况选择其中一种	60	1.冷敷法 （1）将物品置于婴幼儿床旁 （2）做好环境准备，关好门窗，保证室内温度适宜（25～28℃），为婴幼儿做好遮盖 （3）用小毛巾包裹后，将冰袋放在婴幼儿的前额、颈部、腋窝、腹股沟等处 （4）30分钟后评估冷敷法降温效果 2.温水擦浴法 （1）将物品置于婴幼儿床旁 （2）做好环境准备，关好门窗，保证室内温度适宜（25～28℃），为婴幼儿做好遮盖 （3）把干净小毛巾放入32～34℃温水中浸湿，再把小毛巾拧至不滴水，并缠绕在手上 （4）脱去近侧衣袖，垫上大浴巾，擦拭顺序：颈外侧→上臂外侧→前臂外侧→手背，更换小毛巾后再从腋窝→上臂内侧→肘窝→前臂内侧→手心，重点擦洗前额、腘窝、腋窝、腹股沟及四肢，整个擦浴时间10～15分钟 （5）擦拭结束用大浴巾擦干皮肤，整理床单位 （6）30分钟后评估降温效果 3.酒精擦浴法 （1）将物品置于婴幼儿床旁 （2）做好环境准备，关好门窗，保证室内温度适宜（25～28℃），为婴幼儿做好遮盖 （3）把干净小毛巾放入32～34℃、30%～50%酒精中浸湿，再把小毛巾拧至不滴水，并缠绕在手上	10 10 30 10 5 5 10 30 5 5 5 5 10	室内温湿度不适宜扣5分 水温不适宜扣10分 擦拭顺序错误一处扣5分 其余一项不符合要求扣5分	

续表

项目	总分	技术操作要求	标分	评分标准	扣分
		（4）脱去近侧衣袖，大浴巾垫于擦拭的部位下，按顺序擦拭先至颈外侧→上臂外侧→前臂外侧→手背，更换小毛巾后再从腋窝→上臂内侧→肘窝→前臂内侧→手心，重点擦洗前额、腘窝、腋窝、腹股沟及四肢，整个擦浴时间10～15分钟	30		
		（5）擦拭结束用大浴巾擦干皮肤，整理床单位	5		
		（6）30分钟后评估降温效果	5		
操作后	5	1.协助婴幼儿取舒适体位	3	一项不符合要求扣2分	
		2.观察婴幼儿物理降温效果，整理用物	2		
评价	10	1.动作轻柔、熟练、准确，符合操作程序	4	一项不符合要求扣2分	
		2.操作者知晓注意事项	2		
		3.婴幼儿安全，降温有效	4		
理论提问	5	高热婴幼儿物理降温冷敷部位如何选择	5	少一条扣3分	
合计	100				

理论提问：

高热婴幼儿物理降温时冷敷部位如何选择？

答：①选择大血管循环部位的进行冷敷，如腘窝、腹股沟、腋窝等。②严禁对前胸部、腹部和后颈部区域进行冷敷，以免引起心率减慢、腹泻等不良影响。

情景模拟2　婴幼儿惊厥处置与保护措施

【情景导入】

婴幼儿，王某，女，12月龄，因"发热、咳嗽3天"以"支气管炎"收入病房，入院后婴幼儿体温39.5℃，出现惊厥，遵医嘱给予必要的处置及保护措施。

【路径清单】

（一）思考要点

如何给婴幼儿正确进行惊厥处置与保护措施？

（二）操作目的

1.预防婴幼儿惊厥时外伤、窒息的发生。

2.观察婴幼儿惊厥时表现，为诊疗提供依据。

（三）评估问题

1.了解婴幼儿体温、用药情况。

2.观察婴幼儿有无外伤的情况。

3.环境安静、安全。

（四）物品准备

必要时可备屏风。

（五）操作过程

1.确保婴幼儿周围环境安全，去除婴幼儿附近的坚硬或尖锐物体。

2.去枕，头偏向一边或保持侧卧，解开衣领，保持呼吸道顺畅。

3.及时清理口鼻分泌物，防止误吸引起窒息。

4.立即通知医护人员。

5.要严密观察，记录婴幼儿抽搐形式、时间，注意发作时意识、面色等情况，监测体温，必要时遵医嘱给予降温（发作中婴幼儿可给予退热栓纳肛、物理降温）

6.缓解后安抚婴幼儿，做好心理护理。

[考核评分标准]

婴幼儿惊厥处置与保护措施技术操作考核评分标准

姓名_____　考核人员_____　考核日期：　年　月　日

项目	总分	技术操作要求	标分	评分标准	扣分
仪表	5	符合护理员规范要求	5	一项不符合要求扣1分	
操作前准备	5	1.洗净双手，戴口罩 2.用物准备齐全（必要时可备屏风）	2 3	一项不符合要求扣2分	
评估	10	1.了解婴幼儿体温、用药情况 2.观察婴幼儿有无外伤的情况 3.环境安静、安全	4 4 2	一项不符合要求扣2分	
操作过程	60	1.确保婴幼儿周围环境安全，去除婴幼儿附近的坚硬或尖锐物体 2.去枕，头偏向一边或保持侧卧，解开衣领，保持呼吸道顺畅 3.及时清理口鼻分泌物，防止误吸引起窒息 4.立即通知医护人员 5.要严密观察，记录婴幼儿抽搐形式、时间，注意发作时意识、面色等情况，监测体温，必要时遵医嘱给予降温（发作中婴幼儿可给予退热栓纳肛、物理降温） 6.缓解后安抚婴幼儿，做好心理护理	10 10 10 10 10 10	环境不安全扣5分 口鼻分泌物清理不彻底扣10分 未观察病情扣10分 其余一项不符合要求扣5分	
操作后	5	1.协助婴幼儿取舒适体位 2.观察婴幼儿病情变化，整理用物	3 2	一项不符合要求扣2分	
评价	10	1.动作轻柔、熟练、准确，符合操作程序 2.操作者知晓注意事项 3.婴幼儿处置正确，无外伤	4 2 4	一项不符合要求扣2分	
理论提问	5	婴幼儿发生惊厥时护理员应注意什么	5	少一条扣1分	
合计	100				

理论提问：

婴幼儿发生惊厥时护理员应注意什么？

答：①禁止在婴幼儿的嘴里放任何物品。②惊厥发作时不要给婴幼儿水或药物，因为很容易导致窒息。③不要摇晃或拍打婴幼儿。④不要约束或用力压制婴幼儿，以免造成损伤。⑤不要掐人中，防止皮肤损伤或延长发作时间。

情景模拟3 婴幼儿直肠栓剂给药法

【情景导入】

婴幼儿，薛某，女，1岁，因"发热、咳嗽4天"以"支气管肺炎"收入病房，婴幼儿体温39.1℃，遵医嘱应用退热栓剂降温治疗。

【路径清单】

（一）思考要点

如何给婴幼儿正确应用直肠栓剂治疗？

（二）操作目的

1.降低体温。

2.有助于婴幼儿舒适度的提高。

（三）评估问题

1.了解婴幼儿年龄、病情、诊断、意识状态及配合程度。

2.观察婴幼儿肛周皮肤及有无腹泻的情况。

3.婴幼儿有无药物过敏史。

4.环境安静、清洁、安全，温度适宜，必要时进行遮挡。

（四）物品准备

直肠栓剂、指套、卫生纸，必要时可备屏风。

（五）操作过程

1.洗净双手，擦干。

2.协助婴幼儿取左侧卧位，双腿屈曲，或俯卧位，充分暴露肛门。

3.取出一粒栓剂，撕开外包装，戴上指套。

4.用一只手轻轻固定婴幼儿臀部，暴露肛门，另一只手将栓剂的圆锥头部分朝向肛门，轻轻把栓粒推入肛门。栓粒要完全推入肛门，推至距离肛门口2 cm左右。

5.将指套退下放入医疗垃圾桶内。

6.用卫生纸按住婴幼儿的肛门，保持原体位15分钟左右，使直肠黏膜对药物充分吸收。

7.协助婴幼儿取舒适卧位。

8.整理用物，洗手。

9.0.5～1小时后观察用药效果。

［考核评分标准］

婴幼儿直肠栓剂给药法技术操作考核评分标准

姓名_____ 考核人员_____ 考核日期： 年 月 日

项目	总分	技术操作要求	标分	评分标准	扣分
仪表	5	符合护理员规范要求	5	一项不符合要求扣1分	
操作前准备	5	1.洗净双手，戴口罩 2.用物准备齐全（直肠栓剂、指套、卫生纸，必要时可备屏风）	2 3	一项不符合要求扣2分	

项目	总分	技术操作要求	标分	评分标准	扣分
安全评估	10	1.了解婴幼儿年龄、病情、诊断、意识状态及配合程度 2.观察婴幼儿肛周皮肤及有无腹泻的情况 3.婴幼儿有无药物过敏史 4.环境安静、清洁、安全，温度适宜，必要时进行遮挡	3 3 3 1	一项不符合要求扣1分	
操作过程	60	1.洗净双手，擦干 2.协助婴幼儿取左侧卧位，双腿屈曲，或俯卧位，充分暴露肛门 3.取出一粒栓剂，撕开外包装，戴上指套 4.用一只手轻轻固定婴幼儿臀部，暴露肛门，另一只手将栓剂的圆锥头部分朝向肛门，轻轻把栓粒推入肛门。栓粒要完全推入肛门，推至距离肛门口2cm左右 5.将指套退下放入医疗垃圾桶内 6.用卫生纸按住婴幼儿的肛门，保持原体位15分钟左右，使直肠黏膜对药物充分吸收 7.协助婴幼儿取舒适卧位 8.整理用物，洗手 9.0.5～1小时后观察用药效果	2 5 5 15 5 15 5 3 5	体位不正确扣5分 栓剂塞入深度不合适扣15分 栓剂塞入后随粪便排出扣15分 未观察给药效果扣5分 其他不符合要求扣2分	
操作后	5	1.协助婴幼儿取舒适体位 2.观察婴幼儿病情变化，整理用物	3 2	一项不符合要求扣2分	
评价	10	1.动作轻柔、熟练、准确，符合操作程序 2.操作者知晓注意事项 3.栓剂塞入正确，降温有效	4 2 4	一项不符合要求扣2分	
理论提问	5	婴幼儿直肠栓剂给药法有哪些注意事项	5	少一条扣1分	
合计	100				

理论提问：

婴幼儿直肠栓剂给药法有哪些注意事项？

答：①退热栓要遵医嘱应用。②不能和口服退热药同用，两者使用也要至少间隔4个小时以上。③布洛芬栓适用于6个月以上婴幼儿，对乙酰氨基酚栓适用于2个月以上的婴幼儿，具体用法用量按医嘱执行。④婴幼儿使用退热栓时，需让婴幼儿先排净大便，以免塞入退热栓时小儿出现排便；腹泻婴幼儿不适宜直肠给药。

第六节　婴幼儿急救

一、坠落/跌倒

突发的、不自主的、非预期的体位改变称为跌倒。含跌倒、滑倒、绊倒或者从水平面上跌落；或发生上述动作但未造成后果，亦视为跌倒。跌倒的高发年龄段为0～4岁，这与该年龄段婴幼儿学走路、充满好奇心、活泼好动且缺乏安全保护意识有关。一旦发生跌倒，婴幼儿会发生不同程度的损伤，严重者可危及婴幼儿生命，因此，应引起护理员的特别关注，以看护好婴幼儿，防止坠落/跌倒的发生。

婴幼儿一旦发生坠落/跌倒，护理员需做好以下处置。

1.婴幼儿发生坠落/跌倒，不要随意挪动婴幼儿，以免造成二次伤害。

2.观察婴幼儿有无失去意识、呼吸困难、肢体活动受限、身体痉挛、头痛、呕吐等情况，如有异常，及时告知医护人员。

3.如婴幼儿无以上严重表现，再观察着力局部是否有出血情况，如有出血，可先用清洁纱布或手帕等进行按压止血，然后立即通知医护人员；如着力局部有肿胀、皮肤发红或青紫，可进行冰敷或冷敷，并告知医护人员进行处理。

4.若情况允许，可将婴幼儿抱起，进行安抚。

5.经紧急处理和安抚后，要继续观察婴幼儿状态，如有精神不振、恶心呕吐、肢体越发疼痛，应及时通知医护人员，协助做好进一步处理。

二、烫伤

烫伤是由高温液体、固体或蒸汽等导致的组织损伤。皮肤红肿、水疱、脱皮或者发白为主要临床表现。烫伤是一种常见的意外伤害，由于小儿皮肤薄嫩且缺乏自我保护意识，发生烫伤的机会较高。烫伤不但可以引起疼痛，还可能留下色素沉着、瘢痕，甚至发生休克，危及生命，因此应引起足够的重视。

婴幼儿一旦发生烫伤，护理员应立即做好以下处置。

1.发现婴幼儿烫伤，应立即呼叫医护人员。

2.用冷水冲洗，为了避免烫伤部位受到二次伤害，建议使用流动的清水进行冲洗，这样可以有效地去除烫伤处的热量，从而减少由于高温引起的皮肤损伤，并且可以缓解疼痛和局部肿胀。将衣物脱下时避免强行剥离，以免造成皮肤损伤。

3.如果四肢处发生小面积烫伤，可在冷水中继续浸泡降温。

4.冲洗结束后，应协助医护人员进行下一步处理，如涂抹湿润烫伤膏、糜红膏等，用无菌纱布轻轻盖住婴幼儿烫伤部位，以免感染。

5.密切观察婴幼儿的病情变化及创面愈合情况，防止发生败血症及休克等严重并发症。同时还需要在医护人员指导下对婴幼儿进行心理疏导，增加营养支持，促使婴幼儿尽早恢复健康。

三、异物卡喉

异物卡喉在医学上一般称为气道异物，这种情况通常发生在3～5岁儿童。异物会导致不同程度的气道阻塞，表现为突然窒息咳嗽、无法发声、呼吸急促和皮肤发绀。如果情况严重，儿童可能会出现意识丧失、呼吸心搏停止，甚至一只或两只手握住喉咙、恐惧、表情痛苦等症状。

当异物卡喉发生时，不要惊慌，在医护人员到达之前，可采用海姆立克法进行急救。

1.1岁以内婴儿　背部叩击＋胸部按压法。

（1）将婴儿面朝下俯卧于操作者前臂上，手捏住面颊两侧，保持头低足高位置。

（2）用另一只手的掌根连续叩击婴儿的肩胛骨连线中点处五次。

（3）把婴儿的身体翻过来，检查异物是否排出。如果没有排出，应该立刻用中指和示指按压他的两个乳头的连接点五次。

（4）重复执行这些步骤，直至所有的异物都被清除。

2.1岁以上儿童

（1）若儿童意识清醒，可让儿童站立。

（2）操作者站在儿童身后，一条腿向前弓起，插入两腿之间，另一条腿向后伸展，双臂环绕其腰部，使其上半身前倾。

（3）操作者一手握拳，拳眼放在儿童脐部上方两横指，另一只手紧紧包住拳头，连续、快速、用力向儿童的后上方冲击，直至异物被完全排出。

（4）如果儿童意识模糊，无法站立，可以让其躺在地上，打开气道。然后，操作者骑在儿童的大腿两侧，用一只手按压脐部上方两个横指的位置，另一只手交叉重叠放置，连续、快速、用力地向儿童的后上方冲击数次，直到异物排出。

（5）如果上述方法无法清除异物，建议通过喉镜或气管镜检查来确认。

四、本节小结

呛奶、跌倒/坠落、烫伤以及异物卡喉是婴儿时期经常发生的意外伤害，而这些意外往往威胁着婴儿的生命安全。掌握这些意外的急救方法是护理员照护婴儿的必备技能之一。本节内容重点描述了婴儿发生意外时的急救方法，以及海姆立克法、心肺复苏的操作要点。期望通过本节内容的学习，护理员能够掌握婴儿、儿童常见意外急救的操作要点以及意外的防范措施，以最大程度地保证婴幼儿的生命安全，减少意外的发生。

五、思考与练习

1.单选题

儿童心肺复苏时，胸外按压的深度为婴幼儿胸部厚度的（　　），儿童约5cm，婴儿约（　　）cm，按压同时观察婴幼儿面色

A. 1/3，4　　　B. 1/2，4　　　C. 1/3，5　　　D. 1/2，5

2.是非题

1岁以内婴儿异物卡喉时采用背部叩击＋胸部按压法。（　　）

3.思考题

儿童心肺复苏的有效指征有哪些？

情景模拟1　海姆立克急救法

【情景导入】

儿童，曲某，女，1岁，玩耍时突然表情痛苦，口唇、甲床青紫，双手抓住颈部，不能发声，初步判断为气道异物，立即给予海姆立克急救法。

【路径清单】

（一）思考要点

如何给婴儿、儿童进行海姆立克急救法？

（二）操作目的

清除气道异物，恢复正常呼吸。

（三）评估问题

1.了解婴幼儿进食史、病情、神志、意识状态、年龄。

2.选择合适的施救方法。

3.环境安全。

（四）物品准备

椅子。

（五）操作过程

1.当婴儿时（图6-14）

（1）将婴儿面朝下俯卧于操作者前臂上，手捏住婴儿面颊两侧，保持头低足高位置。

（2）用另一只手的掌根连续叩击婴儿肩胛骨连线中点处5次。

（3）把婴儿的身体翻过来，检查异物是否排出。如果没有排出，应该立刻用中指和示指按压他的两个乳头的连接点5次。

（4）重复执行这些步骤，直至异物被清除。

2.1岁以上的儿童

（1）若意识清醒（图6-15），可让其站立。

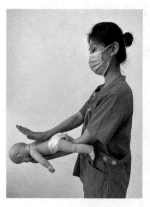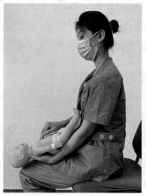

图6-14　婴儿施救办法

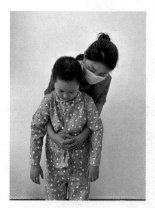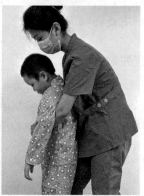

图6-15　1岁以上清醒儿童施救办法

（2）操作者站在儿童身后，一条腿向前弓起，插入两腿之间，另一条腿向后伸展，双臂环绕着儿童的腰部，使其上半身前倾。

（3）操作者一手握拳，拳眼放在儿童脐部上方两横指，另一只手紧紧包住拳头，连续、快速、用力向儿童的后上方冲击，直至异物被完全排出。

（4）如果儿童意识模糊（图6-16），无法站立，可以让其躺在地上，打开气道。操作者骑在婴幼儿的大腿两侧，将一只手放于脐部上方两个横指，另一只手交叉重叠放置，连续、快速、用力地向儿童的后上方冲击数次，直到异物排出。

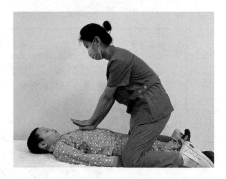

图6-16　1岁以上意识不清儿童施救办法

［考核评分标准］

海姆立克急救法技术操作考核评分标准

姓名_____　考核人员_____　考核日期：　　年　　月　　日

项目		总分	技术操作要求	标分	评分标准	扣分
仪表		5	符合护理员规范要求	5	一项不符合要求扣1分	
操作前准备		5	1.洗手，必要时戴口罩	2	一项不符合要求扣2分	
			2.用物准备齐全（椅子）	3		
安全评估		10	1.了解婴幼儿进食史、病情、神志、意识状态、年龄	4	一项不符合要求扣2分	
			2.选择合适的施救方法	4		
			3.环境安全	2		
操作过程	根据不同情况选择其中一种	60	1.1岁以下婴儿		急救方法选择不正确扣20分	
			（1）保持婴儿面部朝下俯卧于操作者前臂上，手捏住婴儿面颊两侧，保持头低足高位置	10	婴幼儿体位不正确扣10分	
			（2）用另一只手的掌根连续叩击婴儿肩胛骨连线中点处5次	20	手法不正确扣10分	
			（3）把婴儿的头翻过来，检查异物是否排出。如果没有排出，立刻用中指和示指按压两个乳头的连接点5次	20	急救不成功扣50分	
			（4）重复以上步骤，直至异物被清除	10		
			2.当儿童为1岁以上的儿童时			
			（1）若儿童意识清醒，可让儿童站立	10		
			（2）操作者站在儿童身后，一条腿向前弓起，插入两腿之间，另一条腿向后伸展	10		
			（3）双臂环绕着其腰部，使其上半身前倾	10		
			（4）操作者双手握拳，拳眼放在婴幼儿脐部上方两横指，另一只手紧紧抓住拳头，连续、快速、用力向儿童的后上方冲击，直至异物被完全排出	30		

续表

项目	总分	技术操作要求	标分	评分标准	扣分
		3.儿童意识不清			
		（1）如果儿童意识模糊，无法站立，可以让其躺在地上	10		
		（2）打开气道	10		
		（3）操作者骑在儿童的大腿两侧	10		
		（4）将一只手放于脐部上方两个横指，另一只手交叉重叠放置，连续、快速、用力地向婴幼儿的后上方冲击数次，直到异物排出	30		
操作后	5	1.协助婴幼儿取舒适体位 2.观察婴幼儿病情变化，整理用物	2 3	一项不符合要求扣2分	
评价	10	1.动作轻柔、熟练、准确，符合操作程序 2.操作者知晓注意事项 3.抢救有效	4 2 4	一项不符合要求扣2分	
理论提问	5	海姆立克急救法注意事项有哪些	5	少一条扣1分	
合计	100				

理论提问：

海姆立克急救法注意事项有哪些？

答：①施行海姆立克法，需征求婴幼儿或其监护人的同意。②在确定被照护者的年龄和疾病状况之后，应该采取适当的急救措施。③操作时注意力度，防止损伤。④无论异物是否被成功取出，应该尽快前往医院进行检查。

情景模拟2　儿童心肺复苏

【情景导入】

儿童，赵某，男，3岁，因"乏力、心慌2天"以"心律失常"收入病房，婴幼儿突发意识丧失，呼吸心搏停止，遵医嘱立即给予心肺复苏。

【路径清单】

（一）思考要点

如何给儿童进行心肺复苏？

（二）操作目的

当儿童呼吸、心搏停止时，立即进行人工呼吸和胸外按压，以维持呼吸和循环功能。

（三）评估问题

1.评估环境：确认环境安全。

2.判断儿童反应：轻拍肩膀或足跟，大声呼喊"你还好吗？"

3.如判断儿童无反应时，立即启动急救反应系统。

4.同时判断呼吸及动脉搏动（婴儿触摸肱动脉，儿童触摸颈动脉或股动脉）：注视或观测胸部运动，检查是否有呼吸或仅是濒死叹息样呼吸。使用近侧手示指和中指并拢，在喉结旁肌肉内触摸颈动脉搏动（图6-17）；或者将2个手指放置大腿内侧，腹股沟韧带中点的下方，触摸股动脉的搏动；或者将2个或3个手指置于婴幼儿肘窝上方2cm靠内侧，触摸肱动脉的搏动，同时判断5～10秒。

5.如无呼吸或呼吸异常，并没有明确感触到脉搏。立即记录时间，行胸外心脏按压。

（四）物品准备

纱布或清洁的布，其他物品根据现场情况准备（便携面罩、听诊器、血压计、手电筒）。

（五）操作过程

1.胸外按压

（1）抢救者位于婴幼儿一侧。

（2）去枕，将婴幼儿仰卧在坚固平坦的表面上。

（3）解开婴幼儿衣服，暴露胸部，松解腰带。

（4）定位（图6-18）：1岁以下选择两乳头连线中点下；1岁以上选择在胸骨中下1/3交界处（略低于乳头连线，在胸骨的下半部分），手法：1岁以下可选择双指按压法（复苏者一手放在婴儿后背抬起胸廓，另一手示指和中指并拢向后背按压）、双拇指按压法（复苏者将两手拇指重叠或并列按压，两手其余四指环住婴儿后背）；在1～8岁的儿童中，使用单掌按压法，将手掌放在两乳头连线的中点下方。8岁以上的儿童使用双掌按压法（与成人相同），手臂与胸骨保持垂直，使肩、肘、腕关节呈一直线。

（5）深度：两肘伸直，快速、在婴幼儿胸廓前后径的1/3处施加力量，儿童应该施加5cm的深度，婴儿应该施加4cm的深度，而随着青春期的到来，建议采用成人标准，即施加至少5cm的深度，但最多不能超过6cm。按压同时观察婴幼儿面色。

（6）回弹：在进行胸部按摩时，应确保手掌紧贴胸壁。

（7）频率：每次按压都要有100～120次/分的频率。在按压过程中，应避免停止10秒以上。

（8）复苏方法：胸外按压与人工呼吸比例为按压:通气=30:2，双人15:2。

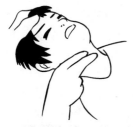
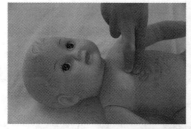
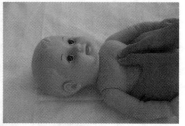
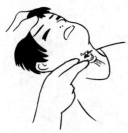
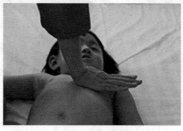

图6-17 触摸颈动脉搏动　　　　　图6-18 胸外按压位置及手法

2.开放气道

（1）将婴幼儿头偏向一侧，施救者示指、中指缠上手帕或纱布，清除口鼻腔分泌物（评估无分泌物时可不做此步骤）。

（2）将婴幼儿头部置于中立位。

（3）开放气道（图6-19）。

方法一：仰头提颏法。施救者一手小鱼际置于婴幼儿前额，另一手将下颏向上抬起。

方法二：推举下颌法（疑有颈椎损伤者）。救生员的手位于婴幼儿头部的两侧，两个肘部放在婴幼儿仰卧的平面上，手指放在下颌角处，双手一起向上、向前抬起下颌骨，如果嘴唇闭合，用拇指推动下唇张开嘴。

3.人工呼吸

（1）以纱布或清洁的布覆盖婴幼儿口部。

（2）大嘴包小嘴，捏紧鼻孔吹气，吹气同时观察胸部有无起伏。

（3）若使用面罩，则以儿童鼻梁做参照，使面罩覆盖住儿童口鼻部（图6-20）：将一只手的拇指和示指紧握在面罩的上缘，另一只手的拇指紧握着面罩的下缘，用力捏紧，以确保面罩紧贴脸颊，然后将剩余的手指放置在下颌的位置，进行提颏，开放气道。向面罩内吹气（图6-21），吹气同时观察胸部有无起伏。

（4）每次吹气时间1秒，每3～5秒给予1次呼吸（每分钟12～20次）。

（5）吹气结束后，使胸廓自行回缩将气体排出。

（6）注意观察胸部复原情况。

（7）连续吹气2次，取下纱布或面罩。

4.判断

（1）反复操作5个循环后用5～10秒再次判断动脉搏动及呼吸，如可触及动脉搏动及自主呼吸恢复，口述：复苏成功，记录时间（时间具体到分钟）。

（2）观察并口述：瞳孔缩小，角膜湿润，口唇、面色、皮肤、甲床色泽转红润，测量上肢收缩压在该年龄段正常血压的2/3以上，观察病情变化，为婴幼儿提供进一步生命支持。

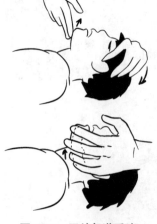

图6-19　开放气道手法

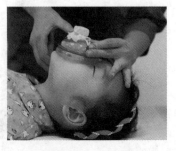

图6-20　放置面罩

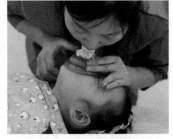

图6-21　口对面罩人工呼吸

（3）口述：如未恢复，继续以上操作5个循环后再判断。复苏团队到达后，每2分钟交换角色1次。AED/除颤仪到达根据心律除颤。

（六）注意事项

为了避免胃部胀气，人工呼吸时吹气量不宜过大，在进行胸外按压时，应注意控制频率和深度。同时，应避免中断按压，并确保胸廓有足够的回弹。此外，应让肩膀、肘关节和手臂处于一条直线上，且与胸壁垂直，手掌掌根不应离开胸壁。

［考核评分标准］

儿童心肺复苏技术操作考核评分标准

姓名_____　考核人员_____　考核日期：　　年　　月　　日

项目	总分	技术操作要求	标分	评分标准	扣分
仪表	5	符合护理员规范要求	5	一项不符合要求扣1分	
操作前准备	5	1.洗净双手 2.用物准备齐全（纱布或清洁的布，其他物品根据现场情况准备，如便携面罩、听诊器、血压计、手电筒），依次检查所有物品，保证备用状态	2 3	一项不符合要求扣2分	
安全评估	10	1.评估环境：确认环境安全 2.判断婴幼儿反应：轻拍肩膀或婴儿足跟，大声呼喊"你还好吗？" 3.如判断婴幼儿无反应时，立即启动急救反应系统 4.同时判断呼吸及动脉搏动（婴儿触摸肱动脉，儿童触摸颈动脉或股动脉）：注视或观测胸部运动，检查是否有呼吸或仅是濒死叹息样呼吸。使用近侧手示指和中指并拢，在喉结旁肌肉内触摸颈动脉搏动；或者将2个手指放置大腿内侧，腹股沟韧带中点的下方，触摸股动脉的搏动；或者将2个或3个手指置于婴幼儿肘窝上方2cm靠内侧，触摸肱动脉的搏动，同时判断5～10秒 5.如无呼吸或呼吸异常，并没有明确感触到脉搏。立即记录时间，行胸外心脏按压	2 2 2 3 1	拍打部位不正确扣1分 未呼叫婴幼儿扣1分 判断时间不正确扣1分 动脉部位不正确每次扣2分 未打开被子扣1分 未记录时间扣1分 其余一项不符合要求扣1分	
操作过程	60	1.胸外按压 （1）抢救者位于婴幼儿一侧 （2）去枕，将婴幼儿仰卧在坚固平坦的表面上 （3）解开婴幼儿衣服，暴露胸部，松解腰带。 （4）定位：（根据年龄不同选择其中一种） 1）1岁以下选择两乳头连线中点下 2）1岁以上选择在胸骨中下1/3交界处（略低于乳头连线，在胸骨的下半部分） （5）手法：（根据年龄不同选择其中一种） 1）1岁以下可选择双指按压法（复苏者一手放在婴儿后背抬起胸廓，另一手示指和中指并拢向后背按压）、双拇指按压法（复苏者将两手拇指重叠或并列按压，两手其余四指环住婴幼儿后背）	1 2 2 3 3 3	未卧于硬板床扣1分 未去枕扣1分 双手不平行扣1分 双肘未伸直扣1分 按压部位不准确扣5分 按压深度不足每循环扣1分 回弹不足每循环扣1分 速率不符合要求，每一循环扣1分 手掌离开按压部位每循环扣1分 未观察面色每一循环扣1分 动作过猛扣2分	

项目	总分	技术操作要求	标分	评分标准	扣分
		2）在1～8岁的儿童中，使用单掌按压法，将手掌放在两乳头连线的中点下方。8岁以上的儿童使用双掌按压法（与成人相同），手臂与胸骨保持垂直，使肩、肘、腕关节呈一直线	3	按压中断时间超过10秒扣2分 胸外按压与人工呼吸比例错误，每循环扣2分	
		（6）深度：两肘伸直，快速、在婴幼儿胸廓前后径的1/3处施加力量，儿童应该施加5cm的深度，婴儿应该施加4cm的深度，而随着青春期的到来，建议采用成人标准，即施加至少5cm的深度，但最多不能超过6cm。按压同时观察婴幼儿面色	3	其余一项不符合要求扣1分 未清除分泌物扣2分 清除分泌物不到位扣1分 清除分泌物时，头未偏向一侧扣1分 开放气道手法不正确每次扣2分	
		（7）回弹：在进行胸部按摩时，应确保手掌紧贴胸壁	3	头后仰程度不够每次扣2分 其余一项不符合要求扣1分	
		（8）频率：每次按压都要以100～120次/分的频率。在按压过程中，应避免停止10秒以上	3	按压面罩手法不正确扣2分 通气无效一次扣2分	
		（9）复苏方法：胸外按压与人工呼吸比例为按压：通气＝30：2，双人15：2	5	吹气量不足一次扣1分 通气量过大一次扣1分	
		2.开放气道		吹气时间不足或过长每次扣1分	
		（1）将婴幼儿头偏向一侧，施救者示指、中指缠上手帕或纱布，清除口鼻腔分泌物（评估无分泌物时可不做此步骤）	3	吹气后，未观察胸廓起伏每次扣1分	
		（2）将婴幼儿头部置于中立位	1	其余一项不符合要求扣1分	
		（3）开放气道（根据情况选择其中一种）		动脉位置不正确扣2分	
		1）方法一：仰头提颏法。抢救者一手小鱼际置于婴幼儿前额，另一手将下颏向上抬起	10	判断时间不正确扣1分	
		2）方法二：推举下颌法（疑有颈椎损伤者）。抢救者双手位于婴幼儿头部两侧，双肘置于婴幼儿仰卧的平面上，手指置于下颌角处，双手一起用力，将下颌骨向上、向前托起，如果双唇紧闭，用拇指推开下唇，使嘴张开	10	未记录抢救成功时间扣1分 其余一项不符合要求扣1分	
		3.人工呼吸			
		（1）以纱布或清洁的布覆盖婴幼儿口部	1		
		（2）大嘴包小嘴，捏紧鼻孔吹气，吹气同时观察胸部有无起伏	2		
		（3）若使用面罩，则以婴幼儿鼻梁做参照，使面罩覆盖住婴幼儿口鼻部：将一只手的拇指和示指紧握在面罩的上缘，另一只手的拇指紧握着面罩的下缘，用力捏紧，以确保面罩紧贴脸颊，然后将剩余的手指放置在下颌的位置，进行提颏，开放气道。向防护面罩内吹气，使胸部隆起，吹气同时观察胸部有无起伏	4		
		（4）每次吹气时间1秒，每3～5秒给予1次呼吸（每分钟12～20次）	2		
		（5）吹气结束后，使胸廓自行回缩将气体排出	2		
		（6）注意观察胸部复原情况	2		
		（7）连续吹气2次，取下纱布或面罩	2		

续表

项目	总分	技术操作要求	标分	评分标准	扣分
		4.判断 （1）反复操作5个循环后再次同时判断动脉搏动及呼吸5～10秒，如可触及动脉搏动及自主呼吸恢复，口述：复苏成功，记录时间（时间具体到分钟） （2）观察并口述：瞳孔缩小，角膜湿润，口唇、面色、皮肤、甲床色泽转红润，测量上肢收缩压大于该年龄段血压2/3以上，观察病情变化，为婴幼儿提供进一步生命支持 （3）口述：如未恢复，继续以上操作5个循环后再判断。复苏团队到达后，每2分钟交换角色1次。AED/除颤仪到达根据心律除颤	2 2 2		
操作后	5	1.安置婴幼儿：垫枕，整理衣裤，取合适卧位 2.按照院感防控标准，正确处理物品 3.洗手、记录	2 2 1	一项不符合要求扣1分	
评价	10	1.动作迅速，操作熟练，急救意识强 2.定位准确、手法正确，抢救有效 3.爱伤观念 4.时间150秒	3 3 2 2	一项不符合要求扣2分	
理论提问	5	心肺复苏的有效指征有哪些	5	少一条扣1分	
合计	100				

理论提问：

心肺复苏的有效指征有哪些？

答：①能触及大动脉搏动。②自主呼吸恢复。③散大的瞳孔缩小，角膜湿润。④口唇、颜面、甲床色泽转红润。⑤上肢收缩压在该年龄段正常血压的2/3以上。

第七节　婴幼儿给药

药物治疗作为儿科综合治疗的重要组成部分和手段，在儿童的临床治疗中发挥着非常关键的作用。儿童对药物的毒、副作用比成人更加敏感，此外，由于儿童起病急，病情多变，注意观察药物的作用和副作用非常重要。

一、婴幼儿给药方法

（一）口服给药法

对于儿童来说，口服给药方便易行，给孩子造成的痛苦最小，家长最易接受，因此是临床上最常用的给药方法。

1.给药时间与饮食

（1）严格按照医嘱定时定量给药，以免因药物过量而引起毒副反应。

（2）护理员要在医护人员的帮助下了解各种药品的给药时间，包括药品和牛奶、果汁等之间是否可以混合服用。

（3）空腹（即饭前1小时或饭后2小时）服用的药物：大多数抗生素应空腹服用，如与牛乳或食品同服则会减慢药品吸收、减低药效；驱虫药应在清晨空腹或睡前服用，以促进药物在肠道后的快速消化吸收。而止泻药物，如蒙脱石散必须和其他药品间隔约2小时、空腹服用。

（4）随餐或餐后服用的药物：要尽量在饭后使用。新生儿和婴幼儿的吸收能力一般较弱，与食品一起使用可以提高黏附力从而增进药品吸收。

（5）多潘立酮混悬液、硫糖铝混悬液等促进食欲、提高胃动力及保护胃黏膜的药品，宜于饭前口服。

（6）氯化钾口服液等气味较强的药品，不要溶于配方奶中，可与食品一起使用，但较小的儿童可能会抗拒这种食品。

（7）对于某些药物，如部分抗生素、地高辛、铁剂、氨茶碱、普萘洛尔，均不宜和牛奶一起口服，以防影响消化吸收、减弱疗效。

（8）红霉素、吲哚美辛、环孢素等不能和果汁一起使用，否则可能干扰药品作用，或者使药品的毒性增大。

（9）为利于吸收，铁剂可以和果汁、维生素C同时服用。

2.特殊药物的服用

（1）酸剂、铁剂等会对牙齿产生腐蚀作用并使牙齿染色，因此服用时可以直接用吸管吸入药物，从而减少服用后与牙齿的接触。对于不能合作的儿童，可以通过胃管给药。

（2）解热类药物口服后要多喝水，防止因发汗过多而导致脱水，衣服潮湿后也要及时换下。

（3）强心苷类药物，服用前应先测脉率/心率，并注意节律变化。如果出现异常，应及时联系医生，必要时减少或停止治疗。

（4）益生菌、减毒活疫苗可以用40℃以下温水冲服，以防止其活性成分被杀灭。减毒活疫苗通常也不与母乳一起服用，以避免被母乳中存在的抗体杀死。

（5）止咳糖浆服后不要马上喝水，因为对呼吸道黏膜有安抚效果，如有几种药品必须一起服药时，应将止咳糖浆放在最后，以避免因药物被水冲淡而造成的疗效下降。

（6）在服用含糖成分高及黏性大的药剂后应及时给婴幼儿漱口或予以口腔护理。

（二）注射法

1.肌内注射法　虽然肌内注射法起效快，但婴幼儿年幼，对注射恐惧，不能配合，注射时易出现意外，而且注射次数过多的话，还可能造成臀肌挛缩，因此，对于婴幼儿来说，除非必要，否则不会选择这种注射法。当婴幼儿需要进行注射时，护理员应做好以下措施：

（1）肌内注射过程中，护理员应协助医护人员固定好婴幼儿体位，不让其挣扎乱动，以免发生危险。

（2）如婴幼儿出现胸闷不适、气促、呼吸困难、面色苍白、发绀或烦躁不安，应及时报告医护人员。

（3）肌注后应不要让婴幼儿做剧烈的运动，要注意观察局部有无红肿、硬结、皮疹等；如婴幼儿诉说打针部位有疼痛，走动不便时，要及时告知医护人员。

2.静脉输液法　静脉输液是临床上常见的治疗方法，具有方便、快速和控制给药速度等优点。

70%～80%以上的婴幼儿在住院期间都需要进行静脉输液，而且输液过程中还会出现静脉炎、渗出、空气栓塞、循环负荷过重等并发症，因此，护理员应该做好静脉输液期间的观察与护理，保障婴幼儿输液过程中的安全。那么在照护静脉输液婴幼儿时，需要做好哪些观察与护理呢？

（1）护理员不要自行调节，特别是关节部位，活动后输液速度相差较大，需要注意观察。如果发现溶液突然不滴、速度过快或过慢，及时告知护士。

（2）由于婴幼儿年龄小，缺乏自我约束能力，因此输液过程中要注意避免肢体过度活动，可适当用夹板固定（图6-22）；下肢输液时尽量不要让婴幼儿站立、行走。

（3）留置针留置期间输液部位不要碰水，保持局部干燥。

（4）输液过程中注意观察输液器内有无气泡，尤其是去卫生间或移动座位时，输液袋要高于输液部位，防止输液器反折进空气或者因输液部位过高而导致回血。如发现输液器内有气泡，应立即关闭输液夹，告知护士进行处理。

（5）年幼婴幼儿在静脉输液过程中容易出现哭闹，护理员可用手固定输液管；抱婴幼儿时注意避免碰到针头，以防脱出。

（6）输液中请不要随意将药液加温，以免变质或失效。

（7）如输液器脱离，请立即关闭输液夹并呼叫护士，严禁自行将输液器插回，污染药液。

（8）经常观察婴幼儿有无发热、皮肤瘙痒、面色改变、呼吸困难等症状，发现问题及时告知医护人员处理。

（9）输液过程中如发现敷贴卷边、局部红肿、穿刺点出血、留置针回血、婴幼儿不明原因哭闹要及时告知护士进行处理。

（10）拔针后按压穿刺局部至不出血，不要按揉局部，以防形成血肿及瘀青（图6-23），拔针后24小时内穿刺局部不要接触水及其他污染物。

（三）外用法

可以外涂软膏，另外也可用水剂、混悬剂、粉剂等。使用外用法时，不要让婴幼儿触摸用药部位，避免发生意外。

（四）其他方法

雾化吸入临床上较为常用，但做雾化的时候要有人在旁边看护。灌肠分为保留灌肠和不保留灌肠，这种给药方法应用相对较少，可用镇静药、缓释栓剂，例如便秘或者发热婴幼儿常用肛门给药法，给予通便剂或解热药；年幼不配合或者抽搐的婴幼儿，在检

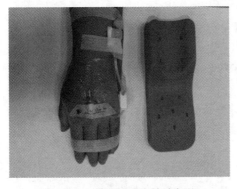

图6-22　小手板固定输液部位

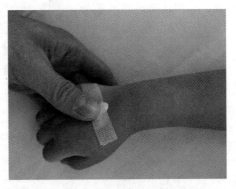

图6-23　拔针后按压

查前或抽搐时给予镇静药保留灌肠，以顺利完成检查或达到镇静止惊的效果。经耳道给药时，注意正确的拉耳方法：3岁以下，将耳垂向下向后拉；对3岁以上的儿童，应将耳垂向上向后轻拉，与用耳温计在外耳道内测温的方法相同。

二、本节小结

药物治疗是儿童综合治疗的重要组成部分和手段，合理、正确地用药，做好用药期间的护理是护理员照护婴幼儿必备的技能之一。本节内容着重介绍了儿童药物选用及护理、儿童药物剂量计算及儿童用药的相关知识，期望通过本节内容的学习，护理员能够掌握各种常见类型药物的应用及护理、用药的方法及注意事项，了解药物剂量计算的方法，从而保证婴幼儿的合理、安全用药，减少不良反应的发生。

三、思考与练习

多选题

静脉输液时应注意观察（　　）

A.输液是否通畅

B.输液局部有无红肿，穿刺点有无渗血

C.敷料是否卷边

D.输液管内有无气泡

E.用药后反应

F.滴速是否正常

情景模拟1　婴幼儿口服给药方法

【情景导入】

婴幼儿，李某，女，3岁，因"全身风团样皮疹"收入病房，为缓解婴幼儿症状，遵医嘱给予口服开瑞坦糖浆治疗。

【路径清单】

（一）思考要点

如何给婴幼儿安全、正确口服给药？

（二）操作目的

帮助婴幼儿正确安全地服用医生处方的药物，以缓解症状、治疗疾病、维持正常生理功能、帮助诊断和预防疾病。

（三）评估问题

1.了解婴幼儿身体及自理情况、药物过敏史及药物使用情况。

2.了解婴幼儿吞咽功能，有无口腔或食管疾病及是否有恶心、呕吐等。

（四）物品准备

药物、温开水、小饭巾，必要时量杯、研磨器、奶嘴/奶瓶、注射器等。

（五）操作过程

1.协助婴幼儿取舒适卧位。

2.备好温水。

3.核对婴幼儿及药物，准确无误后方能给药。

4.协助婴幼儿服药

（1）奶嘴喂药法（图6-24）：先将药物注入奶嘴中，用奶嘴轻触婴儿嘴唇，让婴儿完全含住奶嘴，此时再将奶嘴向上，让药物完全填满奶嘴。待药液吸吮干净后，将奶嘴装入少许温开水，让婴儿吸吮以清洗口腔。

（2）奶瓶喂药法（图6-25）：先将药品放入奶瓶内，用水将药品完全混匀后，将奶嘴置于婴儿口腔内，使奶瓶的高度逐渐上升，药物填满奶嘴内。待婴儿吸吮结束后，再向奶瓶中注入少许温开水，让婴儿吸吮，起到清洗口腔的效果。

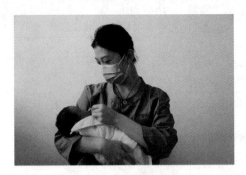

图6-24 奶嘴喂药法

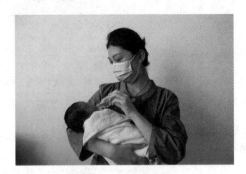

图6-25 奶瓶喂药法

（3）单人喂药法

1）喂药时，由护理员将婴幼儿抱起半卧位于护理员怀中。

2）把小餐巾放在婴幼儿颈部，轻轻捏住脸颊，然后用装满药物的小勺子从孩子的嘴角慢慢地喂入药液。喂药结束后，给予少量温开水冲洗口腔。

（4）双人喂药法

1）对于不配合用药的婴幼儿，可以采用双人喂养方法。让婴幼儿采取半躺下的姿势，一人固定孩子的头，面朝上，另一人轻轻地捏着孩子的两个脸颊，使嘴唇凸出，另一只手将药杯放在近侧嘴角处，然后缓慢倒入。喂药结束后，给一些热温开水漱口。当孩子不配合吞咽时，小勺子应留在口中按压舌尖，以防止婴幼儿呕吐药物，随即喂少许温开水清洗口腔。

2）小婴儿喂药结束后，应将其置于大腿上，用一手保护头部，另一手轻拍后背，也可将婴幼儿竖抱，使婴幼儿头部伏于护理员的肩膀上，用手轻拍后背，以避免药物吐出。

5.安全评估：服用强心苷类药物，服药前须先测脉搏、心率，注意节律变化，询问医师后方可给药。

6.安全评估：若为水剂，用一手握住量杯，拇指指向所需的刻度，使刻度与视线齐平；另一手将小瓶标签朝上，按所需比例倒入药物（图6-26）。

7.若婴幼儿因故暂不能服药，做好标记及交接。

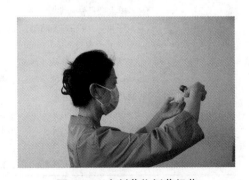

图6-26 水剂药物倒药规范

8.再次核对婴幼儿及药物。

9.密切观察婴幼儿反应。

［考核评分标准］

婴幼儿口服给药技术操作考核评分标准

姓名_____ 考核人员_____ 考核日期： 年 月 日

项目		总分	技术操作要求	标分	评分标准	扣分
仪表		5	符合护理员规范要求	5	一项不符合要求扣1分	
操作前准备		5	1.洗手，必要时戴口罩	2	一项不符合要求扣2分	
			2.用物准备齐全（药物、温开水、小饭巾，必要时量杯、研磨器、奶嘴/奶瓶、注射器等）	3		
安全评估		10	1.了解婴幼儿身体及自理情况、药物过敏史及药物使用情况	4	一项不符合要求扣2分	
			2.了解婴幼儿吞咽功能，有无口腔或食管疾病及是否有恶心、呕吐等	4		
			3.环境整洁、安静、宽敞，光线明亮	2		
操作过程	根据不同情况选择其中一种	60	1.协助婴幼儿取舒适卧位	3	未核对一次扣3分	
			2.备好温水	3	核对内容不全少一项扣2分	
			3.核对婴幼儿及药物，准确无误后方能给药	3	喂药方法不正确扣30分	
			4.协助婴幼儿服药（根据不同情况选择其中一种）		安全评估不正确扣5分	
			（1）奶嘴喂药法		未观察婴幼儿反应扣5分	
			1）将药物注入奶嘴中	5	其余一项不符合要求扣3分	
			2）使奶嘴轻触婴儿嘴唇，让婴儿完全含住奶嘴	10		
			3）将奶嘴向上，使药物完全填满奶嘴，让婴幼儿吸吮奶嘴	10		
			4）待药液吸吮干净后，将奶嘴装入少许温开水，使婴儿吸吮完毕以达到清洗口腔的效果	5		
			（2）奶瓶喂药法			
			1）将药品放入奶瓶内	5		
			2）用水将药品完全混匀	10		
			3）将奶嘴置于婴儿口腔内，使奶瓶的高度逐渐上升，药物填满奶嘴内	10		
			4）待婴儿吸吮结束后，再将奶瓶中注入少许温开水，让婴儿吸吮，起到清洗口腔的效果	5		
			（3）单人喂药法			
			1）喂药时，由护理员将婴幼儿抱起，使婴幼儿半卧位于护理员怀中	10		
			2）把小餐巾放在婴幼儿颈部	5		
			3）用小勺盛药，轻捏婴幼儿双颊处，使药液从婴幼儿口角处慢慢喂入	10		
			4）喂药结束后，给予少量温开水冲洗口腔	5		
			（4）双人喂药法：（用于不配合用药的婴幼儿）			
			1）将婴幼儿取半卧位	5		
			2）一人固定婴幼儿头部，面朝上	5		

续表

项目	总分	技术操作要求	标分	评分标准	扣分
		3）另一人双手轻轻捏住小儿双颊处，使唇部凸出，另一手则把药杯置于近侧嘴角处，然后缓慢倒入	10		
		4）喂药结束后，给予少许温开水冲洗口腔	5		
		5）婴幼儿不配合吞咽时，应将小勺停留在口中压住舌尖，防止婴幼儿吐出药物，待婴幼儿将药液吞咽后再取出小勺，随即喂少许温开水清洗口腔；小婴儿喂药结束后，应将其置于大腿上，用一手保护头部，另一手轻拍后背，也可将婴幼儿竖抱，使婴幼儿头部伏于护理员的肩膀上，用手轻拍后背，以避免药物吐出	5		
		5.安全评估：若婴幼儿需要服用强心苷类药物，服药前须先测脉搏、心率，注意节律变化，询问医师后方可给药	5		
		6.安全评估：若为水剂，一手拿量杯，拇指指向所需刻度，并使刻度与视线平齐；另一手将药瓶标签朝上，倒药至所需刻度处	5		
		7.若婴幼儿因故暂不能服药，做好标记及交接	3		
		8.再次核对婴幼儿及药物	3		
		9.密切观察婴幼儿反应	5		
操作后	5	1.协助婴幼儿取舒适体位 2.将用过的水杯刷洗，物品整理放入垃圾袋内	2 3	一项不符合要求扣2分	
评价	10	1.动作轻柔、熟练、准确，符合操作程序 2.操作者知晓注意事项 3.服药正确，无不适	4 2 4	一项不符合要求扣2分	
理论提问	5	婴幼儿服给药注意事项有哪些	5	少一条扣1分	
合计	100				

理论提问：

婴幼儿口服给药的注意事项有哪些？

答：①使用前了解婴幼儿有无过敏史，严格进行查对，按照医嘱按时给药。②服用多种药物时要注意配伍禁忌。③确保药物剂量准确。④防止呛咳及误吸，若遇婴幼儿将药物吐出，应及时告知医护人员，根据需要补服药物。⑤服药后随时观察服药效果和不良反应，必要时与医师联系。

情景模拟2　小儿氧气驱动雾化吸入方法

【情景导入】

儿童，孙某，男，3岁，因"咳嗽、喘息3天"以"肺炎"收入院，为缓解咳嗽、喘息症状，遵医嘱给予氧气驱动雾化吸入。

【路径清单】

（一）思考要点

如何给儿童正确进行氧气驱动雾化吸入？

（二）操作目的

1.协助婴幼儿消炎、镇咳、祛痰。

2.帮助婴幼儿解除支气管痉挛，改善通气功能。

3.预防、治疗婴幼儿发生呼吸道感染。

（三）评估问题

1.婴幼儿病情：年龄、口腔黏膜、能否配合、自理能力等。

2.婴幼儿既往有无雾化吸入史，有无过敏反应及不良反应；雾化器的种类。

3.环境整洁、安静，宽敞，光线明亮，用氧安全。

（四）物品准备

一次性雾化器、纸巾或小毛巾、温水、配制好的雾化药液。

（五）操作过程

1.为儿童采取舒适的坐位或半坐卧位，不能配合者可等婴幼儿入睡后取平卧位。

2.保持房间内空气流通、环境安全。

3.洗净双手。

4.连接氧气装置。

5.连接雾化器与氧气装置。

6.打开氧气开关，调节氧流量2～8L/min。

7.将面罩罩住儿童口鼻，妥善固定（图6-27）。

8.指导儿童均匀深呼吸，采用口吸气、鼻呼气的方式。

9.雾化完毕取下雾化面罩，关闭氧气开关。

10.擦净儿童面部，协助儿童漱口，必要时给予拍背排痰（图6-28）。

11.洗手。

12.将雾化器冲净晾干备用。

13.观察儿童雾化吸入效果及有无不良反应。

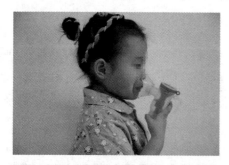

图6-27　将面罩罩住儿童口鼻，妥善固定

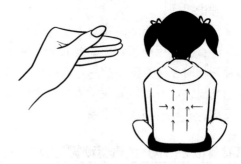

图6-28　叩背手法

（六）注意事项

1.儿童雾化吸入时尽可能使用口罩吸入，婴幼儿应使用面罩吸入器。

2.应在安静或睡眠状态下进行雾化吸入。

3.手持雾化器时保持垂直状态，如婴幼儿平卧时需要调整雾化面罩方向。

4.婴幼儿雾化吸入前30分钟不应进食，面部不涂抹油膏；雾化后及时清洁面部、漱口，年幼儿童可喂少量温水以冲洗口腔。

5.氧气驱动雾化吸入时注意用氧安全，雾化后及时关闭氧气开关。

[考核评分标准]

儿童氧气驱动雾化吸入技术操作评分标准

姓名_____ 考核人员_____ 考核日期：　　年　　月　　日

项目	总分	技术操作要求	标分	评分标准	扣分
仪表	5	符合护理员规范要求	5	一项不符合要求扣1分	
操作前准备	5	1.洗净双手，戴口罩	3	一项不符合要求扣2分	
		2.用物准备齐全（一次性雾化器、纸巾或小毛巾、温水、配制好的雾化药液）	3		
		3.将配制好的雾化液注入雾化器内，检查雾化器有无漏液情况	4		
安全评估	10	1.儿童病情：年龄、口腔黏膜、能否配合、自理能力等	3	一项不符合要求扣2分	
		2.儿童既往有无雾化吸入史，有无过敏反应及不良反应；雾化器的种类	4		
		3.环境整洁、安静，宽敞，光线明亮，用氧安全	3		
操作过程	60	1.为儿童采取舒适的坐位或半坐卧位，不能配合者可等儿童入睡后取平卧位	5	体位不标准扣5分 氧气连接错误扣5分 药液洒出扣5分 氧流量不准确扣5分 面罩未扣住口鼻扣5分 呼吸方式不正确扣10分 氧气未关闭扣5分 其余一项不符合要求扣3分	
		2.保持房间内空气流通、环境安全	3		
		3.洗净双手	3		
		4.连接氧气装置	5		
		5.连接雾化器与氧气装置	3		
		6.打开氧气开关，调节氧流量2～8L/min	5		
		7.将面罩罩住婴幼儿口鼻，妥善固定	5		
		8.指导儿童均匀深呼吸，采用口吸气、鼻呼气的方式	10		
		9.雾化完毕取下雾化面罩，关闭氧气开关	5		
		10.擦净儿童面部，协助婴幼儿漱口，必要时给予拍背排痰	5		
		11.洗手	3		
		12.将雾化器冲净晾干备用	3		
		13.观察儿童雾化吸入效果及有无不良反应	5		
操作后	5	1.协助儿童取舒适体位	3	一项不符合要求扣2分	
		2.将用过的物品整理放入垃圾袋内	2		
评价	10	1.动作轻柔、熟练、准确，符合操作程序	4	一项不符合要求扣2分	
		2.操作者知晓注意事项	2		
		3.儿童症状缓解，用氧安全	4		
理论提问	5	常用的雾化吸入药物有哪些	5	少一条扣1分	
合计	100				

理论提问：

常用的雾化吸入药物有哪些？

答：①糖皮质激素。②支气管扩张剂。③黏液溶解剂。④抗病毒药物。

看答案

（司　辉　魏丽丽）

第七章　孕产妇照护

孕期、围生期、产后是女性生命周期中最为特殊的三个阶段，也是最需要照护的阶段。这一时期的女性在身体、生理上都发生巨大的变化，需要得到全面的照护。本章主要介绍了孕期、分娩期、产褥期的基本知识及饮食、运动、心理照护知识，以及新生儿喂养等照护知识和技能，旨在指导护理员熟练掌握孕期、分娩期、产褥期女性的照护知识和技能，以便在临床中提供专业的照护。

第一节　孕期照护

一、孕期饮食照护

孕期合理营养对胎儿顺利生长发育尤为重要，孕期应注意能量、蛋白质、碳水化合物、脂肪、维生素、微量元素和膳食纤维的摄入。

（一）孕妇的营养需求

1.能量　妊娠初期无须添加能量，从妊娠第16周到宝宝出生后，在原有基础上每天增加200kcal能量，孕妇每天需摄入200～450g主食，以保证充足能量。

2.蛋白质　动物性食物的蛋白质和豆类蛋白质是优质蛋白质，在各种豆类产品、肉、蛋、奶制品等食品中含量丰富。

3.脂肪　主要来源于动物脂肪、肉类和植物种子。孕妇应合理摄入脂肪，避免体重超标。

4.碳水化合物　提供能量的主要物质。孕妇的主食大部分来自碳水化合物，如米饭、饺子。孕中期以后，每天吃0.4～0.5kg主食可满足需求。

5.微量元素　除铁外，大部分微量元素可从平时饮食中补充。

6.膳食纤维　膳食纤维不被人体吸收，但有预防和改善便秘的作用。孕妇应多吃富含膳食纤维的蔬菜、低糖类水果和杂粮。

7.维生素　其中维生素A、B族维生素、维生素C、维生素D是孕妇必需的主要维生素。

（二）孕期饮食注意事项

1.妊娠初期选择容易入口、消化好、能增加食欲的食物，有助于降低妊娠反应。

2.少吃多餐，进食次数、数量、种类和时间根据孕妇食欲和反应轻重及时调整，保证正常食量。

3.早孕反应以早上起床或饭后最为明显，起床前可以吃苏打饼干等食物。

4.戒烟、戒酒。

5.孕妇从妊娠第4个月开始，饮食全面多样化，多吃富含膳食纤维的食物以防便秘。

二、孕期运动护理

（一）孕期运动的优点

孕期运动有助于增强产能，顺利分娩。增进食欲，强化营养，促进新陈代谢。有助于缩短产程，降低剖宫产率。孕期运动能缓解焦虑，使孕妇保持良好情绪，有利于睡眠。保持孕期体重正常增长。

（二）孕期运动的选择

根据个人喜好，可以选择一般的家务劳动、散步、慢步舞、步行通勤、孕妇体操、游泳、骑自行车、瑜伽等形式，妊娠期间不可以选择跳跃、振动、球类、登高、长途旅行、长时间站立、潜水、滑雪、骑马等危险运动。

（三）孕期运动注意事项

1.孕妇应根据自己的体力，每天进行20分钟左右的低强度身体活动。散步等户外活动最好遵循先慢后快的原则。

2.选择舒适安全的运动环境，运动服轻便舒适，可穿运动鞋或软鞋。

3.运动时发生不适应，应及时停止运动，必要时及时就医，运动时注意补充水和能量。

4.运动中注意观察心率变化，可使用说话测试，即运动中说话不连续意味着活动过多，要停下来休息，每次运动20分钟比较合适。

三、孕期心理护理

孕妇的心理反应受妊娠不同时期、本次妊娠是否在计划中、妊娠是否得到家属支持、孕期身体不适程度、孕期是否有并发症等多种因素的影响。

（一）孕期常见的心理反应

1.惊讶　大部分人都被妊娠的事实所震惊。计划外妊娠更令人吃惊。

2.矛盾心理　妊娠事实确定后，孕妇会因身体不适、知识不足、角色转换不适应等内因和外因如经济负担、家庭支持是否充分等，产生矛盾心理。

3.接受　进入妊娠中期，随着孕妇感觉到胎动，早孕反应减轻，在这个阶段，母亲的接受度和愉悦感更加强烈，出现"筑巢反应"，为腹中的胎儿储存物品、想名字等行为。

4.焦虑　妊娠期，尤其是妊娠晚期，由于胎儿健康、分娩是否顺利、产期疼痛等原因，会产生焦虑。

5.情绪波动　孕妇受激素影响，情绪波动大，容易兴奋，为小事生气哭泣。

6.耐受性　孕妇在孕期更关注自己的身体和反应，注重营养和休息，比较重视自己的行为和孕期计划，希望自己在各方面都做得好。

（二）孕期心理不适的疏导方法

1.及时发现孕妇的不良情绪，愿意倾听、了解令孕妇焦虑不安的内容，给予鼓励和支持，并和家属沟通，一起合作，帮助孕妇解决一些实际问题。

2.用自己的良好情绪感染孕妇，通过微笑、和善的语气，让孕妇感受好天气，通过夸奖孕妇好气色等用一些细微的言语和表情，带动孕妇感受身边美好，赶走不良情绪。

3.放一些舒缓的音乐，或者询问孕妇的喜爱，帮助孕妇做一些自己喜爱的小事情，让枯燥的生活添点乐趣。

4.若孕妇需严格卧床，需帮助孕妇做好清洁卫生工作。若身体允许，鼓励并帮助孕妇适当活动。

5.鼓励孕妇发泄不良情绪，做一个倾听者，耐心倾听。甚至孕妇想哭就哭一会儿，安静陪伴一下，无须刻意打断。

6.帮助孕妇增加孕期知识储备，帮忙安排孕妇学校课程的时间。

7.能够识别孕妇心理状态的严重性，如果通过一些心理疏导，孕妇的心理仍处于不良状态，需及时请求专业心理人员的介入和帮助。

四、本节小结

本小节重点讲述了孕期饮食照护、孕期运动护理和孕期心理护理，使护理人员掌握妊娠期照护内容，以便在临床中为孕妇提供专业的指导和照护。

五、思考与练习

1.单选题

（1）妊娠早期孕妇可以多食用（　　）

A.油煎炸类食物　　　B.辛辣食物　　　C.蔬菜水果　　　D.寒、凉食物

（2）孕期可以选择（　　）运动项目

A.登高　　　B.孕妇体操　　　C.长途旅行　　　D.潜水

（3）当护理孕妇时，下列哪项交流不合适（　　）

A.你左侧躺对胎儿好，我帮你拿个枕头垫在肚子下面吧，你能更舒服些

B.你不能哭，你现在肚子里有宝宝，你哭会对你的宝宝不好，快别哭啦

C.你需要严格卧床，长期躺着容易不舒服，我帮你揉揉脚吧

D.你喜欢吃什么，我帮你订一些你喜欢吃的东西

（4）下列属于孕产妇中期妊娠的心理变化的是（　　）

A.矛盾感和不确定感

B.接受胎儿、筑巢反应

C.情绪不稳定

D.身体不适渴望终止妊娠

2.是非题

（1）妊娠早期应多吃多餐，保证充足的进食量。（　　）

（2）孕妇运动时出现心慌、气促可以继续运动，不必停下来休息。（　　）

（3）由于体内激素的作用，孕妇情绪波动较大，易激动，常为一些小事而生气。（　　）

3.思考题

孕期饮食的注意事项是什么？

第二节　分娩期照护

一、分娩期基本知识

孕28周以上，新生儿及附属物从临产到母体分娩的期间称为正常分娩。妊娠28周

或不足37周的分娩称为早产。妊娠37周及不足42周的分娩称为足月产。妊娠满42周及以后的分娩为过期产。

（一）临产

临产表现一般为有节律、逐渐加深的宫缩，持续时间在30秒以上，平均间隔5～6分钟，进展的宫颈管消失，宫颈口扩大，伴随胎头先露降低，使用镇静药也无法抑制。

（二）总生产过程和生产过程的分期

总生产过程是指整个生产的全过程，从临产到新生儿完全从母体分娩，一般包括三个生产过程。

第一生产过程，又称宫颈扩张期。从分娩期到子宫口开全，初产孕妇的宫颈开全通常需要11～12小时。经产妇宫颈开放较快，需6～8小时。

第二生产过程，也被称为胎儿娩出期。从宫颈开全到新生儿娩出。初产孕妇通常需要1～2小时。经产妇通常在几分钟内完成，有的甚至长达1小时。

第三生产过程，也被称为胎盘分娩阶段。从新生儿分娩到胎盘胎膜分娩。该过程通常需要5～15分钟，但不能超过30分钟。

影响生产的4个因素：产能（子宫收缩、腹压、抗肌肉收缩力）、产道（骨产道、软产道）、胎儿（大小、胎位、胎儿畸形）及孕妇精神心理因素。

二、临产征兆

（一）先兆临产的定义

分娩不是突然出现的现象。在分娩进行前后，经常能看到被称为产兆的某种征兆。

（二）先兆临产表现

1.腹部下降和轻松感　进入妊娠晚期，孕妇腹部感觉轻松感，子宫底部下降，呼吸顺畅，下腹下坠感。

2.见红　在生产开始前24～48小时从阴道排出少量暗红色或咖啡色的血性分泌物称为见红现象，是生产进展比较可靠的迹象。出血量通常比正常月经少，混合黏液排出。

3.子宫收缩　在生产开始前2～3周母体发生不规则的腹部收缩阵痛，这就是子宫的收缩，这种子宫收缩通常是暂时的、不稳定的、间歇性的、长时间的、不规则的，孕妇在行走或暂时休息后改变位置时会停止子宫收缩。这种子宫收缩通常会在夜间或凌晨消失，因此在子宫收缩时只会导致下腹部轻微膨胀和腰部酸痛，明显的子宫开口不太大，因此称为假临产。

4.破水　临产前，胎儿附近包裹的羊膜囊突然破裂，囊内大部分羊水排出阴道。破水特征：阴道内排出一定量的液体，但有不可控或少量持续性的反复流水，排出的液体无色或透明，可能含有漂浮物，如胎脂。一般情况下，破水发生在宫口开全前后，但一些孕妇有产前破膜。

三、分娩前准备

（一）心理准备

1.树立自然分娩的信心。

2.丈夫应该给予妻子关怀和鼓励。

3.在孕期参加孕妇学校的课程，了解分娩的相关知识。

（二）身体准备

1.睡眠休息：孕末期保证充分的睡眠和休息时间，以保证充足的体力。

2.家属照顾：丈夫可陪伴分娩。

3.身体清洁，洗澡。

（三）物品准备

1.母亲用品

（1）产妇的证件：医疗就诊卡、医保卡、夫妇的双方身份证、母婴保健手册或门诊病历、住院用的押金或银行卡（有妊娠合并症会酌情增加）。

（2）日用品：脸盆、牙刷（软毛）、牙膏等、毛巾、水杯（最好带吸管）、卫生纸、产褥垫、更换的内衣裤（宽松）、拖鞋（防滑）。

（3）分娩时吃的食物及饮料：能量高易消化食物如粥、果汁饮料等。

2.婴儿用品

（1）包被2～3套（方形的、柔软的一薄一厚算一套）、婴儿服、婴儿口水巾。

（2）新生儿尿不湿片、润肤油、护臀膏、爽身粉、小毛巾、婴儿湿巾等。

（3）必要时带奶瓶、奶粉。

四、产时照护

（一）第一产程的照护

1.安排安静、干净、宽敞的分娩场所，穿戴整齐的员工给产妇和家属带来信任和安全感。

2.在整个分娩过程中，为产妇提供心理、生理、情感、信息及适当的技术支持，帮助产妇缓解焦虑恐惧情绪，增强产妇的分娩信心。

3.指导和鼓励产妇在宫缩间歇时多吃少量高热量、易消化、清淡的食物，喝足够的水分保证产妇足够的体力。

4.待产产妇建议使用生育椅、辅助车、扶手、靠垫等，有利于生育进展。

5.定期督促产妇排尿，告知产妇排尿的重要性，防止因胎儿下降缓慢而导致第一产程延长。

6.产妇在分娩过程中经常出汗，用毛巾帮助产妇擦拭或更换衣服，可以帮助产妇整理床单，促进舒适。长发产妇等待分娩过久，头发会显得凌乱，可帮助整理，有助于调整产妇的精神状态。

（二）第二产程和第三产程的照护

1.第二产程是子宫口开大10cm直到胎儿分娩的过程。产妇子宫口完全打开后，子宫收缩时伴有排便感觉，医护人员指导产妇加大力度，为产妇做好分娩准备。护理人员要陪伴产妇，不要离开产妇。这时产妇害怕独处，需要安慰、支持、鼓励，缓解紧张和恐惧。

2.产妇无宫缩时可及时擦汗，注意休息，为下一步用力准备，告知产妇分娩过程进展，称赞产妇等。子宫收缩时支持产妇，指导正确用力的方法和技巧。

3.如果在分娩期间能够进食，产妇可以吃一些高热量的食物，如巧克力，帮助补充体力。

4.胎儿分娩后医护人员处理新生儿脐带，助产士将新生儿置于母亲胸腹部，进行母婴皮肤接触。此时，护理人员应帮助产妇确保新生儿安全，向产妇说明皮肤接触、早期吸吮的重要性。

（三）产后2小时护理

1.产后产妇在分娩室观察2～3小时。必须随时观察产妇的情况。阴道出血较多的，应及时通知医护人员。同时，督促产妇及时排尿配合，避免影响子宫收缩。

2.为产妇提供清淡易消化、高热量饮食，帮助产妇照顾生活。例如，更换湿衣服、梳头擦汗、及时更换产褥垫等。

3.迅速支持产妇母乳喂养。详细情况请参照母乳喂养方法。

五、分娩期心理护理

（一）加强产前心理疏导

充分有效的产前心理引导是减轻分娩期妇女焦虑的最有效措施，孕期应通过健康教育，使孕妇及其家属充分了解分娩过程，掌握分娩镇痛的非药物镇痛方法，使孕妇了解分娩室环境，消除孕妇对分娩室的恐惧。

（二）营造安静舒适的分娩环境

在分娩过程中，要为孕妇营造安静舒适的分娩环境，包括房间的颜色、光、音、温湿度等，让孕妇心情更平和，更好地感受自己的子宫收缩和力量。

（三）加强心理支持

在整个分娩过程中，心理支持非常重要。眼神、鼓励、称赞可以提高孕妇生育的信心。尽量陪伴孕妇，耐心回答孕妇提问，倾听孕妇诉说，帮助消除焦虑情绪。给予确切的心理支持。

（四）指导家属给予支持

家人特别是丈夫的陪伴，是对孕妇最有力的心理支持，鼓励丈夫和孕妇一起等待分娩，通过语言、按摩等方式，教会他们表达对产妇的理解、关心和爱。

六、本节小结

本节内容讲述了分娩期基本知识、临产征兆、分娩前准备、产时护理、分娩期心理护理。情景模拟了第一产程中自由体位的应用。护理人员应充分掌握分娩期基本知识及照护技能，以便在临床中对分娩期孕妇给予有效的指导和照护。

七、思考与练习

1.单选题

（1）影响分娩的因素有产力、产道、胎儿以及（　　）

A.孕妇精神状态　　B.体温　　C.体重　　D.血压

（2）见红通常发生在分娩前（　　）小时内

A.24～48　　B.6～8　　C.10～12　　D.72

（3）以下哪项不是分娩前孕妇的准备（　　）

A.心理准备　　B.身体准备　　C.物品准备　　D.占卜分娩日期

（4）下列属于分娩期的心理特点（　　）

A.担心分娩不顺利，怕手术，怕宫缩痛

B.怕陌生的分娩环境

C.担忧婴儿状况、费用等

D.因焦虑、恐惧等情绪，对疼痛耐受力下降

E.以上都是

（5）分娩中给予产妇增强安全感的措施有（   ）

A.提供舒适环境　　　B.实施导乐分娩　　　C.家属陪伴

D.用言语鼓励产妇　　　E.以上都是

2.多选题

（1）异常分娩的心理调适不包括（   ）

A.向产妇解释难产的原因、母儿情况，处理方法

B.多陪伴在产妇身边，给予心理支持

C.耐心回答产妇的问题，稳定其情绪

D.指导产妇深呼吸，减轻因宫缩痛引起的不适

E.关心产妇的饮食及提供生活照护，少与产妇交谈

（2）使用以下哪些工具能利于产程的进展（   ）

A.分娩球　　　B.分娩椅　　　C.扶栏　　　D.靠垫　　　E.助走车

3.是非题

（1）分娩时吃的食物是热量高易消化的食物。（   ）

（2）可以通过按摩和指导呼吸方法的方式帮助产妇放松。（   ）

（3）产妇宫口开全时就可以进食高热量食物补充体力。（   ）

4.思考题

（1）临产的标志有哪些？

（2）先兆临产的表现？

情景模拟　第一产程中自由体位的应用

【情景导入】

产妇，陆某，女31岁，于今日18∶00因"停经41周5天，见红伴不规律下腹痛1天"收入院，宫缩规律，宫口容指。

【路径清单】

（一）思考要点

怎样支持和帮助产妇度过第一产程？

（二）操作目的

1.提高顺产率，降低剖宫产率。

2.缩短产程。

3.提高孕妇生活质量。

（三）评估问题

1.产妇是否清醒，可参与和配合过程。

2.评估产妇病情及管路情况。

3.评估产妇所处环境是否安全，能够保护隐私，温湿度适宜。

（四）物品准备

便盆1个、手纸、一次性垫单、温水。

（五）操作过程

1.确认操作前准备充分

（1）护理员：洗手。

（2）用物：准备齐全所需用物后，检查有效期，并将用物放置在合理位置。

（3）环境：整洁、安静、安全、温湿度适宜。

2.携用物至床旁，为带管路的被照护者整理好管路。

3.协助被照护者取舒适卧位。

4.置便盆协助按时解小便，注意保暖。

5.协助取相应体位。

（1）侧卧位：协助产妇侧卧在床上，双下肢自然放松，在两腿间和后背部各放一个枕头。

（2）半卧位：协助产妇半卧位坐于床上，上身与床夹角应＞45°。

（3）坐位：产妇上半身垂直，倾坐于床上或椅子上或分娩球上。

（4）站位：产妇站立，上身前倾趴在支撑物上，产妇亦可同时左右摇摆骨盆。

（5）蹲位：产妇双脚站在地板或床上，双手扶住床栏或陪伴者协助采取低蹲位或半蹲位。

（6）膝胸卧位：产妇双膝和上臂着床（或瑜伽垫），胸部紧贴在床上（或瑜伽垫）（图7-1）。

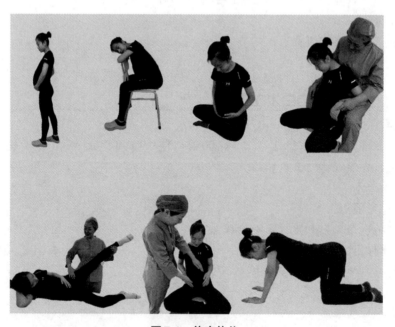

图7-1 待产体位

6.协助产妇取相应体位后休息，随时询问产妇小便能否解出，如不能及时告知助产士，整理床单位，询问被照护者感受。

（六）注意事项

1.操作过程中随时观察产妇精神状态，如遇异常及时汇报。

2.改变体位过程中，如遇产妇无力配合，应给予垫枕或人力协助。

3.改变体位应遵守"三部曲"：先坐30秒，垂足床边坐30秒，原地站立30秒。避免发生直立性低血压等情况。

4.协助有管路的产妇摆体位时，注意不要拽拉管路，以免管路脱出。

5.若大小便或分泌物污染了中单、衣服、被褥，要及时更换。

6.观察阴道有无分泌物，记录分泌物的性状、量。查看皮肤完整情况，如有异常及时汇报医护人员。

［考核评分标准］

自由体位技术操作考核评分标准

姓名_____ 考核人员_____ 考核日期： 年 月 日

项目		总分	技术操作标准	标分	评分标准	扣分
仪表		5	符合护理员规范要求	5	一项不符合要求扣1分	
操作前准备		5	1.洗净双手 2.准备齐全并且检查用物，放置在合理位置	2 3	一项不符合要求扣2分	
安全评估		10	1.产妇病情、管路、意识、自理能力、合作程度、会阴部皮肤状况 2.询问助产士有无胎位异常、宫缩乏力、宫颈水肿等 3.环境整洁、安静、安全、温湿度适宜	4 4 2	一项不符合要求扣2分	
操作过程	根据不同情况选择其中一种	60	1.携用物至床旁，评估产妇病情，为带管路的被照护者整理好管路 2.根据不同情况选择其中一种体位 （1）侧卧位：协助产妇侧卧于床上，双下肢自然放松，在两腿间和后背部各放一个枕头 （2）半卧位：协助产妇半卧位坐于床上，上身与床夹角应＞45° （3）坐位：产妇上半身垂直，倾坐于床上或椅子上或分娩球上 （4）站位：产妇站立，上身前倾趴在支撑物上，产妇亦可同时左右摇摆骨盆 （5）蹲位：产妇双脚站在地板或床上，双手扶住床栏或陪伴者协助采取低蹲位或半蹲位 （6）膝胸卧位：产妇双膝和上臂着床（或瑜伽垫），胸部紧贴在床上（或瑜伽垫） 3.协助产妇取相应体位后休息 4.随时询问产妇小便能否解出，如不能及时告知助产士 5.询问产妇感受 6整理床单位	10 30 30 30 30 30 30 5 5 5 5	过度暴露被照护者扣5分 改变体位用力过猛扣5分 体位不正确扣30分 未观察产妇小便颜色、性状及量扣5分 其余一项不符合要求扣5分	

续表

项目	总分	技术操作标准	标分	评分标准	扣分
操作后	5	1.撤去屏风，通风换气，调节室温至合适温度 2.操作所有用品分类放置归原位，垃圾按分类标准废弃 3.流动水洗手	2 2 1	一项不符合要求扣1分	
评价	10	1.遵循消毒隔离、保护隐私、安全的原则 2.护理员知晓注意事项 3.产妇皮肤及床单位整洁，无皮肤损伤	4 2 4	一项不符合要求扣2分	
理论提问	5	1.观察产妇待产过程内容包括哪些方面 2.评估包括哪些方面的内容 3.协助产妇摆体位时的注意事项有哪些	2 1 2	少一条扣1分	
合计	100				

理论提问

1.观察产妇待产过程内容包括哪些方面？

答：宫缩强弱、膀胱充盈情况、胎心有无异常、产妇精神状态等。

2.评估包括哪些方面的内容？

答：①产妇病情、管路、自理能力、个人合作程度。②产妇会阴部皮肤状况。③询问助产士有无胎位异常、宫缩乏力、宫颈水肿等。

3.协助产妇摆体位时的注意事项有哪些？

答：①操作过程中随时观察产妇精神状态，如遇异常及时汇报。②改变体位过程中，如遇产妇无力配合，应给予垫枕或人力协助。③改变体位应遵守"三部曲"：先坐30秒，垂足床边坐30秒，原地站立30秒后再行走。避免发生直立性低血压等情况。④协助有管路的产妇摆体位时，注意不要拽拉管路，以免管路脱出。⑤若大小便或分泌物污染了中单、衣服、被褥，要及时更换。⑥观察阴道有无分泌物，记录分泌物的性状、量。查看皮肤完整情况，如有异常及时汇报医护人员。

第三节　产褥期照护

一、产褥期基本知识

产褥期除乳房外，所有与妊娠相关的生理变化均恢复到正常水平。一般来说，产后6～8周是最佳时期。

（一）产褥期的生理变化

1.子宫修复　胎儿分娩后子宫快速恢复到孕前状态的现象称为子宫修复。通常，在产后6～8周，子宫恢复到未怀孕时的大小。

2.恶露　产后头几天，正常恶露为深红色或深褐色，即血性恶露。此后，阴道排出物逐渐变薄，变成粉褐色（浆液性恶露），持续2～3周。最后，阴道排出物变成黄白色。

3.乳腺肿胀　一般产后1～3天，正常范围约产后1周，症状高峰平均产后3～5天，乳腺肿胀可使产妇不适。哺乳前的温湿布或温水淋浴有助于乳房松弛，促进乳汁排出。

4.皮肤和头发　妊娠纹在产后由红色变成银色，是永久性的。产后脱发在产后1～5个月常见，一般呈自限性，产后6～15个月可恢复正常。

（二）产褥期护理

1.预防产后出血　观察子宫收缩情况及阴道出血情况，勤排尿减少憋尿。

2.预防静脉血栓形成　鼓励产妇床上肢体运动，坚持做产后康复操，尽早下地活动。

3.盆腔肌锻炼　鼓励并指导产妇进行盆底肌运动，必要时康复科进行康复训练。

4.产后痛　多达50%的产妇在阴道分娩或剖宫产后48小时内出现高张性子宫收缩导致的产后痛。疼痛呈间歇性，并且常在哺乳时因婴儿吸吮引起缩宫素释放而加剧。疼痛无法忍受可遵医嘱服用镇痛药，产后痛常在产后第1周结束时自发缓解。

5.饮食与活动　产妇合理营养均衡膳食，进行适当活动。

6.避孕　大多数产妇会在产后6周内恢复性活动，做好避孕指导。

二、产褥期饮食照护

（一）产褥期营养的目的

1.补充妊娠和分娩时的消耗。

2.促进母体组织的恢复，使身体的所有器官尽快恢复到怀孕前的状态。

3.改善身体的营养状况，提高抵抗力，预防产后的各种并发症。

4.提供乳汁分泌所需营养。

（二）产褥期饮食原则

1.产后的营养包括足够的热量、优质蛋白、矿物质和维生素及充足液体。

2.产后营养需求比怀孕时高，但要吃得适当，量要充足。

3.注意产后膳食的烹调方法，多吃熬、煮、炒的食物，少吃炸、煎的食物。畜肉，鱼类，禽类最好采用蒸和煮的方法，吃的时候要喝汤，既可增加营养摄入，又促进泌乳。

4.食材不要过于简单，注意营养搭配，多摄入新鲜蔬菜、瓜果，以补充多种维生素和矿物元素，可增加胃口、减少便秘的发生，并促进泌乳。避免盐分高和刺激性的食物，以免对母亲和宝宝有不好的影响。

5.选择柔软、易消化吸收的食物，少食多餐，多喝汤，利于母乳喂养。要避免生、冷、硬的食物。

（三）饮食指导

1.经阴道自然顺产的产妇，在分娩后1小时可以采取流质或半流质流食，然后逐渐转变至正常饮食。

2.应给产妇提供易消化、营养丰富的食物，多喝汤以帮助身体恢复和泌乳。食物应多样，少量多餐。

3.建议多吃富含蛋白质、矿物质、维生素和纤维的食物，如鱼、肉、蛋、乳制品、蔬菜和水果，避免辛辣和硬的食物。

4.剖宫产术后6小时之内应禁饮食，6小时后可进食流质饮食，如小米粥、鸡蛋羹等，应避免牛奶、豆浆和含糖多的食品，以免腹胀，待胃肠功能恢复后可过渡至普通饮食。

5.产后6周之内不能食用红枣、阿胶、桂圆等活血化瘀的食品，以免引起晚期产后出血。

三、产褥期活动照护

（一）休息

产妇在生产后应尽量卧床休息，因为分娩、会阴部疼痛和分娩疲惫会使其感到不适。产妇的房间应清洁安静、有充足的阳光和新鲜的空气，并有适当的温度和湿度。夏季的室温为22～24℃，冬季的室温保持在20～22℃。每日通风换气，但要避免风直吹产妇，导致产妇受凉。床铺应保持平整、松软，及时换洗。

（二）活动

经阴自然顺产的产妇，在产后6～12小时可以起床做少量活动产后24小时可在房间里自由活动，如觉体力未完全恢复，可由他人协助。剖宫产术后鼓励产妇在床上翻身活动，术后第二天即可下床活动，一周后可做产后健身操。

产后适当的活动有利于促进子宫的恢复至孕前水平、更好地排出恶露、能够使身体尽早恢复、利于排尿和排便，预防静脉血栓的发生，利于恢复骨盆底及腹肌张力。

四、母乳喂养

母乳中含有新生儿6个月前所需的所有营养成分，对母亲和婴儿的健康也有好处。

（一）一般护理指导

1.营造舒适环境　应母婴同室，环境温馨舒适，照顾和帮助产妇，使产妇精神愉悦，充满自信，同时指导和鼓励丈夫和家人参加新生儿护理活动，培养新的家庭观念。

2.休息　充分休息对母乳喂养非常重要，指导产妇和婴儿同时休息。

3.营养　产妇在产褥期及哺乳期应摄取比未怀孕更多的营养，以保障新生儿的生长需求。

（二）喂养方法指导

产妇洗完双手后进行母乳喂养，用清水擦拭乳房和乳头。母亲和婴儿要选择舒适的姿势。产妇最好坐在舒服的椅子上。如果会阴伤疼痛不能坐下来喂奶，可以侧卧，但要保持产妇和婴儿的密切接触。

1.哺乳时间　原则上按需哺乳。一般在产后30分钟内开始哺乳，初期母乳量较少，但婴儿频繁抽吸会刺激乳汁分泌。产后一周内喂奶次数常为多次，每1～3小时喂奶，每次开始吸的时间为15～20分钟，不要过长，以免乳头裂开或出现乳腺炎。

2.喂奶方法　喂奶前按压乳头周围组织，挤少量奶刺激宝宝抽吸，然后宝宝含住乳头和大部分乳晕，单手轻轻按压乳房上方，防止乳房堵塞宝宝鼻孔，喂奶结束后，用食指轻轻按压宝宝的下巴，避免在口腔负压的情况下拉扯乳头引起局部疼痛和皮肤损伤。喂奶后，将乳汁涂在乳头或乳晕上。

3.喂奶注意事项

（1）喂奶时先吸空一侧乳房，再吸另一侧乳房。

（2）喂奶后抱着婴儿，轻拍背部1～2分钟，排出胃内空气，避免溢乳。

（3）喂奶后产妇佩戴舒适、尺寸合适的棉质乳罩。

（三）乳房护理

乳房要保持清洁干燥，每次喂奶前温柔按摩乳房，刺激泌乳反射，喂奶时让新生儿充分吸奶。

1.一般护理 每次喂奶前，产妇要清洗双手，乳头有结痂和污渍，油擦后温水清洗，避免用酒精等擦拭，以免引起局部皮肤干燥开裂。

2.平坦及凹陷乳头护理 部分产妇乳头凹陷，婴儿不能有效吸吮乳头，可指导产妇进行乳头伸展和乳头拉伸练习。

（1）乳头拉伸练习：将两根食指平行于乳头两侧，向两侧拉伸，拉伸乳头和皮下组织，将乳头向外突出（图7-2）。然后将两根示指分别放置在乳头的上下，将乳头沿上下两个方向纵向打开（图7-3）。这个练习每日2次，每次15分钟。

（2）乳头牵拉练习：用一只手托乳房，另一只手的拇指和中、示指抓住乳头向外牵拉重复10～20次，每日2次（图7-4）。

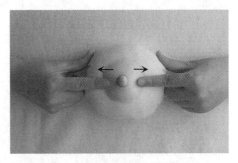

图7-2 乳头伸展练习（横向）

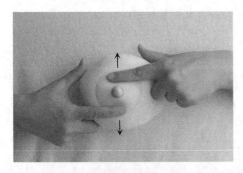

图7-3 乳头伸展练习（纵向）

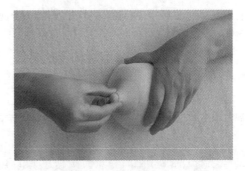

图7-4 乳头牵拉练习

3.乳房胀痛护理

（1）尽早开奶，于产后30分钟内开始哺乳，促进乳汁分泌。

（2）哺乳前热敷乳房，有利于乳腺管畅通。在两次哺乳期间冷敷乳房，可减少局部充血、肿胀。

（3）按摩乳房哺乳前按摩乳房，从乳房边缘向乳头中心轻轻按摩，可促进乳腺管畅通，减少疼痛。

（4）乳房肿胀时，产妇穿戴合适的具有支托性的乳罩，可减轻乳房充盈时的沉重感。

4.乳腺炎护理 轻度乳腺炎在哺乳前湿热敷乳房3～5分钟，再按摩乳房，轻轻拍打和抖动乳房，哺乳时先喂患侧乳房，每次哺乳时应充分吸空一侧乳房，同时增加哺乳频率，每次哺乳至少20分钟。产妇应充分休息，饮食要清淡。若病情严重，需药物及手术治疗。

5.乳头皲裂护理　轻者可继续哺乳。哺乳时协助产妇采取舒适的姿势，哺乳前湿热敷乳房3～5分钟，挤出少许乳汁使乳晕变软，让乳头和大部分乳晕含吮在婴儿口中。哺乳后，挤出少许到乳头和乳晕上，短暂暴露使乳头干燥，因乳汁具有抑菌作用且含丰富蛋白质，能起修复表皮的作用。疼痛严重者，可用吸乳器吸出喂给新生儿或用乳头罩间接哺乳。

6.催乳护理　对于乳汁分泌不足的产妇，应指导其正确哺乳的方法，按需哺乳、夜间哺乳，调节饮食，同时鼓励产妇树立信心。

7.退乳护理　产妇因疾病或其他原因不能哺乳时，应尽早退奶。最简单的方法是停止哺乳，不排空乳房，少进汤汁，但有50%的产妇会感到乳房胀痛，2～3日后疼痛减轻：目前不推荐雌激素或溴隐亭退奶。

五、产褥期心理照护

产褥期的产妇，心理处于脆弱和不稳定状态，对于角色的转变适应程度，家庭的经济和情感支持是否充足，对于新生儿的喂养和照顾是否有困难，各方面都影响着产妇的心理状态，所以此阶段产妇的心理尤其需要关注，做好心理照护。

（一）产褥期妇女的心理变化

产褥期产妇的心理变化，受多方面因素影响，包括产妇的年龄、对分娩的感受、分娩后的身体恢复情况、新生儿的性别是否符合自己及家人的希望、新生儿的喂养和照顾情况、家庭的经济状况和家人态度等。产褥期最常见的产妇心理不适有压抑、焦虑和产后抑郁。

（二）产褥期心理不适的疏导方法

1.协助产妇照顾好宝宝，让产妇多休息多睡觉。

2.安排好饮食，了解产妇的口味，选择产妇既符合产妇口味又有营养的饮食，并提供一些切好的水果等小吃，满足产妇的营养需求。

3.产妇行动不便时，帮助产妇做好清洁卫生工作。每日擦洗清洁脸、手、足及会阴处。衣服不洁或汗湿时，及时更换产妇的衣物。

4.用饱满的情绪投入工作，保持微笑，保持和善的语气，多倾听产妇的心理诉求。

5.多和产妇聊天，夸一夸产妇及宝宝，让其保持愉快的心情。

6.帮助产妇保持泌乳通畅，能够有效哺乳。

7.鼓励家人尤其是丈夫多关心照顾产妇，指导爸爸多参与宝宝的日常看护，增加家人对产妇的支持和照顾。

8.能够识别严重的产后抑郁，如果通过一些心理疏导，产妇的心理仍处于不良状态，需及时请求专业心理人员的介入和帮助。

六、本节小结

本节主要讲述了产褥期基本知识、产褥期饮食护理、活动护理、母乳喂养及产褥期心理护理。情景模拟了母乳喂养、手挤奶、二项基本操作。护理人员应熟练掌握产褥期的基本知识及技能，以便在临床工作中给予产妇有效的指导和照护。

七、思考与练习

1.单选题

（1）"早开奶"是指在新生儿出生后（　　）内开始母乳喂养

A.半个小时　　　B.1小时　　　C.2小时　　　D.3小时

（2）对于母乳不足的原因，下列哪项是错误的（　　）

A.为早开奶，早吸吮

B.妈妈对喂养信心不足

C.婴儿吸吮次数太多

D.未能实施按需哺乳

2.是非题

（1）剖宫产术后不能进食，需等到排气后进食。（　　）

（2）产后产妇为避免受凉应减少开窗通风。（　　）

3.思考题

（1）产褥期饮食的原则是什么？

（2）产后锻炼的好处有哪些？

情景模拟1　母乳喂养指导

【情景导入】

产妇，王某，女，26岁，于今日09：08经阴分娩一女婴，体重3800g，孕38周6天，产房产后观察2小时后返回病房。

【路径清单】

（一）思考要点

应如何协助产妇进行母乳喂养？

（二）操作目的

1.指导产妇正确进行母乳喂养。

2.满足新生儿生理需求。

（三）评估问题

1.评估产妇有无母乳喂养禁忌。

2.评估新生儿口唇、面部、皮肤颜色等一般情况是否适合母乳喂养。

3.评估产妇所处环境是否能够保护隐私，温度是否适宜。

（四）物品清单

毛巾、座椅、踏板、新生儿模型、乳房模型。

（五）操作过程（图7-5）

1.充分做好操作前准备。

（1）在哺乳前，护理员及产妇要洗净双手。

（2）坐位哺乳时要准备一把稍矮的椅子，供产妇哺乳时使用。

（3）母亲与婴儿的用品要分开，避免交叉感染。

2.采取正确的母乳喂养姿势进行母乳喂养。

（1）侧卧位

1）母亲侧卧位，下方手臂与身体微微分开，方便放置新生儿。

2）将新生儿放于母亲身旁，面向母亲呈侧卧位，稍稍垫高新生儿头部，使新生儿的嘴与母亲乳头成水平位，注意新生儿的头、颈、肩应在同一直线上，避免身体平躺，仅头部面向母乳而造成的颈部扭转。

3）用乳头轻轻触碰新生儿的嘴唇，待新生儿自动寻觅乳头。

4）新生儿张大嘴巴时，快速将乳头及乳晕送入新生儿口中。

5）待新生儿规律且有力的吸吮后，松开捏乳头的手，必要时母亲示指轻压乳房，避免堵塞新生儿鼻部。新生儿含接应尽量深，使乳头位于新生儿软硬腭交界处与舌头之间，深入的含接可提高吸吮效率，同时可减轻乳头的疼痛，预防乳头皲裂。

（2）坐位

1）母亲坐在较低的椅子上，双腿自然下垂。

2）把新生儿放于母亲大腿上。

3）母亲哺乳侧手臂前臂弯曲，托住新生儿的头、颈、肩，另一只手呈"C"字托起乳房，即拇指放在乳房上方，四指放于乳下。

4）用乳头轻轻触碰新生儿的嘴唇，待新生儿自动寻觅乳头。

5）新生儿张大嘴巴时，快速将乳头及乳晕送入新生儿口中。新生儿含接应尽量深，使乳头位于新生儿软硬颚交界处与舌之间，深入的含接可提高吸吮效率，同时可减轻乳头的疼痛，预防乳头皲裂。

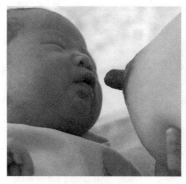 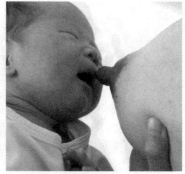

面向乳房   刺激乳头

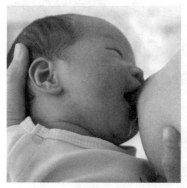 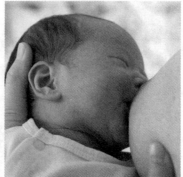

嘴巴张大   含接乳头

图7-5 母乳喂养含接

（六）注意事项

1.按需哺乳，新生儿饿了及母亲乳胀了都可以喂哺。

2.侧卧哺乳时注意不要压住新生儿的嘴、鼻，以免发生窒息。

3.哺乳时先喂一侧乳房，吸空后再喂另一侧。

4.喂完奶后，要把新生儿竖着抱起，轻拍后背，让新生儿把胃内空气排出来，以免吐奶。

［考核评分标准］

母乳喂养技术操作考核评分标准

姓名_____　考核人员_____　考核日期：　　年　　月　　日

项目	总分	技术操作标准	标分	评分标准	扣分
仪表	5	符合护理员规范要求	5	一项不符合要求扣1分	
操作前准备	5	1.用物准备齐全：毛巾、座椅、踏板、新生儿模型、乳房模型	3	一项不符合要求扣2分	
		2.模拟母亲1人	2		
安全评估	10	1.评估产妇有无母乳喂养禁忌	2	一项不符合要求扣2分	
		2.评估新生儿口唇、面部、皮肤颜色等一般情况是否适合母乳喂养	3		
		3.评估乳头清洁度及泌乳情况，乳头局部皮肤情况	3		
		4.环境安全、整洁，光线明亮，注意保护产妇隐私	2		
操作过程	60	1.护理员及母亲清洗双手，环境温度24～26℃，适当遮挡，保护隐私，向产妇做好解释	5	体位不舒适扣5分 新生儿体位不准确扣10分	
		2.协助产妇采取舒适的体位（坐位）哺乳，帮助产妇掌握以下要点：	5	鼻尖未对准母亲乳头扣5分 未贴紧扣5分	
		（1）新生儿的头与身体须成一条直线	10	协助哺乳姿势不准确扣5分	
		（2）新生儿面向乳房，鼻尖对准乳头	5	除拇指外其他四指未靠在乳房下的胸壁上扣5分	
		（3）母亲将新生儿贴紧自己	5	示指未托起乳房底部扣3分	
		3.口述加演示：哺乳的正确姿势		拇指压乳房过重扣5分	
		（1）将拇指与其他四指分开	2	未用乳头触碰新生儿的嘴唇扣7分	
		（2）除拇指外其他四指并拢，并紧贴在乳房下的胸壁上	5	未将乳头及大部分乳晕放入新生儿口中扣8分	
		（3）用示指托起乳房的底部	3		
		（4）用拇指轻压乳房上部，以免堵塞婴儿鼻孔，托乳房的手不要离乳头太近，以免影响婴儿含接	5		
		4.口述加演示：婴儿正确含接姿势			
		（1）母亲用乳头轻轻触碰新生儿嘴唇，使婴儿张大嘴巴	7		
		（2）待新生儿把嘴巴张大后，再把乳头和大部分乳晕放入新生儿口中	8		

续表

项目	总分	技术操作标准	标分	评分标准	扣分
操作后	5	1.洗手 2.协助母亲采取舒适体位 3.正确处理物品	1 2 2	一项不符合要求扣1分	
评价	10	1.态度温和，动作熟练 2.口述准确流利，熟练掌握喂养重点 3.产妇成功母乳喂养	2 4 4	一项不符合要求扣2分	
理论提问	5	1.哺乳的正确姿势是什么 2.新生儿饥饿有什么迹象	3 2	少一条扣1分	
合计	100				

理论提问

1.哺乳的正确姿势是什么？

答：①母亲放轻松。②孩子的头、颈、躯干在一条直线上。③孩子的身体贴紧母亲，面向乳房，鼻尖对乳头，下颌贴乳房。④刚出生的婴儿，母亲要同时托住头部及臀部。

2.新生儿饥饿有什么迹象？

答：①婴儿寻找乳头。②做出吸吮动作或发出响声。③吃手、吃包被。④眼睛快速转动。⑤到处转头。⑥烦躁或哭闹、不易安抚。

情景模拟2　乳胀的观察与护理

【情景导入】

被照护者，王某，女，26岁，2022年11月1日10：00因见红规律下腹痛4小时住院，于11月1日20：00经阴娩一女婴，重3200g，评10分。11月3日9：15护理员发现乳房散在局部硬结。

【路径清单】

（一）思考要点

怎样疏通乳腺管？

（二）操作目的

1.为产妇指导挤奶手法。

2.减轻胀痛，满足生理要求。

（三）评估问题

1.给予产妇挤奶是否能够配合。

2.评估产妇乳腺管淤堵情况。

3.评估产妇所处环境是否安全，能够保护隐私，温度是否适宜。

（四）物品准备

带盖的容器或储奶袋一个、纸巾、抚触油、一次性垫单。

（五）操作过程

1.确认操作前准备充分。

（1）护理员：洗手。

（2）用物：备齐用物，放置合理。

（3）环境：整洁、安静、安全，温湿度适宜，保护产妇隐私。

2.携用物至床旁，为产妇调整舒适姿势。

3.协助被照护者脱袖子，将一次性垫单置于上半身及腋下，一侧上肢外展。

4.用热毛巾热敷乳房来刺激射乳反射。手指从乳房的根部向乳头方向轻揉唤醒乳房，示指、拇指轻柔的揉捏乳头根部。

5.手动挤乳。将拇指和示指分开成"C"字形，拇指、示指分别置于乳头两侧（距离乳头2～3cm），垂直将乳房压向胸壁，拇指和示指相对挤压乳房。放松，手势恢复初始位置，但注意手指不要离开乳房模拟婴儿吸吮周而复始的按压—挤压—放松，坚持数5～10分钟，母乳流出减少时左右乳房交替进行按压（图7-6）。

6.收集初乳或母乳。

7.观察乳汁的颜色、性状、量及乳房部的皮肤，如有异常及时处理并做好护理记录。

8.协助产妇穿衣，取舒适卧位休息，整理床单位，询问产妇感受。

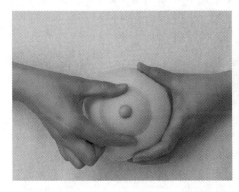
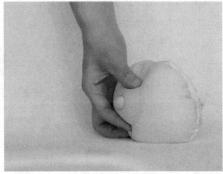

图7-6 挤奶手法

（六）注意事项

1.使用容器前，要先检查（用手摸）容器外口边缘，如果发现粗糙或容器有裂缝不能给产妇使用。

2.操作前洗净双手。

3.协助产妇取舒适体位，避免长时间暴露产妇的身体，导致产妇受凉。

4.若挤奶时污染了垫单、衣服、被褥要及时更换。

5.观察乳汁的颜色、性状、量及乳房的皮肤，如有异常及时处理并做好护理记录。

6.协助产妇穿衣，取舒适卧位休息。整理床单位，询问产妇感受。

［考核评分标准］

手法挤奶技术操作考核评分标准

姓名＿＿＿＿＿＿　考核人员＿＿＿＿＿＿　考核日期：　　年　　月　　日

项目	总分	操作标准	标分	评分标准	扣分
仪表	5	符合护理员规范要求	5	一项不符合要求扣1分	
操作前准备	5	1.洗手 2.备齐用物，放置合理	2 3	一项不符合要求扣2分	
安全评估	10	1.产妇病情、管路、意识、自理能力、合作程度 2.产妇乳房部皮肤状况、乳腺管淤堵情况 3.容器表面有无破损、裂痕等 4.环境整洁、安静、安全，温湿度适宜，保护产妇隐私	3 3 2 2	一项不符合要求扣2分	
操作过程	60	1.携用物至床旁，评估产妇病情 2.协助被照护者脱袖子，将一次性垫单置于上半身及腋下 3.注意保暖及保护隐私 4.操作过程 （1）刺激射乳反射：用热毛巾热敷乳房来刺激射乳反射。手指从乳房的根部向乳头方向轻揉唤醒乳房，示指、拇指轻柔的揉捏乳头根部 （2）手动挤乳：将拇指和示指分开成"C"字形，拇指、示指分别置于乳头两侧距离乳头2～3cm处，按压再挤压再放松。使用拇指和示指向下将乳房压向胸壁，拇指和示指相对挤压乳房，放松。手势恢复初始位置，但注意手指不要离开乳房，模拟婴儿吸吮周而复始的按压—挤压—放松，坚持5～10分钟，母乳流出减少时左右乳房交替进行按压 （3）收集初乳或母乳 （4）观察乳汁的颜色、性状、量及乳房部的皮肤，如遇异常及时处理并做好护理记录 5.协助产妇穿衣裤，舒适卧位休息，整理床单位，询问产妇感受	2 2 2 10 30 5 5 4	过度暴露患产妇扣2分 容器使用不符合要求扣2分 挤压乳房手法不正确扣10分 挤压乳房时用力过猛扣5分 未观察产妇乳汁颜色、性状及量各扣2分 其余一项不符合要求扣2分	
操作后	5	1.撤去屏风，开窗通风，调节病室内温湿度 2.用物、生活垃圾、医疗废弃物分类正确处置 3.流动水洗手	1 2 2	一项不符合要求扣2分	
评价	10	1.遵照标准预防、消毒隔离、安全的原则执行 2.护理员知晓注意事项 3.产妇皮肤及床单位清洁，无皮肤擦伤	4 2 4	一项不符合要求扣2分	

项目	总分	操作标准	标分	评分标准	扣分
理论提问	5	1.容器使用评估包括哪些方面的内容 2.使用容器的注意事项有哪些 3.挤奶时，挤奶手法注意哪些方面	1 2 2	少一条扣1分	
合计	100				

理论提问

1.容器使用评估包括哪些方面的内容？

答：①产妇的乳胀情况、意识、自理能力、合作程度。②产妇乳房部皮肤状况。③容器表面有无破损、裂痕等。

2.使用容器的注意事项有哪些？

答：①使用新容器前，要先检查（用手摸）容器外口边缘，如果发现粗糙或便盆有裂缝不能给产妇使用。②若乳汁污染了垫单、衣服、被褥要及时更换。③容器内乳汁及时倒入储奶袋并清洗消毒，避免污渍附着。④观察乳汁的颜色、性状、量及乳房部的皮肤，如有异常及时处理。

3.挤奶时，挤奶手法注意哪些方面？

答：①刺激射乳反射：使用热毛巾热敷乳房几分钟。用手指从乳房的根部向乳头方向轻柔地按摩唤醒乳房，使用示指和拇指轻柔地揉捏乳头根部。②手动挤乳：将拇指和示指分开成"C"字形，拇指、示指分别置于乳头两侧距离乳头2～3cm处。使用拇指和示指向下将乳房压向胸壁，拇指和示指相对挤压乳房。放松手势恢复初始位置，但注意手指不要离开乳房，模拟婴儿吸吮周而复始的按压—挤压—放松，坚持数5～10分钟，母乳流出减少时左右乳房交替进行按压。

第四节　新生儿照护

一、新生儿期基本知识

新生儿期是指胎儿娩出自脐带结扎开始到28天之内。

（一）按胎龄新生儿分类

1.足月儿　指胎龄≥37周，并在42周以下。

2.早产儿　指胎龄＜37周的新生儿。

3.过期产儿　指胎龄≥42周的新生儿。

（二）新生儿常见的生理现象

1.生理性黄疸　由于胆红素代谢异常，使皮肤、巩膜等黄染，大多出生后2～3天出现，5～7天达高峰，一般不超过2周，不需要进行治疗。

2.马牙　也被称为螳螂嘴，口腔上腭中线两侧和牙龈边缘出现一些黄白色的小点。

3.假月经　出生后女婴阴道会有少许流血，也与新生儿雌激素中断有关，持续7天左右可自行好转。

4.生理性体重下降　新生儿出生后，由于胎粪排出、胎脂吸收及水分丧失，宝宝吃奶少，可出现暂时性体重下降，不超过出生体重的10%。

5.其他现象　色素斑、粟粒疹等皮肤症状，以及脱发等毛发症状，也属于新生儿常见的生理现象，均会随年龄增长而自行消退，无须进行特殊处理。

二、新生儿喂养情况观察

（一）提倡母乳喂养

母乳含有多种营养元素、活性物质、免疫细胞和微生物，是宝宝最佳的天然食物。

（二）宝宝饥饿的征象

1.最常见就是哭闹、无法安抚，而吃奶后表现得很安慰。

2.觅食反射，将手放在口唇周围，宝宝会来回找。

3.吸吮手指，也称为吸吮反射，将手碰到宝宝口角时，宝宝会有吸吮动作。

4.睡眠不安稳，睡着睡着就醒了。

5.尿量比较少，如果一天的量少于6次，有可能是没有吃饱。

6.眼球快速运转，到处找东西，找乳头。

如果是长期饥饿宝宝，其会生长发育受限，也就是每个月的体重增长少，尤其是新生儿期，少于600g为增长不佳。

（三）按需哺乳

按需哺乳是指女性分娩以后，产后的妈妈们不必严格地按照时间给孩子喂奶，而是根据婴儿需求进行哺乳的喂养方式，即孩子饿了就可以随时吃到妈妈的奶，或者母亲感觉到奶胀，也可以给孩子进行哺乳，采用这种哺乳方式的好处较多，孩子频繁吸吮乳房可以促进乳汁分泌。另外，可以及时排空母亲乳房里的乳汁，避免不必要的乳腺炎的发生。只要能够较好地进行按需哺乳，绝大部分产妇都可以对新生儿进行纯母乳的喂养，这对孩子的生长发育非常有帮助，护理员鼓励产妇要坚定喂奶的信心。

（四）指导良好的卫生习惯

在上厕所或更换宝宝尿布后、喂奶前、进食前，注意洗手。

（五）如何判断奶量是否足够

1.观察宝宝的吞咽动作　吸吮慢而深，吃完后就会松开妈妈的乳头，安静入睡，不再出现哭闹的情况，这时候就可以认为宝宝已经吃饱了。

2.观察宝宝的排尿次数及颜色　可以观察宝宝24小时之内的尿量，如果妈妈的母乳充足，24小时之内宝宝小便的量在6次以上，如果24小时之内宝宝的小便量不足5次或量少，通常认为妈妈的奶水可能不充足，宝宝有可能没吃饱。

3.观察宝宝体重增长情况　如果每个月增长体重在600～800g以上，说明母乳充足，如果每周体重增长小于125g，每个月增长小于300～400g，可能有母乳量不足的问题，需要查找原因。

三、新生儿沐浴、抚触

（一）新生儿沐浴的意义

1.沐浴可以使新生儿皮肤洁净，预防感染，保证皮肤健康。

2.沐浴还可以协助新生儿皮肤排泄、散热，对新生儿皮肤产生良性刺激，促进新生儿血液循环，起到按摩、活动全身的作用，从而有利于新陈代谢。

3.水的热传导能力强，可以促进新生儿的体温调节中枢发育。

4.新生儿皮肤与水的充分接触，不仅可以改善皮肤的触觉能力，还可以改善其对温度、压力的感知能力，提升新生儿的环境适应能力。

5.沐浴的同时可以做新生儿体表检查，及时发现并处理问题。

（二）新生儿沐浴注意事项

1.沐浴最好在一天中温度较高的时候进行。室温保持在26～28℃，湿度50%～60%。

2.给新生儿沐浴的时间，宜在喂奶前或喂奶后1小时，以避免溢奶。沐浴前新生儿的状态应该为不疲乏、不饥饿、不烦躁，并且清醒。

3.为新生儿沐浴前，应检查其有无异常情况，如发现异常，应暂停沐浴及早就诊。

4.调节水温时，应加冷水，然后逐渐加热水，直至水温达到38～40℃。

5.为新生儿沐浴时应注意用手掩盖其耳、眼、鼻、口，防止水进入而引起新生儿感染或者窒息。

6.沐浴时动作要轻、快，以防新生儿受凉或受伤等。注意掌握时间，不宜太长。

7.保证安全，为新生儿沐浴前应做好准备工作，操作过程中不可离开新生儿，以免发生意外。

8.新生儿沐浴后不宜使用爽身粉，新生儿代谢快，出汗多，小便次数多，爽身粉遇到汗水或者尿液会结块，身体褶皱处的粉块会摩擦新生儿皮肤，易导致皮肤红肿糜烂。

（三）新生儿抚触的意义

1.新生儿抚触通过按摩新生儿皮肤可以刺激其大脑产生良好的生理效应。新生儿受到的有益刺激能够让他们感到舒适和心理满足。

2.抚触可以促使胃肠激素分泌增加，有助于人体三大营养物质的合成，使新生儿体重增长，促进新生儿生长发育。

3.抚触可以使新生儿迷走神经活动增强，细胞免疫和体液免疫增强，新生儿对疾病的抵抗力增强。

4.抚触可以缓解新生儿的焦虑及紧张情绪，使其全身舒适，新生儿易安静入睡。抚触时密切的情感交流对孩子情商发展至关重要，是婴幼儿早期教育的重要内容。

（四）新生儿抚触注意事项

1.新生抚触最好在沐浴后，新生儿不疲乏，不饥饿或太饱，不烦躁时。

2.抚触前要检查新生儿的身体情况。如新生儿有产瘤或头皮血肿，禁做该侧头部抚触。

3.新生儿抚触一般10～15分钟/次，建议1～2次/日。

4.抚触是情感的交流而不是单纯的机械运动，需要抚触者和新生儿配合完成。抚触时要与新生儿进行互动，言语轻柔，表情温和。

5.抚触力度由轻到重，以便于新生儿慢慢适应。

6.不可强制新生儿呈现相应姿势，若新生儿抗拒哭闹无法安静应暂停抚触。

四、本节小结

本节主要讲述了新生儿期基本知识、新生儿喂养情况观察、新生儿沐浴抚触。情景模拟了新生儿早接触早吸吮、新生儿臀部护理、新生儿沐浴和新生儿抚触。护理员需熟练掌握新生儿期护理基本知识和技能，以便给予产妇及家属专业的指导，协助做好新生儿的照护。

五、思考与练习

1.单选题

新生儿沐浴一般宜在（　　）进行

A.喂奶前　　　B.喂奶后一小时　　　C.一天中温度较高时　　　D.以上都是

2.是非题

（1）新生儿生理性体重下降一般情况不超过10%。（　　）

（2）按需哺乳即按时哺乳。（　　）

（3）新生儿沐浴盆浴应先加冷水再加热水。（　　）

3.思考题

（1）如何判断奶量是否足够？

（2）新生儿抚触的好处有哪些？

情景模拟1　新生儿早接触、早吸吮的方法

【情景导入】

产妇，王某，女，28岁，初产妇，于今日8：45分经阴分娩一女婴，重3600g，现9：00给予新生儿与母亲接触并哺乳。

【路径清单】

（一）思考要点

如何帮助新生儿早接触、早吸吮？

（二）操作目的

1.刺激母亲早下奶。

2.促进母亲子宫收缩，减少产后出血。

（三）评估问题

1.评估产妇的乳房及乳头状况。

2.评估新生儿状况。

3.室内温度是否适宜。

（四）物品准备

温毛巾。

（五）操作过程

1.核对新生儿床号、姓名、住院号，解释目的，窗帘遮挡。

2.母亲体位舒适，坐位或侧卧位，用温毛巾清洁乳头、乳晕。

3.使新生儿与产妇胸部贴胸部，腹部贴腹部，新生儿下巴紧贴产妇乳房，新生儿头部和身体要在一条直线上。

4.开始哺乳前，产妇拇指放于上方，其余四指放在下方，轻柔地托起乳房，用产妇乳头刺激新生儿脸颊，当新生儿把嘴张大的一瞬间，就把产妇的乳头和大部分乳晕置于新生儿嘴里，让新生儿大口吸吮乳汁。

5.新生儿吸空一侧乳房，每次哺乳15～20分钟，轻按新生儿下颌，使其张口后抽出乳头换另侧乳房吸吮。

6.哺乳完毕，把新生儿竖着抱起来，由下向上轻轻拍打新生儿背部，把新生儿胃里的空气排出，避免吐奶。

7.将挤出来的少许乳汁均匀地涂在乳头上，自然待干。

8.协助新生儿和产妇取舒适卧位，整理床单位。

9.再次核对新生儿信息，整理用物，洗手记录。

（六）注意事项

1.新生儿出生60分钟内，与母亲进行皮肤接触。

2.指导按需哺乳。

3.护理员动作轻柔，关心爱护新生儿。

［考核评分标准］

新生儿早接触、早吸吮技术操作考核评分标准

姓名_____ 考核人员_____ 考核日期： 年 月 日

项目	总分	技术操作标准	标分	评分标准	扣分
仪表	5	符合护理员规范要求	5	一项不符合要求扣1分	
操作前准备	5	1.洗净双手 2.备齐所需用物，合理安放	2 3	一项不符合要求扣2分	
安全评估	10	1.评估产妇的乳房及乳头状况 2.评估新生儿出生状况 3.环境宽敞明亮、安静整洁，温湿度适宜	4 4 2	一项不符合要求扣2分	
操作过程	60	1.核对新生儿信息，解释目的，窗帘遮挡 2.母亲体位舒适，侧卧位或呈坐位，用温毛巾将乳头、乳晕清洁干净 3.使新生儿与产妇胸部贴胸部，腹部贴腹部，新生儿下巴紧贴产妇乳房，新生儿头部和身体要在一条直线上 4.开始哺乳前，产妇拇指放于上方，其余四指放在下方，轻柔地托起乳房，用产妇乳头刺激新生儿脸颊，当新生儿把嘴张大的一瞬间，就把产妇的乳头和大部分乳晕置于新生儿嘴里，让新生儿大口吸吮乳汁 5.先协助新生儿吸空一侧乳房，每次哺乳15～20分钟，轻按新生儿下颌，使其张口后抽出乳头换另侧乳房吸吮 6.哺乳完毕，把新生儿竖着抱起来，由下向上轻轻拍打新生儿背部，把新生儿胃里的空气排出，避免吐奶 7.将挤出来的少许乳汁均匀地涂在乳头上，自然待干 8.协助新生儿和产妇取舒适卧位 9.整理床单位，洗手记录	5 5 5 15 10 10 4 3 3	未遮挡扣2分 未清洁乳房扣2分 新生儿体位不适宜扣5分； 强行抽出乳头扣3分 未吸空扣2分 未全部含住大部分乳头和乳晕扣5分 乳头未涂乳汁扣4分 其余一项不符合要求扣3分	

续表

项目	总分	技术操作标准	标分	评分标准	扣分
操作后	5	1.开窗通风，保持室温适宜 2.垃圾分类处置 3.流水洗手	1 2 2	一项不符合要求扣1分	
评价	10	1.产妇掌握有关母乳喂养知识，主动配合 2.护理员轻柔关心爱护新生儿 3.产妇新生儿体位舒适	4 4 2	一项不符合要求扣2分	
理论提问	5	1.新生儿早接触、早吸吮的好处有哪些 2.新生儿早接触、早吸吮的注意事项有哪些	2 3	少一条扣1分	
合计	100				

理论提问

1.新生儿早接触、早吸吮的好处有哪些?

答：①刺激母亲早下奶。②促进母亲子宫收缩，减少产后出血。

2.新生儿早接触、早吸吮的注意事项有哪些?

答：①新生儿出生60分钟内，与母亲进行皮肤接触。②指导按需哺乳。③护理员动作轻柔，关心爱护新生儿。

情景模拟2　新生儿臀部护理的方法

【情景导入】

新生儿，王某之女，于今日3：45分出生，重3600g，给予母乳喂养，吃奶好，脐带干燥无渗血，现新生儿排大便1次。

【路径清单】

（一）思考要点

如何护理新生儿臀部?

（二）操作目的

使新生儿臀部保持清洁干燥，让新生儿感觉舒适。

（三）评估问题

1.新生儿大小便情况和臀部皮肤情况。

2.室内温度是否适宜。

（四）物品准备

护臀霜、棉签、弯盘、湿巾、纸尿裤、宝宝衣服、中单。

（五）操作过程

1.核对新生儿床号、姓名、住院号，评估新生儿臀部情况。

2.准备用物，检查病室的温度。

3.洗手，戴手套。

4.解开污染的纸尿裤，观察大小便性质，将纸尿裤内侧上方干净处从上往下轻轻擦净新生儿的会阴部和臀部，把纸尿裤折叠垫在屁股下（图7-7A）。

5.轻轻将婴儿双脚提起，抬高臀部，另一手用湿巾擦洗干净婴儿臀部（图7-7B）。

6.将污染的纸尿裤撤出，把干净的纸尿裤垫于臀下，放下婴儿的双脚。用棉签蘸着护臀膏涂在婴儿臀部及肛周（图7-7C）。

7.穿好纸尿裤，尺码松紧合适，以婴儿双下肢能自由活动、不松散为宜（图7-7D）。

8.必要时更换衣服、床单，整理床单位。

9.再次核对新生儿信息，整理用物，洗手记录。

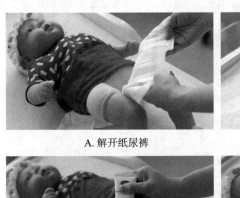

A.解开纸尿裤

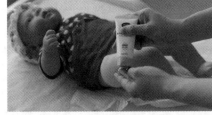

C.涂抹护臀膏

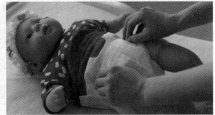

B.清洁臀部

D.穿好纸尿裤

图7-7　新生儿臀部护理

（六）注意事项

1.动作轻柔、敏捷，及时盖好腹部。

2.纸尿裤型号尺码适宜。

3.涂抹护臀霜前要先晾干再涂抹。

4.尽量防止用湿纸巾代替温水清洗。

5.如果新生儿刚吃完奶，注意动作轻柔以免造成溢奶。

［考核评分标准］

新生儿臀部护理技术操作考核评分标准

姓名_____　考核人员_____　考核日期：　　年　　月　　日

项目	总分	技术操作标准	标分	评分标准	扣分
仪表	5	符合护理员规范要求	5	一项不符合要求扣1分	
操作前准备	5	1.洗手 2.备齐用物，合理放置	2 3	一项不符合要求扣2分	
安全评估	10	1.评估新生儿大小便情况 2.评估新生儿臀部皮肤情况 3.环境宽敞明亮、安静整洁，温湿度适宜	4 4 2	一项不符合要求扣2分	

续表

项目	总分	技术操作标准	标分	评分标准	扣分
操作过程	60	1.携用物至床旁，核对新生儿信息，评估新生儿臀部情况	6	过度暴露新生儿扣5分 清洁臀部方法不符合要求扣10分 撒纸尿裤用力过猛扣2分 未观察新生儿大小便颜色、性状及量各扣2分 其余一项不符合要求扣2分	
		2.洗手、戴手套	4		
		3.解开污染的纸尿裤，观察大小便性质，将纸尿裤内侧上方干净处从上往下轻轻擦净新生儿的会阴部和臀部，把纸尿裤折叠垫在屁股下	10		
		4.轻轻将婴儿双脚提起，抬高臀部，另一手用湿巾擦洗干净婴儿臀部	10		
		5.将污染的纸尿裤撒出，把干净的纸尿裤垫于臀下，放下婴儿的双脚。用棉签蘸着护臀膏涂在婴儿臀部及肛周	10		
		6.穿好纸尿裤，尺码松紧合适，以婴儿双下肢能自由活动、不松散为宜	10		
		7.必要时更换衣服、床单，整理床单位	5		
		8.整理用物，脱手套，洗手记录	5		
操作后	5	1.开窗通风，保持室温适宜	1	一项不符合要求扣2分	
		2.垃圾分类处理	2		
		3.流动水洗手	2		
评价	10	1.护理员知晓注意事项	2	一项不符合要求扣2分	
		2.动作规范，操作过程中关爱新生儿	4		
		3.患儿舒适，无皮肤破溃	4		
理论提问	5	1.新生儿臀部护理的评估内容有哪些	3	少一条扣1分	
		2.新生儿臀部护理的注意事项有哪些	2		
合计	100				

理论提问

1.新生儿臀部护理的评估内容有哪些？

答：①新生儿大小便情况和臀部皮肤情况。②室内温度是否适宜。

2.新生儿臀部护理的注意事项有哪些？

答：①动作轻柔、敏捷，及时盖好腹部。②纸尿裤型号尺码适宜。③涂抹护臀霜前要先晾干再涂抹。④尽量防止用湿纸巾代替温水清洗。⑤如果新生儿刚吃完奶，注意动作轻柔以免造成溢奶。

情景模拟3　新生儿沐浴、抚触

【情景导入】

王某，女，于11月1日7：00经阴娩一女婴，重3200g，评10分。11月2日8：00询问是否可以给宝宝洗澡。

【路径清单】

（一）思考要点

怎样安全进行新生儿沐浴、抚触？

（二）操作目的

1.为新生儿进行沐浴、抚触。

2.保持新生儿身体洁净，满足生理要求。

（三）评估问题

1.环境是否适合新生儿沐浴及抚触。

2.评估新生儿情况。

（四）物品准备

浴盆、浴巾、小毛巾（2条）、婴儿沐浴露、护臀霜（膏）、棉签、75%酒精、婴儿服、纸尿裤、抚触油。

（五）沐浴操作过程（图7-8）

1.操作者准备

（1）取下手表等。

（2）清洁双手。

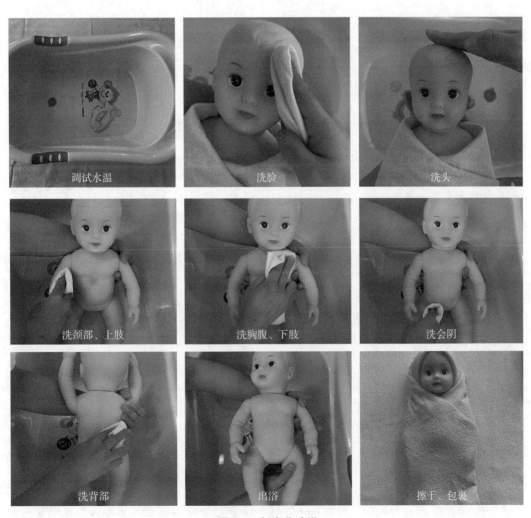

图7-8　新生儿沐浴

2.室温水温准备

（1）室温保持在26～28℃，湿度50%～60%。

（2）水温保持在38～40℃。

3.新生儿评估

（1）查对新生儿床号、母亲姓名、性别。

（2）评估新生儿病情及全身皮肤情况。新生儿沐浴及抚触时，不宜太饱或太饿，最好在餐后30分钟进行。

4.放水调水温等

（1）盆内先加冷水再加热水，调节水温至38～40℃。

（2）使用水温计来测量水温，如果没有，可以使用手腕掌侧的皮肤来进行测量，不烫即可。

（3）铺好浴巾，小毛巾放盆内。

5.脱衣　将新生儿放在浴巾上，松解包被，核对头牌及腕带信息（母亲姓名、床号、性别），检查全身情况，尿布暂不脱，用浴巾包裹全身。

6.沐浴的顺序　洗面部、洗头部、洗胸腹部、洗背部、洗四肢。

（1）洗脸

1）将新生儿放在操作台上，用干净的湿毛巾分别由内向外擦拭两侧眼角。

2）清洗面部顺序：前额、鼻部、嘴角、面颊、下颌、耳后。

（2）洗头

1）夹持法：脱去衣物，用浴巾包裹新生儿，一手五指分开，托住头颈部的同时拇指、中指堵住耳朵，防止耳道进水，同侧手臂夹住新生儿双腿。

2）头发浸湿后涂上婴儿沐浴露，用手指轻轻揉搓片刻，然后用清水冲洗干净，拧干毛巾擦干头发。

（3）洗全身

1）平放好新生儿，取下新生儿身上的浴巾，取下尿布。

2）握住新生儿上臂及肩部，头枕在手臂上，另一手托住其臀部，放入浴盆中，上身稍抬高。

3）护理员一手握住新生儿肩及腋窝处，新生儿头枕在护理员手臂上，依次清洗新生儿的脖颈、上肢及腋下、胸腹、下肢、腹股沟及会阴、肛门。

（4）洗背

1）将新生儿翻转至面朝下，用前臂托住新生儿的胸部，手握住新生儿上臂。

2）打湿背部，用婴儿沐浴露揉洗片刻后冲洗干净，洗净后把新生儿翻转过来。

3）操作时应面带微笑，言语轻柔，进行感情交流。

（5）擦干、包裹

1）把新生儿抱出浴盆，放在浴巾上。

2）用浴巾包裹新生儿，由上至下擦干。

3）给宝宝穿好尿裤。

（6）若新生儿有头垢，可用润肤油涂抹，停留15分钟后用婴儿沐浴露洗掉即可。

（六）抚触操作过程（图7-9）

1.护理员双手涂抹抚触油，然后按照操作顺序进行抚触。抚触动作到位，力度由轻

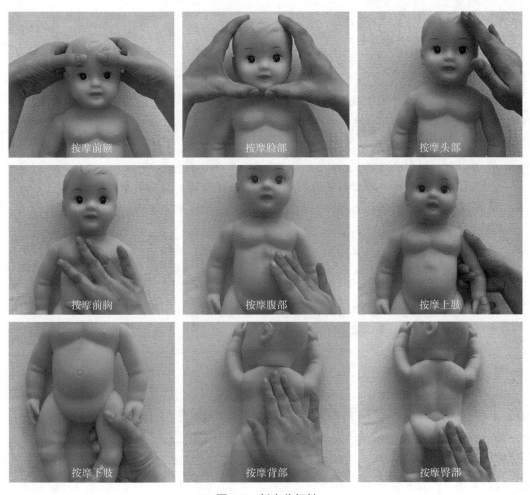

图7-9　新生儿抚触

到重，以便新生儿逐渐适应，动作要求流畅、熟练。

2.每个部位重复抚触4～6次。

（1）头面部

1）两手拇指指腹从前额中心向两侧推，滑动至太阳穴。

2）从下颌部中央向两侧推，滑动至耳垂。

3）一手托头，另一手指腹从前额发际避开囟门抚至后脑，轻按乳突部，同法抚触另一侧。

（2）胸部：双手交替从新生儿腋前线肋下缘滑向对侧肩部，避开新生儿乳头。

（3）腹部：用示指和中指顺时针按摩（右下腹至上腹至左下腹），避开脐带和膀胱。

（4）四肢

1）双手交替由上臂（大腿）至手腕（脚踝）抓握。

2）拇指指腹交替从新生儿掌根（足跟）滑向手指（足趾），揉捏提拉手指（足趾）。操作时先上肢后下肢。

（5）背部

1）新生儿趴在抚触台上，头偏向一侧避免堵塞口鼻，双手放在背部两侧，平行向两侧按摩，由上到下，直至臀部。

2）由头顶向下抚触至臀部。

3.抚触结束，包好纸尿裤及包被。

4.再次查对。

5.整理用物、洗手、记录。

6.操作中应面带微笑，言语轻柔，进行感情交流。

（七）注意事项

1.沐浴时间以10分钟左右最佳。注意新生儿保暖，动作轻快。

2.操作时面带微笑，话语轻柔，与新生儿有感情交流。与家属要有交流。

3.观察异常情况：沐浴及抚触时，注意新生儿面色、精神反应、呼吸等情况，如有异常早发现早处理。

4.沐浴时注意脐带，避免污染，勿使水进入耳、眼、口内。

5.新生儿头发及头皮易沾有凝血块，清洗时要耐心、轻柔，胎脂较多难以洗净时，可用液状石蜡擦净。

6.新生儿有头皮血肿或产瘤时，要避开不清洗。

7.严格消毒隔离制度，不得交叉混用。

［考核评分标准］

新生儿沐浴技术操作考核评分标准

姓名＿＿＿＿＿　考核人员＿＿＿＿＿　考核日期：　年　月　日

项目	总分	技术操作标准	标分	评分标准	扣分
仪表	5	符合护理员规范要求	5	一项不符合要求扣1分	
操作前准备	5	1.洗手 2.用物齐备，合理放置	2 3	一项不符合要求扣2分	
安全评估	10	1.评估新生儿病情及全身皮肤情况是否适合沐浴 2.环境整洁、安静、温湿度适宜，适宜新生儿沐浴	5 5	一项不符合要求扣5分	
操作过程	60	1.放水调水温 （1）调试水温时，先加冷水，再加热水，水温保持在38～40℃ （2）铺好浴巾，小毛巾放盆内 2.脱衣：将新生儿放在浴巾上，松解包被，核对头牌及腕带信息（母亲姓名、床号、性别），检查身体情况，尿布暂不脱，用浴巾包裹 3.沐浴顺序 （1）洗脸 1）将新生儿放在操作台上，用干净的湿毛巾分别由内向外擦拭两侧眼角 2）清洗面部顺序：前额、鼻部、嘴角、面颊、下颌、耳后	5 2 5 3 5	过度暴露新生儿扣5分 沐浴方法不正确扣10分 动作不轻柔扣10分 其余一项不符合要求扣2分	

续表

项目	总分	技术操作标准	标分	评分标准	扣分
		（2）洗头			
		1）夹持法：脱去衣物，用浴巾包裹新生儿，一手五指分开，托住头颈部，手指堵住双朵，防止耳道进水，同侧手臂夹住新生儿双腿	5		
		2）头发浸湿后涂上婴儿沐浴露，用手指轻轻揉搓片刻，然后用清水冲洗干净，拧干毛巾擦干头发	5		
		（3）洗全身			
		1）平放好新生儿，取下新生儿身上的浴巾，取下尿布	2		
		2）握住新生儿上臂及肩部，头枕在手臂上，另一手托住其臀部，放入浴盆中，上身稍抬高	3		
		3）护理员一手握住新生儿肩及腋窝处，新生儿头枕在护理员手臂上，依次清洗新生儿的脖颈、上肢及腋下、胸腹、下肢、腹股沟及会阴、肛门	5		
		（4）洗背			
		1）将新生儿翻转至面朝下，用前臂托住新生儿的胸部，手握住新生儿上臂	4		
		2）清洗背部后把新生儿翻转过来	4		
		3）操作时应面带微笑，言语轻柔，进行感情交流	2		
		（5）擦干、包裹			
		1）把新生儿抱出浴盆，放在浴巾上	2		
		2）用浴巾包裹新生儿，由上至下擦干	3		
		3）给新生儿穿好尿裤	2		
		4.密切观察新生儿反应	3		
操作后	5	1.垃圾遵院感要求分类处理 2.洗手	3 2	一项不符合要求扣2分	
评价	10	1.遵循消毒隔离制度 2.护理员知晓注意事项 3.沐浴后婴儿整洁、安静、舒适 4.语言温和、态度和蔼，与家属沟通有效	2 2 4 2	一项不符合要求扣2分	
理论提问	5	1.新生儿沐浴的目的是什么 2.新生儿沐浴的注意事项是什么	2 3	少一条扣1分	
合计	100				

理论提问

1.新生儿沐浴的目的是什么？

答：①清洁皮肤，预防感染。②促进新生儿血液循环及新陈代谢。③起到按摩、活动全身作用。④可做体表观察，及时发现问题。

2.新生儿沐浴的注意事项是什么？

答：①如果新生儿有特殊情况（如窒息、抢救、颅内出血）应暂停沐浴。②新生儿沐浴的时间，宜在喂奶前或喂奶后30分钟，以避免溢奶。沐浴前新生儿的状态应该为不疲乏、不饥饿、不烦躁，并且清醒。

［考核评分标准］

新生儿抚触法技术操作考核评分标准

姓名_____　考核人员_____　考核日期：　　年　　月　　日

项目	总分	技术操作标准	标分	评分标准	扣分
仪表	5	符合护理员规范要求	2	一项不符合要求扣1分	
操作前准备	5	1.洗手 2.用物：齐备，放置合理（润肤油、尿布、包被、手消毒液）	2 3	一项不符合要求扣2分	
安全评估	10	1.新生儿沐浴后平静，不烦躁，评估身体无异常 2.环境整洁、安静、温湿度适宜（室温26～28℃，湿度50%～60%）	5 5	一项不符合要求扣5分	
操作过程	60	1.查对 2.头面部 （1）两手拇指指腹从前额中心向两侧推，滑动至太阳穴 （2）从下颌部中央向两侧推，滑动至耳垂 （3）一手托头，另一手指腹从前额发际避开囟门抚至后脑，轻按乳突部，同法抚触另一侧 3.胸部：双手交替从新生儿腋前线肋下缘滑向对侧肩部，避开新生儿乳头 4.腹部：用示指和中指顺时针按摩（右下腹至上腹至左下腹），避免开脐带和膀胱 5.四肢 （1）双手交替由上臂（大腿）至手腕（脚踝）抓握 （2）拇指指腹交替从新生儿掌根（足跟）滑向手指（足趾），揉捏提拉手指（足趾）。操作时先上肢后下肢 6.背部 （1）新生儿趴在抚触台上，头偏向一侧避免堵塞口鼻，双手放在背部两侧，平行向两侧按摩，由上到下，直至臀部 （2）由头顶向下抚触至臀部 7.抚触结束，包好纸尿裤及包被 8.再次查对 9.整理用物、洗手、记录	3 4 4 4 4 4 6 6 6 6 5 3 5	未核对扣3分 少核对一项扣1分 未避开囟门扣1分 未避开脐部扣1分 未避开乳头扣1分 抚触顺序错误扣10分 动作不轻柔扣5分 动作不熟练扣5分 协助新生儿取俯卧位未观察口鼻扣2分 操作后未再次查对扣3分 未垫好尿布扣2分 其余一项不符合要求扣2分	
操作后	5	1.爱护体贴新生儿 2.按照院感防控标准，正确处理物品	3 2	一项不符合要求扣2分	
评价	10	1.动作熟练规范，关爱新生儿 2.操作者知晓注意事项 3.新生儿舒适	4 2 4	一项不符合要求扣2分	
理论提问	5	1.新生儿抚触的意义是什么 2.新生儿抚触的注意事项是什么	3 2	少一条扣1分	
合计	100				

理论提问

1.新生儿抚触的意义是什么？

答：①抚触可使新生儿得到有益刺激，产生良好的心理及生理效应。②抚触可以促使胃肠激素分泌增加，从而促使新生儿体重增长，促进新生儿生长发育。③抚触使机体的体液免疫和细胞免疫增强，新生儿对疾病的抵抗力增强。④抚触可以缓解新生儿的焦虑及紧张情绪，使新生儿易安静入睡。

2.新生儿抚触的注意事项是什么？

答：①新生儿抚触最好在沐浴后，新生儿不疲乏，不饥饿或太饱，不烦躁时。②抚触前要检查新生儿的身体情况。如新生儿有产瘤或头皮血肿，禁做该侧头部抚触。③新生儿抚触一般10～15分钟/次，建议1～2次/日。④抚触是情感的交流而不是单纯的机械运动，需要抚触者和新生儿配合完成。抚触时要与新生儿进行互动，言语轻柔，表情温和。⑤抚触力度由轻到重，好让新生儿慢慢适应起来。⑥不可强制新生儿呈现相应姿势，若新生儿抗拒哭闹无法安静应暂停抚触。

看答案

（高少波　修　红　刘君香）

康复护理是对失去生活自理能力的被照护者提供的个人生活方面的照顾和帮助。除一般基础护理内容外，还应用各科专门的护理技术，对被照护者进行参与功能的恢复。护理员照护的对象大部分是老年人或失去自理能力者，并存在高血压、糖尿病、心脑血管疾病、呼吸系统疾病、泌尿系统疾病等。这些被照护者往往心肺功能下降，或者脑卒中后出现肢体功能、吞咽、言语等功能障碍、膀胱功能障碍。因此，护理员在工作中通过密切观察心肺重症患者的面色表情、口腔分泌物等情况，及时为临床提供诊疗、护理信息，为被照护者的康复提供帮助。

第八章　脏器功能康复

近年来，随着康复事业的蓬勃发展，全国各地陆续建立心肺康复中心，并逐步完善心肺功能康复标准流程，以期达到帮助被照护者恢复和增加心肺功能性能力，提高与健康相关的生活质量，减少焦虑和沮丧的目的。

心肺疾病是一系列涉及循环系统和呼吸系统的疾病，主要包括心脏疾病和呼吸系统的疾病。心脏康复是指用多种协同的、有目的干预措施，是改善被照护者生活质量，回归社会并且预防心血管疾病发展的治疗方法。

神经源性膀胱是指被照护者膀胱排尿和（或）储尿存在问题，多表现为尿失禁和（或）尿潴留，可能是由外伤、高血压、糖尿病等原因引起的排尿中枢神经损害或周围神经损伤后引起的排尿功能障碍。神经源性膀胱功能障碍是动态进展的，早期干预、正确处理和定期随访，才能最大限度地避免并发症的发生，提高被照护者的生活质量。而间歇性导尿术被国际尿控协会推荐为协助神经源性膀胱患者排空膀胱最安全的首选措施，是协助膀胱排空的金标准。

第一节　心脏康复

一、定义

世界卫生组织（WHO）定义心脏康复为确保心脏病患者获得最佳的体力、精神、社会功能的总和，被照护者通过自己的努力，恢复正常生活。

二、心脏康复的五大处方

1.药物处方　心脏康复指南指出，心脏病患者预后的重要措施是在医师建议下充分且规律服用有循证依据的药物，不能擅自减药或者停药。

2.运动处方　制订运动处方遵循安全性原则，需评估被照护者的心肺功能，根据心肺运动试验，制订合适的有氧运动、抗阻运动、平衡运动处方，运动强度、时间和频率因人而异，循序渐进，以被照护者稍感疲劳为宜。

（1）运动形式：主要包括有氧运动和抗阻运动，二者要权衡，以有氧运动为主，抗阻运动为辅。有氧运动比如慢跑、快步走、骑自行车、游泳等；抗阻运动如负重提物、举哑铃、仰卧起坐等。

（2）运动安排：包括准备训练、训练和结束训练，准备训练可以选择拉伸肌肉活动，达到心血管系统和肌肉、关节等逐步适应运动刺激。而结束训练时减慢逐步减慢活动强度可以使心血管系统适应运动停止后的血流改变。因此充分的准备和结束训练可以防止运动过程中的意外发生。

（3）运动强度：通过评估被照护者的最大耗氧量和最大心率确定，一般可以从50%的最大耗氧量和最大心率开始，逐渐达到80%的最大耗氧量和最大心率。

（4）运动频率：国际上多数建议每周3～5天的运动频率。

（5）运动时间：每次30～60分钟的运动时间是心脏康复的最佳运动时间，且有氧运动最少需要5分钟才能达到最低有效强度，因此建议被照护者从每日10分钟开始，并逐步达到30～60分钟。

3.营养处方　膳食营养是影响心血管疾病的主要环境因素之一，纠正不良饮食行为，做到膳食均衡，多进食高蛋白、高纤维素、新鲜蔬菜和水果，少油炸、少腌渍食物是减轻心血管系统负担的简单有效的方法。

4.戒烟处方　戒烟是降低心血管疾病发病率和死亡率、挽救被照护者生命的最经济有效的干预措施，指导被照护者戒烟的技巧，做好戒烟计划，帮助被照护者树立戒烟信心，难以戒烟的被照护者寻求专业医师帮助。

5.心理处方　强调"双心治疗"，关注心脏的同时要关注被照护者心理，指导被照护者保持规律的进食、活动和睡眠，保持乐观的心态，积极与被照护者交流，减少其压力。

三、本节小结

本节内容着重介绍了心脏康复的概念和康复内容，期望通过本节内容的学习，护理员能够了解心脏康复的处方和指导训练，日常生活中能够指导并协助被照护者进行简单的活动训练。

四、思考与练习

1.单选题

心肺康复保证舒张压一般不下降多少（　　）

A. 20mmHg　　　B. 15mmHg　　　C. 10mmHg　　　D. 5mmHg

2.是非题

心肺康运动频率及强度越大越好（　　）

3.思考题

简述心脏康复的五大处方？

第二节　肺疾病康复

一、定义

肺康复是在循证医学基础上，多学科合作评估因慢性呼吸系统疾病导致的日常生活能力下降被照护者的病情后，制订有计划的干预、康复治疗方案和实施策略，改善被照护者肺部功能，提高被照护者生活质量。

二、肺康复策略

重症肺康复早期主要是临床治疗，通过药物、机械通气、氧疗等支持呼吸和循环系统，被照护者生命体征平稳、呼吸困难减轻后可给予康复治疗。

1.呼吸训练

（1）腹式呼吸：操作要领是用鼻深吸气同时隆起腹部，保持1～2秒，呼气时腹部下陷，吸呼比为1:2，反复练习可以促进膈肌收缩，增加活动范围。

（2）缩唇呼吸：操作要领是经鼻深吸气后，缩唇呈吹口哨状缓慢呼气，吸气时间为2秒，呼气时间为4～6秒。

（3）呼吸肌训练：操作要领是被照护者采取卧位或坐位，一只手按压上腹部，吸气时腹部对抗手的压力，可以锻炼膈肌的活动范围并增加通气量。

（4）有效咳嗽：有效咳嗽操作要领是深吸气后短暂闭气，关闭声门，并增加腹压抬高膈肌，然后突然打开声门，形成肺内冲出的高速气流，痰液也会随着气流排出体外。

（5）胸部叩击和震颤：手指并拢，掌心呈杯状，在被照护者吸气和呼气时快速叩击胸壁，叩击后双手交叉给被照护者胸壁加压，并嘱被照护者做深呼吸，在深呼气时做震颤，连续3～5次震颤后再做叩击，如此重复2～3次，再嘱被照护者咳嗽排痰。

（6）体位引流：引流宜在餐前进行，每次一个部位，时间为5～10分钟，引流过程中密切观察被照护者生命体征变化。

2.提高活动能力训练

（1）上肢肌肉训练：如扔球、举重物、举哑铃等，上肢肌肉训练可以减少通气的需求，有助于增强呼吸肌的耐力和力量。

（2）下肢肌肉训练：如步行走、上下楼梯、慢跑、蹬自行车等，活动时从5分钟开始，适应后逐渐增加活动时间，当被照护者可以耐受20分钟/次时，才可以增加活动量，运动后心率增加20%～30%为宜，停止运动5～10分钟后恢复正常安静心率。

（3）上下肢联合训练：上下肢联合训练不仅可以调整被照护者的吸呼比，而且可以缓解被照护者的紧张和焦虑情绪，其效果优于单独的上下肢训练。活动形式包括扫地、种花、游泳、太极拳、康复操等。

三、本节小结

本节内容着重介绍了肺康复的概念和康复内容，期望通过本节内容的学习，护理员能够了解肺功能障碍被照护者康复呼吸训练和提高活动能力训练，及时发现并清除呼吸道分泌物，保持呼吸道通畅，发挥呼吸潜能。

四、思考与练习

1. 单选题

呼吸肌训练主要针对（　　）

A. 肋间内肌　　　　B. 横膈及肋间外肌　　　　C. 胸大肌　　　　D 胸大肌

2. 是非题

肺康复只适合肺部疾病患者。（　　）

3. 思考题

慢性阻塞性肺疾病康复的主要目的是什么？

情景模拟1　面色的观察

【情景导入】

闫某，男，65岁，因"左侧肢体活动不灵半月余"收入院，既往咳嗽、咳痰、喘息1年，加重两天，入院诊断：脑梗死、慢性肺源性心脏病。查体：被照护者神志清，精神差，端坐位，面色青紫，憋喘，呼吸困难，咳嗽，咳少量白黏痰。起病以来大小便可，进食差，睡眠差，对健康期望值高。被照护者目前病情不稳定，随时可发生病情变化。

【路径清单】

（一）思考要点

怎样观察被照护者吸氧后缓解憋喘、呼吸困难的状态？

（二）操作目的

1. 缓解被照护者呼吸困难。

2. 提高被照护者舒适度。

（三）评估问题

1. 评估被照护者意识状况。

2. 评估被照护者面色及呼吸情况。

3. 评估被照护者鼻腔情况，有无红肿、黏膜破损等，是否能配合中心吸氧。

（四）物品准备

速干手消毒剂、垃圾袋。

（五）操作过程

1. 护理员：洗手、戴口罩。

2. 评估被照护者的意识状况、病情、呼吸频率及血氧饱和度（查看心电监护仪）情况。

3. 评估环境：安全安静、宽敞整洁、温湿度适宜、无明火和热源。

4. 评估被照护者日常呼吸方式：观察被照护者呼吸频率和呼吸方式，如鼻呼吸、口呼吸或口鼻同时呼吸。

5.协助被照护者取舒适体位。

6.由护士将安装好一次性吸氧装置打开，护理员注意观察氧气管无扭曲、折叠，保持氧气通畅。

7.护理员观察用氧效果：观察被照护者的口唇、甲床、面色是否转红润；血氧饱和度是否上升至95%以上。

8.询问被照护者呼吸困难的状况是否改善；被照护者呼吸方式是否改变；及时协助被照护者调节氧气管松紧度。

9.观察氧气装置是否通畅、吸氧过程中有无漏气；及时清除鼻腔分泌物。

10.吸氧结束，协助被照护者取舒适卧位，整理床单位。

11.整理用物，按要求消毒物品，洗手。

（六）注意事项

1.吸氧时要严密观察被照护者的面色变化，及有无憋气、呼吸困难等。

2.用氧过程中，观察氧气装置是否漏气，是否通畅。及时清除鼻腔分泌物，防止阻塞导管。

3.持续吸氧被照护者及时更换湿滑瓶。

4.一次性吸氧装置开启后效期为7天。

（七）理论提问

用氧过程中如何观察氧疗效果？

答：观察被照护者的面色、呼吸方式、皮肤及甲床颜色、皮肤温度、精神状态、血压、脉搏等，如被照护者呼吸平稳、心率减慢、血压正常、发绀消失、皮肤及甲床颜色转红润并温暖、由烦躁不安转为安静，说明被照护者缺氧状况改善。同时，可以通过动脉血气分析结果来判断缺氧状况。

情景模拟2 口腔分泌物的观察

【情景导入】

熊某，男，85岁，因"反复咳嗽咳痰伴发热1月余"入院。入院诊断：肺部感染。既往CT示左侧脑室旁及左侧枕叶低密度灶，考虑脑干梗死。入院后于重症监护室行气管插管有创呼吸机辅助通气，后行气管切开术（因被照护者高龄，不能自主排痰，发热，拔管困难），气管套管内给氧，现病情稳定转入康复医学科，被照护者口腔内分泌物较多，误吸后呛咳明显。

【路径清单】

（一）思考要点

怎样保持被照护者口腔清洁，防止唾液误吸？

（二）操作目的

1.避免被照护者唾液分泌过多误吸后肺部感染。

2.满足被照护者口腔舒适感。

（三）评估问题

1.环境：整洁、安全、宽敞、安静、温湿度适宜。

2.评估被照护者病情及管路情况。

3.评估被照护者能否配合使用吸唾管。

4.检查被照护者口腔，如是否佩戴义齿、有无口腔溃疡等。

（四）物品准备

吸唾管、安装好的负压吸引器、手套、压舌板、纱布数块、无菌巾、口腔护理冲洗器、口腔护理液。

（五）操作过程

1.护理员：洗手、戴口罩。

2.观察被照护者口腔内分泌物多，呛咳，需要清理口腔；评估被照护者病情及口腔情况，确定是否使用吸唾管操作。

3.为带有管路的被照护者整理好管路，并向被照护者解释操作的目的。

4.被照护者取平卧位或半卧位，头转向一侧，颌下铺无菌巾，放弯盘，检查口腔情况，有义齿及时取下。

5.检查吸唾管是否破损，是否在有效期内，打开护士安装好处于备用状态的负压吸引装置。

6.戴手套，打开吸唾管，连接负压吸引装置，吸唾管前端弯折呈钩状挂于被照护者口角低位处（图8-1）。

7.先吸尽口腔聚集的分泌物，如有需要可冲洗口腔各部位，边冲洗边吸污染的冲洗液，直至口腔清洗清洁。并随时观察被照护者的表情、面色。

8.取下吸唾管扔入黄色垃圾袋内，用纱布擦净嘴角水渍，收无菌巾，取下手套，扔入黄色垃圾袋。

9.观察被照护者病情变化及吸出唾液的量和性状，并评估吸唾液后的效果。操作后及时询问被照护者有无不适。

10.检查口腔清洁度，评估冲洗后情况。

11.操作后，协助被照护者取舒适体位，整理用物及床单位、洗手。

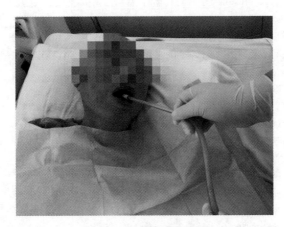

图8-1 吸唾管清理口腔

（六）注意事项

1.吸唾管拿法要平稳，在口腔内晃动会影响吸痰效果，过度刺激黏膜会使被照护者感觉不舒适。

2.在操作过程中，动作轻柔，力度要适宜，应以不伤害被照护者口腔黏膜为原则。

3.被照护者有消化道疾患或鼻咽部反射敏感者，很容易引起恶心不适，应更加小心谨慎，应避免吸唾管滑入舌根。

［考核评分标准］

口腔分泌物观察（吸唾管使用）技术操作考核评分标准

姓名_____ 考核人员_____ 考核日期： 年 月 日

项目	总分	技术操作要求	标分	评分标准	扣分
仪表	5	符合护理员规范要求	5	一项不符合要求扣1分	
操作前准备	5	1.洗手 2.备齐并检查用物，放置合理：吸唾管、安装好的负压吸引器、手套、压舌板、纱布数块、无菌巾、口腔护理冲洗器、口腔护理液	2 3	一项不符合要求扣2分	
安全评估	10	1.被照护者病情、管路、意识、自理能力、合作程度 2.被照护者口腔状况，如是否佩戴义齿、有无口腔溃疡等 3.为带有管路的被照护者整理好管路 4.环境整洁、安全、宽敞、安静、温湿度适宜	3 3 2 2	一项不符合要求扣2分	
操作过程	60	1.协助被照护者取平卧位，头转向一侧，颌下铺无菌巾，放弯盘，检查被照护者口腔，有义齿及时取下 2.检查吸唾管是否破损，是否在有效期内，打开护士安装好处于备用状态的负压吸引装置 3.戴手套，打开吸唾管，连接负压吸引装置，吸唾管前端弯折呈钩状挂于被照护者口角低位处 4.先吸尽口腔聚集的分泌物，如有需要可冲洗口腔各部位，边冲洗边吸污染的冲洗液，直至口腔清洗清洁。并随时观察被照护者的表情、面色 5.取下吸唾管扔入黄色垃圾袋内，用纱布擦净嘴角水渍，收无菌巾，取下手套，扔入黄色垃圾袋 6.操作过程中严密观察被照护者病情变化及唾液性状和吸唾液后效果，操作后观察被照护者口鼻腔黏膜情况，询问被照护者有无不适 7.检查口腔清洁度，评估冲洗后情况 8.操作后，协助被照护者恢复舒适体位，整理用物及床单位 9.记录吸出唾液的量、性状 10.整理用物，垃圾分类，洗手	5 5 15 10 10 5 5 2 2 1	不符合无菌操作者扣2分 吸唾管使用不符合要求扣2分 使用吸唾管用力过猛扣2分 未观察被照护者痰液颜色、性状及量各扣2分 其余一项不符合要求扣2分	
操作后	5	1.开窗通风，调节室温 2.用物、生活垃圾、医疗废弃物分类正确处置 3.流动水洗手	1 2 2	一项不符合要求扣1分	

续表

项目	总分	技术操作要求	标分	评分标准	扣分
评价	10	1.保持被照护者口腔清洁，无误吸 2.护理员知晓注意事项 3.被照护者口腔及床单位清洁，无口腔黏膜破损	4 2 4	一项不符合要求扣2分	
理论提问	5	1.观察唾液的内容包括哪些方面 2.使用吸唾管的注意事项有哪些	3 2	少一条扣1分	
合计	100				

理论提问

1.观察唾液的内容包括哪些方面？

答：量、性状、浓稠度、颜色、气味等。

2.使用吸唾器的注意事项有哪些？

答：①吸唾管拿法要平稳，在口腔内晃动会影响吸痰效果，过度刺激黏膜会使被照护者感觉不舒适。②操作过程中，注意保护被照护者的口腔黏膜，尤其是婴幼儿的口腔黏膜，稍不注意就有可能导致出血，所以应该更加小心谨慎，力度要适宜。③面对有消化道疾患或鼻咽部反射敏感的被照护者，特别是很容易引起恶心和不适的被照护者，应更加小心谨慎，避免吸唾管滑入舌根。

第三节 膀胱功能康复

一、神经源性膀胱的定义

神经源性膀胱是指一类由于神经系统病变导致膀胱和（或）尿道功能障碍［即储尿和（或）排尿功能障碍］，进而产生一系列下尿路症状及并发症的疾病总称。

二、神经源性膀胱的临床表现

1.下尿路症状 尿急、尿频、尿痛、尿失禁、排尿困难等。

2.膀胱感觉异常症状 膀胱充盈感觉及尿意感。

3.神经系统症状 神经系统原发疾病症状及治疗后症状、自主神经过反射等。

4.肠道症状 主要有大便失禁、便秘、里急后重感等。

三、神经源性膀胱的处置

（一）处置原则

1.降低上尿路损害的风险，减少膀胱输尿管反流，保护上尿路。

2.增加膀胱顺应性，恢复膀胱正常容量，恢复低压储尿。

3.减少尿失禁，恢复控尿能力。

4.减少和避免泌尿系感染及结石形成等并发症。

（二）处置方法

1.药物治疗　根据被照护者的不同症状，选择相应效果的药物改善膀胱功能，目前较为常用的药物有M受体阻断剂、α受体阻滞剂、磷酸二酯酶抑制剂等。

2.留置导尿　疾病早期，由于被照护者病情不稳定，需要大量补液，被照护者存在小便排泄功能障碍，此时短期留置导尿管，将膀胱内的尿液引流出来，是有效保护肾脏和上尿路功能的最有效方法。

3.耻骨上造瘘　佩戴膀胱造瘘管的被照护者一定要保证局部洁净，每月更换一次造瘘管，引流袋应至少每周更换一次，造瘘口处每天消毒更换敷料，若有红肿、热、痛、分泌物过多要及时就诊。被照护者卧位时，尿袋应低于耻骨联合位置相当于低于膀胱的水平位；坐位或站立时，尿袋应低于膝关节以下。每日饮水不少于3000ml，减少感染及结石的出现。

4.间歇导尿　间歇导尿是治疗神经源性膀胱的金标准，分为无菌间歇导尿术和清洁间歇导尿术。

（1）制订饮水计划：一般要保证每天饮水量在1500～2000ml，均匀饮水，每小时100～150ml，包括三餐中的摄水量，睡前3小时至次日早晨6时前尽量不喝水，防止夜尿增多，影响被照护者休息。

（2）间歇导尿法：间歇导尿时间为每4～6小时1次，每日导尿的时间最好不多于6次，每次导尿的量不超过膀胱的安全容量。如被照护者可以自主排尿，但不能完全排空尿液，需要根据被照护者的残余尿量，安排被照护者的导尿时间与频次：两次导尿期间，自主排尿量＜100ml时，残余排尿量＞300ml时，则至少每4小时导尿一次；两次导尿之间，被照护者自主排尿量＜200ml时，而残余尿量＞200ml时，可至少每6小时导尿一次；如果被照护者自主排尿后，残余量＜100ml或不足膀胱容量的20%，应停止间歇导尿。

5.膀胱训练

（1）尿潴留

诱导排尿法：在尿动力学检查提示安全的前提下应用。通过牵拉阴毛、轻叩膀胱区域、轻挠大腿内侧等方法诱导排尿。

（2）尿失禁

盆底肌训练法：适用于压力性尿失禁的被照护者。告知被照护者排空膀胱并全身放松，指导被照护者集中精力，收缩耻骨、尾骨周围的肌肉（会阴和肛门括约肌），同时下肢、腹部和臀部肌肉不能收缩，每次收缩会阴和肛门的动作持续10秒，每组重复完成10次，每天练习3次，可以减少漏尿的发生率。

四、本节小结

本节主要介绍了神经源性膀胱的概念、临床表现以及治疗处置原则和方法。间歇性导尿是治疗神经源性膀胱金标准。在执行间歇性导尿过程中，被照护者要按需按量喝水，按时排尿，保持膀胱接近正常的舒缩状态。期望护理员掌握神经源性膀胱的基本知识，在照护过程中，督导被照护者严格执行饮水计划，积极进行膀胱功能锻炼，协助被照护者自我间歇性导尿，有效地促进膀胱功能的恢复。

五、思考与练习

1.单选题

（1）治疗神经源性膀胱的金标准是（　　）

A.留置导尿管　　B.膀胱造瘘　　C.膀胱再训练　　D.间歇性导尿

（2）膀胱下尿路感染的症状不包括（　　）

A.尿急　　B.尿频　　C.尿痛　　D.便秘

2.是非题

糖尿病病程在10年以上时，神经源性膀胱的患病率会明显增高（　　）

3.思考题

间歇性导尿的注意事项有哪些？

情景模拟1　间歇性导尿技术

【情景导入】

李某，男，46岁，因"高处作业时不慎坠落"，以"脊髓损伤"住院，被照护者双下肢运动感觉消失，二便障碍，给予被照护者综合康复治疗，为促进膀胱功能恢复，给予被照护者拔除留置尿管，行间歇性清洁导尿。

【路径清单】

（一）思考要点

护理员怎样为被照护者进行间歇性清洁导尿？

（二）操作目的

1.被照护者学会制订适合自己的饮水计划并落实。

2.被照护者学会规范间歇性导尿操作技术，减少泌尿系和生殖系统的感染。

3.使被照护者的生活质量得到显著改善。

（三）评估问题

1.评估被照护者的生命体征及配合程度。

2.评估被照护者的饮水计划执行情况。

3.评估被照护者膀胱充盈及会阴部皮肤情况。

4.评估被照护者所处环境是否安全，能够保护隐私，温度是否适宜。

（四）物品准备

亲水导尿管、无毒手套、湿巾、垫单、接尿器、速干手消毒剂、垃圾桶。

（五）操作过程

1.操作前准备

（1）护理员：洗手。

（2）用物：备齐用物，放置合理。

（3）环境：整齐、安静、安全、温湿度适宜。

2.协助被照护者取舒适半卧位或坐位。

3.协助被照护者脱下裤子，充分暴露会阴部，将一次性中单置于臀下。

4.清洁会阴部，置接尿器，注意保暖。

5.操作者清洁双手，检查导尿管，将尿管就近安置，打开包装，检查并戴手套。将尿管经尿道缓慢插入膀胱内（阴茎与腹壁角度、手法轻柔），见尿液流出后，再进入2～3cm。尿液呈点滴状，向外牵拉1cm，直至无尿液流出时，拔出尿管，扔至医疗垃圾桶。

6.导尿完毕，再次清洁尿道口（男性注意包皮复位），撤去便盆及一次性垫单。

7.协助被照护者穿好上衣及裤子，取舒适卧位休息，整理床单铺，询问被照护者感受。

8.处理和清洁接尿器，注意观察被照护者小便颜色、性状及量并做好排尿记录。

（六）注意事项

1.切忌在被照护者尿急时才排放尿液。

2.消毒纸巾或棉片每张只可使用一次，请勿重复使用。

3.插尿管时阴茎与腹部成60°。

4.插导尿管时如遇到阻力，切忌过度用力加压。

5.如在导尿过程中遇到障碍，应先暂停5～10秒，把导尿管拔出3cm后，再缓慢插入。

［考核评分标准］

间歇性导尿技术操作考核评分标准

姓名＿＿＿＿＿＿＿　考核人员＿＿＿＿＿＿＿　考核日期：　　年　　月　　日

项目	总分	技术操作要求	标分	评分标准	扣分
仪表	5	仪表、着装符合护理员礼仪规范	5	一项不符合要求扣2分	
操作前准备	5	1.护理员洗手 2.用物备好置床旁：亲水导尿管、无毒手套、湿巾、垫单、接尿器、速干手消毒剂、垃圾桶	2 3	一项不符合要求扣2分	
安全评估	10	1.评估被照护者膀胱充盈度、意识、自理能力及合作程度 2.评估被照护者会阴部皮肤情况，查看饮水计划（每日1500～2000ml）及排尿日记（4小时一次，每次300～400ml），距离上次导尿已有3小时 3.环境安全，能够保护隐私，温度是否适宜	4 4 2	一项不符合要求扣2分	
操作过程	60	1.将用物携至床旁，向被照护者说明目的，取得同意 2.协助被照护者脱裤，将一次性垫单置于臀下 3.协助被照护者取舒适的半卧位或坐位，安置接尿器，注意保暖 4.操作者清洁双手，检查导尿管，将尿管就近安置 5.打开包装，检查并戴手套 6.清洁会阴部，脱手套 7.手消毒，换手套	5 5 5 5 2 5 3	过度暴露被照护者扣5分 污染一次扣5分 导尿操作过猛扣5分 未观察被照护者小便颜色、性状及量各扣2分 其余一项不符合要求扣2分	

续表

项目	总分	技术操作要求	标分	评分标准	扣分
		8.将尿管经尿道缓慢插入膀胱内（阴茎与腹壁角度、手法轻柔），见尿液流出后，再进2～3cm。尿液呈点滴状，向外牵拉1cm，直至无尿液流出时，拔出尿管，扔至医疗垃圾桶	10		
		9.导尿完毕，再次清洁尿道口（男性注意包皮复位），撤去便盆及一次性垫单	5		
		10.帮助被照护者穿裤，调整至舒服卧位休息	5		
		11.整理床单位，了解被照护者感受	5		
		12.处理和清洁接尿器，注意观察被照护者小便颜色、性状及量并做好排尿记录	5		
操作后	5	1.拿走遮蔽物，打开窗户通风透气，调节室内温度 2.分类收集处理用物、生活垃圾和医疗废物等 3.流动水洗手	2 2 1	一项不符合要求扣2分	
评价	10	1.遵循清洁、安全的准则 2.操作者知晓注意事项 3.被照护者皮肤和床单位干净整洁，皮肤没有损伤	4 2 4	一项不符合要求扣2分	
理论提问	5	间歇性导尿的注意事项有哪些	5	少一条扣1分	
合计	100				

理论提问

间歇性导尿的注意事项有哪些？

答：①排放尿液不要等到被照护者尿急时才进行。②用水和肥皂彻底地清洁双手，或者使用酒精、消毒纸巾清洁双手。③若导尿过程中出现阻碍，应该先停止5～10秒，将导尿管外拔3cm，而后将导尿管缓缓插入。④消毒纸巾或棉片每张只可使用一次，请勿重复使用。⑤向上提起阴茎，使其与腹部成60°，如果在拔导尿管时感受到有阻力，一般是尿道痉挛的原因，应该过5～10分钟后再拔管。

情景模拟2　饮水计划制订

【情景导入】

李某，男，46岁，因"在高处作业时不慎坠落"，以"脊髓损伤"住院，被照护者的双下肢运动感觉消失，二便障碍，给予被照护者综合康复治疗，为促进膀胱功能恢复，给予被照护者拔除留置尿管，结合饮水计划行间歇性清洁导尿。

【路径清单】

（一）思考要点

怎样制订饮水计划？

（二）操作目的

养成规律饮水的习惯，从而规律排尿或导尿。

（三）评估问题

1.被照护者能否配合饮水计划的实施。

2.被照护者的饮水习惯。

（四）物品准备

有刻度的水杯、有刻度的餐碗、饮水记录表、笔。

（五）操作过程

1.操作前准备充分

（1）护理员：仪态端正。

（2）用物：备齐并检查用物，合理放置。

（3）环境：整洁、安静、安全、温湿度适宜。

2.带用物到床边，帮被照护者调整到舒适体位。

3.给予被照护者讲解含水食物表及饮水要求。

4.让被照护者参与饮水计划的制订，明确重要性。

5.认真准确填写饮水记录表。

6.根据被照护者尿量，动态调整饮水计划。

（六）注意事项

1.膀胱训练时控制饮水量在1500～2000ml，从早6时到20时间进行平均分配，一次摄入量在400 ml内，睡前3小时尽量不要喝水，并将饮水时间表放在床旁，方便查看。

2.在控制饮水期间应尤其注意是否有脱水或者意识不清的状况，脱水会导致尿液浓缩，也会增加对膀胱黏膜的刺激，从而出现尿频、尿急等问题。

3.注意不要摄入茶、咖啡、酒精等利尿性饮品，也不要食用具有刺激性和酸辣的食物等。

4.服用抑制膀胱痉挛的药物时会出现口舌干燥的问题，不能为此过多饮水，应该间隔地多次少量喝水以使口腔湿润。

5.在摄入食物和饮品后，立即将摄入分量进行准确记录。须维持每日进入量的平衡，若没有实现目标，应根据具体情况进行调整。

［考核评分标准］

制订饮水计划技术操作考核评分标准

姓名＿＿＿＿＿＿＿　考核人员＿＿＿＿＿＿＿　考核日期：　　年　　月　　日

项目	总分	技术操作要求	标分	评分标准	扣分
仪表	5	仪表、着装符合护理员礼仪规范	5	一项不符合要求扣2分	
操作前准备	5	1.洗手 2.备齐并检查用物（有刻度的水杯、有刻度的餐碗、饮水记录表、笔），放置合理	2 3	一项不符合要求扣2分	
安全评估	10	1.评估被照护者病情、意识、自理能力、文化水平、合作程度 2.评估被照护者的饮水习惯 3.环境整洁、安静、安全、温湿度适宜	4 4 2	一项不符合要求扣2分	

续表

项目	总分	技术操作要求	标分	评分标准	扣分
操作过程	60	1.携用物至床旁，评估被照护者病情，帮被照护者取舒适体位	5	饮水计划不符合要求一项扣5分 记录不全扣5分 其余一项不符合要求扣5分	
		2.给予被照护者讲解含水食物表及饮水要求	10		
		3.让被照护者参与制订详细的饮水计划			
		（1）早餐：300～400ml水分等流质饮食	5		
		（2）早餐之后午餐之前：200～250ml水分及流质	5		
		（3）午餐：300～400ml水分、流质饮食	5		
		（4）午餐后之晚餐之前：200～250ml水分及流质	5		
		（5）晚餐：300～400ml水分、流质或粥类	5		
		（6）晚餐之后睡觉前：200～250ml水分及流质（如进食水果或汤类，则减少饮水量）	5		
		4.认真准确填写饮水记录表，包括饮水时间、饮水量、静脉液体输注时间和液体量，进食含水量食物、水果的时间及含水量均应详细记录	10		
		5.饮水计划制订完毕，舒适卧位休息，整理床单位	5		
操作后	5	1.开窗通风，调节室温	1	一项不符合要求扣1分	
		2.用物、记录表放置规范	2		
		3.洗手	2		
评价	10	1.遵循膀胱安全原则制订饮水标准	4	一项不符合要求扣2分	
		2.操作者知晓注意事项	2		
		3.被照护者知晓饮水计划的实施方法	4		
理论提问	5	执行饮水计划的注意事项有哪些	5	少一条扣1分	
合计	100				

理论提问

执行饮水计划的注意事项有哪些？

答：①限制饮水时，必须特别注意是否发生脱水或意识不清。脱水会浓缩尿液，加深对膀胱黏膜的刺激，导致尿频或尿急。②最好避免饮用茶、咖啡、酒精和其他利尿剂饮料，避免食用具刺激性、酸味和辛辣的食物。③服用抑制膀胱痉挛的药物时，会有口干的副作用，不要因此喝太多水。只需交替喝少量的水来湿润口腔。④进食或饮酒后，立即准确记录食物量。每天的食物量应该均衡。如果未达到目标，应酌情进行适当调整。

看答案

（刘淑芹）

第九章　吞咽功能康复

吞咽障碍是由多种疾病导致被照护者无法正常进食的状态，被照护者在进食时可能会出现进食费力、饮水呛咳等情况，严重者会发生误吸、窒息等情况，进而导致营养不良、脱水、吸入性肺炎等并发症，严重影响被照护者的生活质量和生命安全。

第一节　进食照护

一、餐具选择

选择合适的餐具才能帮助被照护者安全地进食，应尽量选择适宜、利于顺利进食且符合被照护者吞咽特点的餐具，选择餐具时可按照以下要求。

1.匙羹　应选用羹面小、浅、长柄的匙羹给被照护者喂食，抓握能力弱的被照护者可选用粗手柄或者带固定带的匙羹，利于抓握稳妥。

2.杯子　吞咽障碍被照护者使用普通杯子直接喝水时需要仰头，容易造成误吸，可以选用缺口杯、斜面杯或带吸管的杯子，减少喝水时的仰头动作，避免误吸。

3.其他　吞咽功能较差的被照护者，进食糊状或者液体食物时也可以使用注射器帮助被照护者将食物和水送入口腔。

二、体位管理

选择合适的进食体位可以帮助被照护者安全进食，避免呛咳、误吸等。

1.坐位进食　坐位进食要求餐桌高度适宜，被照护者背部靠在椅背上，保持上身前倾，双足着地。这样既能保持姿势稳定，还可以帮助气道吞咽减少误吸，因此能保持坐位平衡的被照护者尽量取端坐位进食。无法控制左右平衡的偏瘫被照护者，可在偏瘫侧垫上枕头或者选用带扶手的椅子，以保持坐位平衡。

2.卧位进食　无法坐立的被照护者，需采取摇高床头30°的半坐卧位，头部保持稍前屈，此姿势进食食物不易从口中漏出，降低食团向舌根运送的难度，并利于健侧吞咽，可以减少反流或误吸的危险。

3.代偿方法　吞咽时可指导被照护者使用代偿方法帮助吞咽食物，点头吞咽、侧方吞咽、低头用力吞咽或空吞咽等。

三、一口量

1.一口量的含义　一口量即最适于吞咽的每次食物入口量。正常人一口量：1～20ml。

2.摄食训练一口量　进行摄食训练时，一口量过多，食物将从口中漏出或引起咽部残留导致误咽或误吸；一口量过少，则会因刺激强度不够，难以诱发吞咽反射。一般先喝1～4ml的稀液体，然后再酌情增加。

3.控制进食速度 进食时要慢，一定要确定前一口食物吞食完毕后，才能进食下一口。并且要控制每口进食量（需在医生和治疗师评估一口量后进行），如果被照护者出现呛咳，应立即停止喂食。

四、本节小结

吞咽障碍是脑血管病患者最常见的并发症之一，本节内容着重描述了吞咽障碍患者进食照护方面的内容，包括进食餐具的选择、进食体位，期望通过本节内容的学习，护理员能够了解吞咽障碍患者进食照护的要求，在医生护士的指导下协助被照护者安全有效地经口进食。

情景模拟 指导吞咽障碍患者选择合适的体位进食

【情景导入】

王某，65岁，因"左侧肢体无力，吞咽困难伴饮水呛咳"入院，入院诊断：脑梗死后遗症。被照护者目前营养摄入不足，体重下降，心情烦躁。

【路径清单】

（一）思考要点

被照护者进食期间如何给予正确的体位摆放？

（二）操作目的

1.避免被照护者进食过程中发生呛咳和误吸。

2.增加被照护者食欲，满足营养需求。

（三）评估问题

1.评估被照护者神志是否清楚。

2.评估被照护者肢体的肌力、关节活动度等情况，能否保持坐位平衡。

3.评估被照护者各种管路情况。

（四）物品准备

枕头1～2个。

（五）操作过程

1.操作前准备

（1）护理员：洗手。

（2）用物：备齐并检查用物完好在有效期内，放置合理。

（3）环境：安全安静、宽敞整洁、温湿度适宜。

2.评估被照护者病情及口腔情况。

3.向被照护者解释操作的目的。

4.能保持坐位平衡的被照护者：协助被照护者取坐位，偏瘫侧肢体可垫枕头，喂食者站于被照护者健侧进行辅助进食（图9-1）。

5.不能保持坐位平衡者：协助被照护者取半坐卧位进食（图9-2）。

6.卧床被照护者：协助被照护者取仰卧位，头部前屈偏瘫侧肩部垫枕头，喂食者于被照护者健侧喂食。

7.喂食完，收拾用物，用治疗巾擦净嘴角饭渍。

8.洗手，戴手套，清洗被照护者口腔。

9.操作过程严密观察被照护者病情变化，及时询问被照护者有无不适。

10.检查口腔清洁度，评估吞咽后情况。

11.根据病情调节氧流量。

12.洗手，签名。

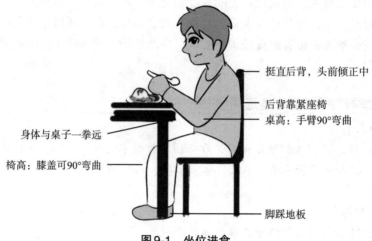

图9-1　坐位进食

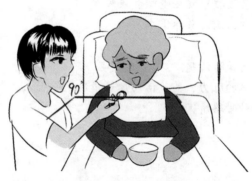

图9-2　半坐位进食

（六）注意事项

1.用餐结束后，保持体位半小时，并进行口腔清洁。

2.喂食时间过长时，需要适当活动一下身体，以免发生压力性损伤。

3.枕头柔软，大小、厚薄合适。

4.注意避免被照护者紧张、焦虑、环境温度过低等，以免引起肌张力增高，增加呛咳和误吸风险。

5.注意保护被照护者隐私，保证被照护者安全。

6.协助取体位时正确用力，避免拖、拉、拽，以防因摩擦力和剪切力造成被照护者皮肤损伤。

［考核评分标准］

进食体位摆放技术操作考核评分标准

姓名_____ 考核人员_____ 考核日期： 年 月 日

项目	总分	技术操作要求	标分	评分标准	扣分
仪表	5	符合护理员规范要求	5	一项不符合要求扣1分	
操作前准备	5	1.洗手 2.用物准备：枕头1～2个、快速手消，必要时备约束带	2 3	一项不符合要求扣2分	
安全评估	10	1.了解被照护者病情、合作程度 2.解释操作目的、方法及如何配合，询问是否大小便 3.评估被照护者病情、意识状态，被照护者上下肢肌力、肌张力、关节活动度、心理，皮肤情况、管路情况及需要摆放的体位。注意保暖、保护被照护者隐私 4.环境安静、清洁、舒适，调节适宜温湿度	2 3 3 2	一项不符合要求扣2分	
操作过程	60	1.能保持坐位平衡的被照护者：协助被照护者取坐位，偏瘫侧肢体可垫枕头，喂食者站于被照护者健侧进行辅助进食 2.不能保持坐位平衡者：摇高床头30°，协助被照护者取半坐卧位进食 3.协助被照护者取仰卧位，头部前屈偏瘫侧肩部以枕垫起，喂食者位于被照护者健侧，进行喂食 4.喂食完，收拾用物，用治疗巾擦净嘴角饭渍 5.洗手，戴手套，清洗被照护者口腔 6.操作过程严密观察病情变化，询问被照护者有无不适 7.听诊双肺呼吸音，检查口腔清洁度，评估吞咽后情况 8.根据病情调节氧流量 9.洗手，签名	10 10 10 10 5 5 5 3 2	未与被照护者交流扣5分 未保护被照护者安全扣5分 暴露被照护者隐私扣5分 体位摆放不正确扣3分 喂食部位不正确扣3分	
操作后	5	1.帮助被照护者取舒适体位，整理床单位 2.询问被照护者感受，交代注意事项 3.洗手、记录	2 2 1	一项不符合要求扣1分	
评价	10	1.查对规范，操作准确、熟练，步骤正确 2.爱伤观念强，与被照护者沟通有效 3.被照护者安全，进食过程中未发生呛咳和误吸	4 2 4	一项不符合要求扣2分	
理论提问	5	进食体位摆放的注意事项有哪些	5	少一条扣1分	
合计	100				

理论提问

进食体位摆放的注意事项有哪些?

答：①用餐结束后，保持体位半小时，并进行口腔清洁。②喂食时间过长时，需要适当活动一下身体，以免发生压力性损伤。③枕头柔软，大小、厚薄合适。④注意避免被照护者紧张、焦虑、环境温度过低等，以免引起肌张力增高，增加呛咳和误吸风险。⑤注意保护被照护者隐私，保证被照护者安全。⑥协助取体位时正确用力，避免拖、拉、拽，以防因摩擦力和剪切力造成被照护者皮肤损伤。

第二节 进食观察

一、呛咳

1.观察要点 被照护者在进食过程中突然剧烈咳嗽，甚至将食物喷出，可伴有呼吸困难、面色苍白或发绀。

2.防止呛咳注意事项

（1）指导被照护者进食时采取坐位，无法保持坐位平衡者可摇高床头30°。

（2）选择安静、安全的进食环境，进食过程中避免说话、谈笑、看电视等。

（3）选择合适的一口量和进食餐具，被照护者喝水、牛奶等液体时，尽量不要用吸管，可以用勺子、缺口杯。

（4）改变食物性状，选择适合吞咽障碍被照护者的食物，避免食物太黏或太硬，以免卡在咽部。

（5）指导被照护者进食过程中采用代偿方法。

二、声音嘶哑

1.观察要点 声音突然发生变化，进食后发声异常、嘶哑。

2.防止声音嘶哑注意事项

（1）立即抬高床头，检查是否因食物呛咳所致。

（2）建议医生通过喉镜或纤维镜检查确认。

（3）注意进食速度和一口量。

（4）减少摄入可以降低食管下段括约肌压力的食物，如巧克力、大蒜、薄荷、咖啡、洋葱等。

（5）注意饮食的平衡，多吃蔬果，多喝水，少吃加工类食物和腌制类食物。

（6）食物的温度适宜，防止高温烫伤食管。

三、流涎、外溢

1.流涎是唾液过多或吞咽障碍等原因造成唾液在口腔内储留过度溢出口角的症状。

2.流涎、外溢的原因

（1）神经肌肉功能障碍：唾液分泌正常因吞咽功能障碍而溢出，常见疾病有脑性瘫痪、脑卒中、面瘫、帕金森病、重症肌无力、肌萎缩侧索硬化、腮腺后间隙综合征等。

（2）唾液分泌增多：口腔炎症、胃食管疾病、药物及毒物的拟胆碱作用、不明原因的副交感神经功能亢进。

（3）解剖及体位异常：如巨舌、颌骨畸形、张口呼吸等情况因失去保留唾液于口腔的能力导致流涎。

（4）感觉障碍：如智力发育障碍的儿童、阿尔茨海默病患者，意识不到唾液溢出口角，从而导致流涎。

3.评估：目前对流涎症的诊断尚无明确标准，可以通过两点参考诊断。

（1）唾液明显增多，并引起外吐或者吞咽频繁。

（2）静止唾液总流率超过5ml/10分钟。流涎严重程度和频率量表是对流涎量的一种半定量的评价方法。

四、血氧饱和度下降

1.观察要点　进食期间进行血氧饱和度监测，观察进食前血氧饱和度指数，与进食期间指数进行对比，下降幅度＞3则代表血氧饱和度下降。

2.防止血氧饱和度下降注意要点

（1）最佳进食体位为坐位或半卧位，最佳进食姿势为健侧进食。进食后30分钟内，不要躺下，防止食物反流。

（2）减慢进食速度，即前一口吞咽完成后再进食下一口，避免两次食物重叠入口。

（3）一口量不宜太大，应为每口2～3ml。一次进食的总量也不宜过多，最好为50～100ml，少量多餐，进食过程中应全程有人看守。

（4）掌握吞咽技巧，如声门上吞咽法，即吞咽前及吞咽时屏气，关闭气道，防止食物及液体误吸，吞咽后立即咳嗽，清除残留。

（5）进食后进行彻底的口腔护理，可用清水漱口或生理盐水棉球擦拭，清除口腔内食物残渣，减少细菌滋生，保持口腔卫生。

（6）吞咽障碍被照护者的进食过程中减少干扰，保持专注。

3.吞咽障碍被照护者的监护人务必掌握窒息的紧急处理方法

（1）出现窒息时，应迅速撑开被照护者口腔，尽量掏出食物并刺激其咽喉部使被照护者反射性呕吐，或者将被照护者置于头低侧卧位，叩击背部，使其咳出食物。

（2）海姆立克急救法，成人被照护者置于立位或坐位，抢救者站在被照护者背后，双臂抱住被照护者，一手握拳，顶在被照护者脐上腹部正中线部位，另一只手按在拳头上，快速连续向内上方挤压冲击6～10次，利用气流将食物冲出。

五、本节小结

本节内容着重描述了吞咽障碍被照护者进食过程中需要观察及处理的内容，包括进食过程中出现呛咳及窒息的急救措施，期望通过本节内容的学习，护理员能够了解和掌握吞咽障碍被照护者进食过程的观察要点和急救措施，保证被照护者安全有效地经口进食。

六、思考与练习

1.单选题

（1）不属于吞咽安全性指标的是（　　）

A.咳嗽　　B.音质改变　　C.血氧饱和度下降　　D.食物外溢

（2）吞咽障碍最严重的并发症是（　　）

A.营养不良　　B.感染　　C.误吸　　D.低蛋白血症

2.是非题

吞咽障碍被照护者应从患侧喂食。（　　）

3.思考题

帮助被照护者吞咽食物代偿性方法有哪些？

看答案

（刘淑芹　赵　芬）

第十章　语言功能康复

本章内容着重阐述护理员与被照护者沟通的多种形式，心理照护与人文关怀在病患护理中的重要作用，通过不同形式的交流，建立被照护者和护理员之间的信任，更全面地获取被照护者的照护需求信息，从而实现护理员满足被照护者照护需求的高效性和提高满意度。

第一节　沟通方式的选择

一、沟通的概念

沟通是人们分享信息、传递思想和表达情感的方式。沟通的过程不仅涉及了口头语言和书面语言，还涉及了形体语言、个人的习惯和方式、物质环境和任何赋予信息含义的东西。沟通并非无目的讲话，任何沟通都是基于明确目的而发生的社交行为。

二、沟通的目的

1.建立良好的关系。
2.收集相关信息。
3.实现相应目标。

三、沟通方式

沟通具有两类社交模式：语言沟通和非语言沟通。

（一）语言沟通

1.语言沟通是一种人类区别于其他生物所特有的沟通形式，包括口头语言、书面语言、图形、图片等。例如：开会、聊天等侧重于口头沟通；书面报告、E-MAIL等则是书面语言沟通。老师使用PPT讲课，则集合了口头语言、书面语言、图形和图片4种模式的沟通。

2.与被照护者接触进行语言交流应用时，要耐心地倾听，在与被照护者谈话时切勿中途打断被照护者，被照护者说话如果不符合逻辑，也要待其说完，避免伤害被照护者的自尊心。

（二）非语言沟通

1.非语言沟通一般指的是肢体语言的一种沟通形式，包括肢体动作、面部表情、眼神等。例如：举手投足、眉目传神等皆是沟通。许多时候，非语言沟通往往会比语言沟通取得更高明的效果。

2.使用图卡片进行交流。与言语沟通障碍被照护者进行非语言交流时，可以用图卡片为载体来实现与被照护者的实时交流互动。如：话题板、沟通书、选择板等，用图卡片开启选择训练，让被照护者点头、摇头来示意确认与拒绝，这种非语言交流方法十分适合言语障碍被照护者。

　　3.手势语交流。手势语交流比较适合病情不稳、身上存在各类引流管的被照护者，患有失语症等病症难以讲话的被照护者，通过手势交流，护理员根据被照护者手势去分析需求，比如：被照护者用手指杯子表示"想喝水"，用手指枕头表示"想休息"等，从而快速给予服务反馈，使被照护者的需求可以尽快得到满足。

　　4.以智能网络平台为载体交流。通过智能手机软件，如微信、qq或者电子写字板，直接和言语沟通障碍被照护者进行非语言交流。

　　5.按键按铃交流。按键按铃本身便是一种提示，可以及时呼唤护理员，按钮或者金属摇铃，被照护者有事、有需求时，只需轻轻按下电子按钮，或者轻触金属摇铃，便可迅速呼唤。

　　6.体态神情交流。体态神情交流则十分多样，包含目光眼神、口型唇语、面部情绪、手势头势等。

四、本节小结

　　沟通方式的选择是护理员照护被照护者的基础技能，本节内容着重描述护理员与被照护者沟通的多种形式，面对不同情况的被照护者，有针对性地选择适合被照护者的沟通方式，通过不同形式的交流可以更全面地获取被照护者的照护需求信息，从而实现护理员满足被照护者照护需求的高效性和提高满意度。

五、思考与练习

　　1.多选题

　　（1）常见的非语言沟通的方式包括下列哪项（　　）

　　A.书面报告

　　B.手势语交流

　　C.按键按铃交流

　　D.体态神情交流

　　（2）护理过程中沟通的目的包括下列哪项（　　）

　　A.建立良好的关系

　　B.收集相关信息

　　C.实现相应目标

　　D.缓解医患矛盾

　　2.是非题

　　（1）沟通具有两类社交模式，包括语言沟通和非语言沟通。（　　）

　　（2）非语言类沟通是指肢体语言的沟通形式，包括肢体的动作、面部的表情、眼神等。（　　）

　　3.思考题

　　与失聪被照护者沟通时应采取哪种沟通方式？

第二节　心理照护与人文关怀

一、心理照护

（一）定义

心理照护是指在日常照护工作中，照护者通过对照护对象的关注和理解，运用心理学的理论知识和照护技能，针对照护对象现存和潜在的心理问题和心理状况及自身需求，给予积极影响，满足照护对象的需求、维护利益，改变或消除不良心理刺激，从而促使照护对象病体和心理走向健康的一种照护方法。

（二）心理照护的目标

1.营造适宜的照护氛围。心理照护重视环境因素对照护对象造成的影响。照护者在照护过程中始终保持热心、耐心、细心，与照护对象之间建立和谐的医患关系及良好的人际关系，保持与照护者家属间的关系，为照护者争取来自家庭支持、帮助和安慰。

2.护理员应尽量满足照护对象的合理需要，要留意每个照护对象的特点和需要，针对不同照护对象存在的具体问题，及时调整照护方式，从而满足每个照护对象的合理需要。

3.当照护对象出现消极心理时，护理员应该及时给予照护对象更多的心理支持、鼓励和安慰，帮助照护对象从消极态度转变为积极态度。

4.运用心理照护帮助照护者正确、合理地运用应对行为，如聊天交流、看报纸、看电视等方法，转移和分散照护对象的注意力，从而更有利于照护者接受现实状况。

二、心理照护的方法

（一）环境要求

被照护者房间和床位的选择上，针对不同被照护者的疾病特点、心理特点进行安排，房间干净整洁、色彩柔和、安全舒适。应主动与被照护者交流，尊重被照护者，善于倾听。当被照护者有疑问时，应及时予以解决，以建立和谐的沟通环境。

（二）放松疗法

放松疗法又称自我调整疗法或肌肉松弛训练，是一种通过各种固定的训练程序，使被照护者学会躯体上和生理上放松的一组行为治疗方法。

1.渐进性放松法　渐进性放松法是指被照护者依靠自我暗示来有意识地反复练习肌肉的紧张和放松，然后使全身逐渐进入放松状态。

（1）操作方法：准备一把舒服的椅子，让被照护者靠在椅子上，回想最令人愉快和松弛的情景，双臂放于椅子扶手上，从而让被照护者处于相对舒适随意的状态，首先让被照护者先握紧拳头，然后再松开。反复做几次，通过反复练习让被照护者体会到什么是紧张，什么是松弛。在领会了放松与紧张的主观体验之后，才能进行下一步的放松训练，放松训练从前臂开始练习，因为前臂的松弛最易掌握。然后依次进行面部、颈部、肩、背、胸、腹、下肢的放松练习。通过借助生物反馈技术，可加快放松进程。

（2）在进行放松训练时要注意周围环境要安静，温度要适宜，光线要柔和，每天训练20～30分钟，每日或隔日一次，最终要求被照护者可以在日常生活中进行随意放松，达到放松自如的程度。

2.深呼吸放松训练　深呼吸放松训练方法简单，常可以起到很好的放松效果。

具体做法：让被照护者处于站位或坐位，双肩下垂，闭上双眼，慢慢做深呼吸再呼吸变慢，变得越来越轻松的同时，想象自己的心跳也在渐渐地变慢，变得越来越有力，整个身体变得很平静，周围好像没有任何东西，自己感到轻松自在，静默数分钟后结束。

3.肌肉放松体操　是一种肌张力严重增高无法放松者的放松方式，主要用于放松被照护者颈部、肩部、胸部、背部肌肉的训练。在进行肌肉放松运动之前，对相应部位进行热敷和按摩。它可以以躺着、坐着、站着、走着或其他姿势进行。大多数被照护者配合呼吸动作，可以使他们吸气和呼气放松。

4.心理支持　心理支持主要针对震惊、否定和抑郁被照护者。在提供支持性治疗时，护理员必须热情对待被照护者，密切关注被照护者的痛苦和困难，并给予他们关怀和尊重。护理员一定要善于倾听被照护者的诉说。被照护者体会到护理员在严肃认真地关心他们的病情，使护理员和被照护者之间建立充分信任的关系。

三、人文关怀

（一）人文关怀的定义

人文关怀起源于西方的人文主义传统，核心在于肯定人性与人的价值，要求人的个性解放和自由平等，尊重人、关怀人的精神生活等。

（二）医学人文关怀

医学人文关怀是以人为本，对人、人的生命与身心健康的关爱的一种体现，是实践人类内心医学、人文精神信仰对象化的一种过程。

（三）医学人文关怀的内容

1.为被照护者提供心理咨询，让其调节和适应疾病所带来的恐惧和抑郁等负面情绪的影响。

2.促进医护人员与被照护者及其家属之间的沟通，加强相互合作和支持。

3.协调被照护者及其家属和医疗系统之间的关系，并向被照护者提供经济、法律和其他相关信息。

4.被照护者出院后提供随访，为被照护者制订计划，指导家属照顾被照护者并接受社区康复。

四、护理员怎样体现对被照护者的人文关怀

1.尊重被照护者　被照护者不仅是物质生活的主体，也是政治生活和社会生活的主体，护理员必须尊重被照护者，对待被照护者热心、耐心、细心。

2.关注被照护者多样化需求　护理员不仅要关注被照护者的物质需求，还要关注精神文化方面的需求，用心去爱每一位被照护者。

3.注重被照护者的安全　医院减少周围环境障碍，设置扶栏、做好防滑，给被照护者营造温馨的氛围，减少被照护者的孤独感。

4.寻求与被照护者情感上的共鸣　在照护被照护者的每个环节上，通过家人般的关爱，与被照护者建立一种亲情关系，给被照护者依赖感和安全感。

五、本节小结

心理照护与人文关怀是护理的核心概念与中心任务，本节内容着重描述心理照护与人文关怀在病患护理中的重要作用，有效的关怀与疏导能缓解被照护者的焦虑与恐慌，建立被照护者和护理员之间的信任，在护理过程中，护理员通过多种途径的心理照护，可以提高被照护者的生活质量、减轻疾病痛苦，促进被照护者的身心康复。

六、思考与练习

1.单选题

（1）不属于心理照护放松疗法的是下列哪项？（　　）

A.渐进性放松法

B.深呼吸放松训练

C.肌肉放松体操

D.心理支持

（2）针对处于震惊、否定和抑郁阶段的被照护者应选用哪种治理方式（　　）

A.心理支持

B.放松疗法

C.深呼吸疗法

D.肌肉松弛训练

2.是非题

（1）心理照护重视环境因素不会对照护对象造成的影响。（　　）

（2）进行放松训练时周围环境要安静，光线要柔和，温度要适宜，每天训练20～30分钟，每日或隔日一次。（　　）

3.思考题

心理照护的目标主要包括哪些？

看答案

（刘淑芹　修　浩　吴洪婧）

第五部分
安 宁 疗 护

第十一章 安 宁 疗 护

安宁疗护，也可称为"安宁照护""善终服务""临终关怀"等，是一项专门的社会支持性医疗卫生服务项目，即对临终被照护者及其亲属所进行的一个全面系统的照料，涉及治疗、护理、身心、文化和精神健康的各个方面，其宗旨是使临终时被照护者的生命质量得以改善，并可以减少被照护者痛苦，甚至不痛苦地走完生命中最后的路程，从而使其亲属的心理健康得以保障与提高。

第一节 临终被照护者生理照护

一、临终被照护者生理照护

面对被照护者日渐消退的生理功能，我们可以从以下几方面解决各种生理需求，控制症状，尽量改善被照护者的舒适度。

1.控制疼痛 绝大多数临终被照护者，尤其是恶性肿瘤疾病晚期的被照护者，首先面对的难题就是疼痛。疼痛不但会强烈威胁被照护者的正常生活，造成被照护者的身心反应，同时也会给被照护者家庭造成极大不安与忧虑。所以，合理地抑制痛感对于临终被照护者及亲属都有着重大的价值。而具体抑制痛感的手段一般包括两个步骤。

（1）正确判断疼痛：首先要正确判断临终被照护者疼痛的原因、位置、性质和范围，才能合理地应用镇痛方法。WHO把疼痛程度分成四级，即：

0级：无痛；

1级：虽有疼痛，但不剧烈，能够承受，不妨碍睡眠；

2级：疼痛较严重，身体无法承受，妨碍睡眠；

3级：疼痛程度严重，身体无法承受，严重影响日常活动。

（2）认真执行镇痛计划：在正确判断被照护者疼痛的情况后，要配合医师仔细执行镇痛计划，包括非药物镇痛与药物镇痛。

1）非药物镇痛：可针对被照护者的情况，选择非药物治疗，以减轻痛苦。

A.松弛治疗：通过调节被照护者身体使机体放松，缓解疲惫、紧张，可以提高被照护者睡眠质量，减轻痛苦。

B.音乐疗法：乐曲不但能够转移人的视线，而且能够让人心境平和、身心轻松。对由身体、精神和心理等因素引起的综合性头痛有显著的减轻效果。

C.针灸治疗：依据被照护者病痛的性质、不同部位、选用各种部位针灸，可诱导体内的内啡肽，产生中枢性镇痛的效果。

D.神经阻滞治疗：指应用药物或物理方法，短暂或长时间抑制神经传导功能，起到减轻痛苦的效果。

2）药物镇痛：在其他非药物镇痛无效后，可考虑应用药物镇痛。目前，全世界大多使用由WHO倡议推广应用的"三级阶梯镇痛疗法"（表11-1）。

表11-1 三级阶梯镇痛疗法

等级	疼痛描述	镇痛方案
0级	无疼痛	无须处理
1级	有疼痛，可以忍受，不影响睡眠	非麻醉药物：阿司匹林、匹米诺定
2级	疼痛明显，无法忍受，影响睡眠	弱麻醉药物：可待因、布桂嗪、曲马多
3级	疼痛剧烈，无法忍受，严重影响日常生活	强麻醉药物：吗啡、派替啶

为了保证镇痛方法的有效性，要认真进行按时给药、按要求给药和"四个准确"，即准确的药物、用量、时间和路径。同时，重视被照护者服药后的反应，引导家属适当管理麻醉性口服镇痛药，防止诱发呼吸抑制。

2.提高循环与呼吸功能 密切监测体温、脉搏、呼吸、血压等指标的改变，观察皮肤颜色、体温变化等。要注意保温，以增加身体温度，必要时采用热水袋；若被照护者通气障碍，应立即联系医生予以适当吸氧，以改善缺氧情况，同时保证循环畅通，在必要时吸痰，防止窒息或发生肺部并发症。

3.增进食欲，改善营养 首先要了解被照护者的饮食习惯，以提高食欲；给流质、半流质食物，以利吞咽；必要时通过鼻饲或充分胃肠管外营养，以提高营养供应。

4.促进舒适感 帮助被照护者漱口，必要时给予口腔清洁；做好全身皮肤保护，避免产生压疮；增进血液循环，并支持被照护者做双下肢踝泵操作，以防止出现血液栓塞；维护身体和床单的洁净、干燥，并帮助被照护者维护毛发干净、头发美观。

5.减轻感知觉变化的危害 创造安全、空气清新的工作环境，并保持适当的光线，以增强舒适性；注意对眼睛的清洗，及时拭去眼睛的分泌物；由于听力变化往往在最后消失，故护理中应注意语音的亲切、温和、清晰，并尽量避免在被照护者床旁谈及疾病，以减轻不良危害。若被照护者视力严重下降，可配合通过触摸等非语言性沟通方式，让其感觉即使在人生的最后时刻，仍不孤单；对有意识障碍的被照护者应当保证安全，在必要时采用适当防护具；通过控制疼痛，观察疼痛的发生部位、特性、程度、时间等，以帮助选用被照护者最合理的方式以缓解痛苦。

二、本节小结

本节重点介绍了临终被照护者的生理特点和怎样进行护理，尽然每个临终时被照护者的发病原因不同，发展过程存在不同，但其终末期人格特点主要是多方面的功能衰竭，我们要及时发现被照护者现存护理情况，采取相应的护理方法，改善临终时被照护者终末期的生活质量。

三、思考与练习

1.填空题

对于临终被照护者（特别是肿瘤被照护者），WHO将疼痛分为（　　）、（　　）、（　　）、（　　）四级。

2.多选题

对疼痛被照护者进行干预时，可采取的非药物性镇痛方案有哪些（　　）

A.松弛治疗　　　B.音乐疗法　　　C.针灸治疗　　　D.神经阻滞治疗

3.是非题

（1）肿瘤晚期被照护者感疼痛不适时，为避免镇痛药物对被照护者机体产生的副作用，应劝说被照护者尽量忍耐，避免应用药物镇痛。（　　）

（2）为增加临终被照护者的舒适性，不应翻动被照护者，保持被照护者舒适体位，避免翻身。（　　）

情景模拟　增强临终被照护者舒适性

【情景导入】

李某，男，76岁，退休公务员。肺癌术后3年，现已诊断为肝转移、骨转移，常伴重度疼痛，呼吸急促，咳嗽咳痰，肢体无力，长期卧床。被照护者神志清，精神一般，无法下床活动，自理能力重度依赖。

【路径清单】

（一）思考要点

如何增强临终被照护者舒适性？

（二）操作目的

1.为临终被照护者增强舒适性。

2.延长被照护者生命，提高被照护者的生活质量。

（三）评估问题

1.评价被照护者的生命体征、意识状况、现存主要的护理问题和社会配合程度。

2.分析被照护者的生活习惯、宗教信仰、对死亡的看法和情感反应。

3.评估被照护者家庭情况、社会支持及心理需求。

（四）操作过程

1.创造温暖、宁静、适宜的自然环境，并保证空气清新、温湿度和光照合适。

2.对症处理疼痛、呼吸急促、咳嗽咳痰、肢体无力等情况。

3.帮助被照护者取得舒服体位，并穿戴适宜、穿脱方便的衣物服装，并给予日常生活照料，以保证基本的正常生理需求。

4.尊重他人生活习惯和宗教信仰，主动了解被照护者在日常生活和饮食上的忌讳。

5.引导被照护者表达心中的恐慌与紧张，采用陪伴、聆听、抚摸或演奏歌曲的方式增加安全感，缓解不适。

6.鼓励亲人陪同并参加生命护理，举办家庭聚会，和老年临终被照护者一起回顾人生经历。

（五）注意事项

1.尊重老年或临终被照护者的隐私、文化风俗和宗教信仰。

2.充分重视个性化需求。

3.观察用药的副作用和不良反应。

第二节　临终被照护者心理照护

一、临终被照护者心理照护

多数被照护者的临终住院阶段呈渐进式，持续时间可长可短，因此护理员应当针对临终被照护者的心理特征，积极创造服务条件，在进行生理养护的同时，做好心灵养护工作，让被照护者从心灵上获得最大的帮助与抚慰。可通过各种心理干预方式管理临终被照护者的心理健康问题，如支持治疗、人际关系疗法、小组支持治疗、认知行为法、意义治疗、悲伤疗法、生命回顾法，以及生命叙事法、尊严治疗等。

1.否认阶段的身心照顾　在病患的否认期内，护理员必须予以了解与帮助。首先，不必揭穿病患的心理防卫机制，也不可强求病患直面事实，劝说家人顺应病患的内在需求，这既是护理员对病患的重视，又能够让病患从心灵上获得一定程度的宁静；然后，按照病患对自身疾病的了解情况，护理员耐心地听取病患讲述，使其逐渐消除被遗弃的感觉，进而减轻被照护者心理创痛，使其时时感觉到护理员的关心，并因势利导，循循善诱，引导他们一步步直面事实。

2.愤怒阶段的身心照顾　被照护者处在怒气期时，医务人员要包容、大度，对被照护者的怒气表示体谅，不能将被照护者的攻击记在心上，也不要进行打击。要完全了解被照护者的怒气是发自内心的恐惧和绝望，发泄心中的不快乐。此时，对被照护者应更加真诚与体谅，对心情激动的被照护者及时引导，必要时进行治疗，有助于平复愤怒心情。在这一阶段，应多关心被照护者，捍卫他们的自尊，充分适应他们的心理需要。

3.妥协期的身心照顾　处在妥协期的被照护者，还在用合理、安全的方式设法暂缓死亡时间，以尽量避免死亡。此时，护理员可选取合适的时间和被照护者开展生活理念、价值观等方面的探讨，了解被照护者对死亡的看法及当前的观点，同时还能够有针对性地抚慰被照护者，同时尽可能满足被照护者的各种要求，尽力协助被照护者解除疼痛，让被照护者自己感觉更加舒畅，创造条件使被照护者愉快地度过人生的最后岁月。

4.抑郁症期的心理健康照顾　护理员对抑郁症期的被照护者必须仔细分析抑郁症状态，给予他们理解和关怀，让他们自然地表现悲哀心境。要让被照护者家人多探望和陪同，让被照护者有更多的机会与自己的家属在一起，成功度过抑郁时期，避免自伤、轻生等情况的出现。

5.心理接受阶段的心理照护　当被照护者处在心理接受阶段时，可以合理地考虑将要出现的死亡，同时对于自己的身后之事也可以合理地进行。此时，护理员必须重视被照护者的需要，让亲属继续陪同他们，不过去干扰他们，对他们进行健康照顾以提高临终前的品质，让被照护者在完善的治疗服务中安详、肃穆地告别人世，让他们带着爱人世的满足迈向人生的终结。

二、本节小结

临终被照护者的心理活动变化一般包含否认期、愤怒期、妥协期、抑郁期、接受期五大阶段。临终被照护者心理受人格特征、疾病程度及家属态度等因素的影响。合理进行临终被照护者的心理评价，对临终被照护者和亲属进行心理教育，根据各个阶段临终被照护者的心理制订有针对性的看护治疗措施，减轻临终被照护者和亲属的心理负荷和精神症状是十分关键的。

三、思考与练习

1.填空题

临终被照护者的心理变化分为（　　）、（　　）、（　　）、（　　）、（　　）五个阶段。

2.多选题

为临终被照护者进行心理干预的方法有哪些（　　）

A.支持治疗　　　B.人际关系疗法　　　C.小组合作治疗

D.悲伤治疗　　　E.尊严疗法

3.是非题

（1）对处于否认期的临终被照护者进行心理护理时，应尽快向被照护者讲解其疾病发展阶段，强求被照护者面对现实，尽快度过否认期。（　　）

（2）当被照护者正处在抑郁期和接受期时，医务人员应当尊重被照护者的决定，不过去干扰他们，并尽可能使他们独处，对他们进行舒适照顾以提高临终前的生活质量。（　　）

情景模拟　为临终被照护者提供慰藉支持

【情景导入】

刘某，女，65岁，退休公务员。胰腺癌术后2年，现诊断为多发转移。现在被照护者家属的同意下，主治医师准备告知被照护者病情。

【路径清单】

（一）思考要点

如何为临终被照护者提供慰藉支持？

（二）操作目的

1.为被照护者进行死亡教育，使被照护者能正视死亡。

2.改善被照护者的生活条件，达到优死目的。

（三）评估问题

1.评估被照护者的教育水平、社会角色、家庭情况及心理需求。

2.评估被照护者的文化传统、宗教信仰、对死亡的心态和情感表现。

（四）操作过程

针对被照护者情绪表现的不同时期，采取相应的慰藉支持。

1.否认期关怀　护理员应该和被照护者坦诚交流，既不能揭穿他们的防卫心理，又不能对他们说谎，要知道被照护者对自身疾病的理解情况，掌握他们的情况，耐心听取他们叙述，维持他们的合理期待，减轻其心理创痛，要因势利导，循循善诱，坦诚温和地回答解释他们的问题，让其逐步面对现实。

此期被照护者对医疗卫生工作人员抱以高度信任与依赖的心态，对医疗工作人员的每一个话语，每一个动作，每一个神态和表情都非常敏感，期待医护人员注意其身体上的微小改变，并认真予以诊疗。护理员要热心安慰，做好周到的护理，充分发挥被照护者的潜在力量，充分调动被照护者关系方面各种因素，如家属照顾、朋友关心与陪同，使其心理保持愉悦与放松状态。

2. 愤怒期关怀　护理员要将临终被照护者的愤怒心理看成是一个正常人的适应性反应，如此对被照护者来说是有利的，但千万不要将被照护者的心理攻击当成是针对一个人而进行打击。对被照护者的愤怒举动要忍让克制，但又要做好被照护者亲属的服务，共同给予被照护者关心、包容与谅解，让他们能宣泄自己的怒气，发泄他们的感情，并在必要时辅以药物安定他们的心情。护理要尽力做到细心，表情柔和，语气和蔼可亲，做好安抚和疏导工作。

3. 协议期关怀　此阶段被照护者尽可能以联合和善意的方式来寻求推迟和改变生死的机会，所以，护理员要把握机会，积极关心被照护者，引导被照护者表达自己的内心感觉和愿望，充分满足被照护者的需要，同时指导被照护者主动寻求医疗救护，缓解疼痛，减缓病情。

4. 抑郁期关怀　抑郁与哀伤对于临终时被照护者来说是正常的，护理员应该允许临终时被照护者用自己的方法表现悲伤，鼓励与帮助他们，允许家人陪同，使被照护者有更多的时间与家属待在一起，并尽力协助被照护者完成他未竟的事情。此阶段被照护者有强烈的由孤单产生的关怀需要，尽管被照护者有时会有独自静一静的念头，但不能误会为被照护者喜欢孤单，其实是被照护者怕由于自身害怕孤单而引起家人情感上的负担和不舍。这些矛盾的心理反应是家属与护理员在提出帮助和照顾时应该格外重视的地方。此外，也要重视被照护者的心理变化与安全，重视和防止被照护者自杀。

5. 接受期关怀　护理员应当重视病患的信仰，使病患平静、安详地告别人世，不应当过分打扰病患，不必勉强与之沟通，但要保证适当的陪同与帮助，护理员可采取某些非语言行动传达关心、安慰的讯息，如握住病患的双手，递一个温柔的目光，使病患感受到心理的安慰。

第三节　临终被照护者家属的心理特点

作为临终被照护者的亲属，他们一方面要夜以继日地关心照顾被照护者，另一方面要压抑自身悲痛无助的心情，直面实际，给予被照护者以精神支撑，所以临终被照护者亲属往往表达出相似的悲痛心理特征。

1. 恐慌与否认　当家属知道亲人患上绝症或疾病得不到治疗时，会非常惊讶，不知所措，无法相信既得的真相，不认为会有这样的后果，所以带着他们四处寻求，企图否定医生的判断与推测。

2. 悲痛欲绝　当面对朝夕相处、相依为命的至亲，因罹患绝症而要离自己而去，当回想到以往美满幸福的家人生活将要支离破碎，内心之痛不堪以言语，却又无法在被照护者面前流露出悲伤的心情，要强打精神抚慰被照护者；尤其是在亲人忍受着严重的、持久的痛苦，并且做出治愈后的各种反应，但症状却每况愈下之际，陪伴在其身边的家人更加痛不欲生。

3.愤怒怨恨　看到被照护者病情每况愈下，家人容易产生抱怨自己无能为力的心态；看到自己身边那么多朋友，那么多父母都健康、平安地过着生活，而身边的亲戚朋友老老实实，与人为善，却在经历苦难和不幸，常常出现愤慨和不安心态。

4.委曲求全　长时间受到病痛困扰的被照护者，其身心情况也常出现畸形的改变。有些被照护者常以自己为中心，对家属百般挑剔，无故指责，家属感到错怪，但又怕和被照护者争执引起家属心情变差，使病情恶化，故自己默默地忍受。

5.忧虑与恐惧　被照护者临终期，原本正常的生活秩序被打乱，经济压力、时间分配等多方面需要考虑的问题出现，家属会感觉到巨大压力，无法排解。但是，家人常为被照护者即将去世，家人不再团聚美满的恐怖后果而感到恐惧不安。

6.渴望与幻想并对护理员寄予厚望　家属在理智上知晓被照护者无法痊愈，但在耗费了精力、财力等基础上，还是渴望有奇迹出现，医护人员能够克服医学难关，拯救被照护者。

情景模拟　为临终被照护者及家属提供精神安慰支持

【情景导入】

李某，男，70岁，退休教师。胃癌术后3年，现已诊断为肺转移、骨转移，伴重度疼痛，消瘦貌，长期卧床。被照护者入住肿瘤科，住院期间被照护者表现平静，神情淡漠，经常书写遗嘱，并向家属交代后事。被照护者儿子无法接受被照护者的病情，非常痛苦，经常自己抹泪。

【路径清单】

（一）思考要点

如何为临终被照护者及家属提供精神慰藉支持？

（二）操作目的

1.为被照护者及家属排解心理问题，脱离悲痛情绪。

2.改善被照护者和家人的生活质量。

（三）评估问题

1.评估被照护者的病情，包括病因、症状、被照护者现存主要护理问题，疾病进展情况，生存周期以及对死亡的态度和情绪表现等。

2.评估被照护者及家属的家庭情况、社会角色、教育水平、经济情况、文化习俗、信仰，以及对疾病相关知识的了解情况。

（四）操作过程

1.适当给亲属创造与被照护者单独交流的时机，营造安详融洽的环境，使被照护者和亲属诉说衷肠，有利于临终时被照护者亲属的心灵抚慰。

2.联系亲属同被照护者的主治医师谈话，使亲属准确掌握被照护者的疾病发展和预后。

3.和亲属一起探讨被照护者的身心问题和制订具体的治疗方案，积极争取亲属对治疗过程的配合和参与。

4.向亲属介绍相关护理常识和技巧，让他们熟悉临终被照护者的精神变化特征，减轻恐惧，并引导他们为被照护者实施正确的治疗，使其在照顾被照护者的过程中得到心灵安慰。

5.主动和亲属交流，引导和听取亲属讲述自身心中的各种感触，帮助他们在被照护者面前控制悲伤的心情。

6.提倡被照护者家属和亲人采用电话、书信、E-MAIL等方法联络，并调动被照护者的社会关系为家属分忧并处理他们的困难，保证家属生活的完整性。

7.关心体贴被照护者家属，并协助其安排好在陪护期间的日常生活，并尽力解决其困难。

看答案

（金延春　修　红）

参 考 文 献

安立彬，陆虹，2022．妇产科护理学［M］．7版．北京：人民卫生出版社.

曹枫林，曹卫洁，张殿君，2018．护理心理学［M］．4版．北京：人民卫生出版社：367-448.

曹梅娟，王克芳．新编护理学基础［M］．4版．北京：人民卫生出版社.

高玉芳，魏丽丽，修红，2021．临床实用护理技术操作及常见并发症预防与处理规范［M］．4版．北京：科学出版社.

高玉芳，魏丽丽，修红．临床实用护理技术操作及常见并发症预防与处理规范［M］．3版．北京：科学技术出版社.

国家基层高血压管理专家委员会，2021．国家基层高血压防治管理指南［J］．中国循环杂志，36（3）：212-213.

国家统计局，2020．2020中国统计年鉴［M］．北京：中国统计出版社.

国家卫生健康委员会，2020．2020中国卫生健康统计年鉴［M］．北京：协和医科大学出版社.

胡雁，李晓玲，2015．循证护理的理论与实践［M］．上海：复旦大学出版社.

胡雁，王志稳，2017．护理研究［M］．5版．北京：人民卫生出版社.

黄永霞，盛伟燕，沙莎，2014．压疮伤口的护理进展［J］．当代护士（专科版），1：24-26.

姜安丽，2015．护理学导论［M］．上海：复旦大学出版社.

姜安丽，2022．新编护理学基础．北京：人民卫生出版社：295-313.

姜安丽，钱晓路，2018．新编护理学基础［M］．3版．北京：人民卫生出版社.

姜梅，庞汝彦，2017．助产士规范化培训教材［M］．北京：人民卫生出版社.

李春卉，蓝宇涛，2017．护理学导论［M］．北京：科学出版社.

李小寒，尚少梅，2017．基础护理学［M］．6版．北京：人民卫生出版社.

李小妹，冯先琼，2017．护理学导论［M］．4版．北京：人民卫生出版社.

李映桃，蔡文智，2017．助产技能实训［M］．北京：人民卫生出版社.

李勇，俞宝明，2017．外科护理［M］．3版．北京：人民卫生出版社：149.

李珍，谢常宁，岳丽青，等，2020．食物流动测试在喉癌术后患者吞咽−摄食安全管理中的应用［J］．中华现代护理杂志，（13）：1728-1732.

连山，2015．心理学一本通［M］．北京：北京联合出版公司：342-346.

廖二元，2019．内分泌代谢病学［M］．4版．北京：人民卫生出版社：1-9.

刘文娜，刘姝，2017．护士职业资格考试辅导讲义：2018年［M］．北京：中国协和医科大学出版社.

刘延锦，余溯源，董小方，等，2019．容积−黏度吞咽测试在脑卒中吞咽困难患者早期评估中的应用［J］．重庆医学，48（9）：1516-1519.

全国卫生专业技术资格考试用书编写专家委员会，2021．2022全国卫生专业技术资格考试指导——护理学：中级［M］．北京：人民卫生出版社：1011-1012.

史宝欣，孙慧敏，唐峥华，2019．护理心理学［M］．3版．北京：人民卫生出版社：369-449.

王聪，沈军，2013．国内外老年人长期护理服务分级护理概况［J］．中华现代护理杂志，（1）：3.

王坤正，王岩，2014．关节外科教程［M］．北京：人民卫生出版社.

王玉环，冯雅楠，侯蔚蔚，等，2013. 援疆汉族失能老年人及居家照护者对长期照护需求的调查研究 [J]. 中国全科医学，16（11）：6.

魏丽丽，2015. 临床实用护理常规 [M]. 北京：人民军医出版社：118-119，134-136，143-144，148-149.

席淑新，2006. 眼耳鼻咽喉口腔科护理学 [M]. 2版. 北京：人民卫生出版社：296-297.

谢幸，孔北华，段涛，2018. 妇产科学 [M]. 9版. 北京：人民卫生出版社.

颜巧元，2017. 护理论文写作大全 [M]. 北京：人民卫生出版社.

杨慧霞，余艳红，陈叙，2022. 助产学 [M]. 6版. 北京：人民卫生出版社.

杨艳杰，曹枫林，2017. 护理心理学 [M]. 4版. 北京：人民卫生出版社：190-193.

尤黎明，吴瑛，2017. 内科护理学 [M]. 6版. 北京：人民卫生出版社.

袁长蓉，蒋晓莲，2018. 护理理论 [M]. 2版. 北京：人民卫生出版社.

张连辉，邓翠珍，2019. 基础护理学 [M]. 4版. 北京：人民卫生出版社.

张滢滢，2019. 吞咽障碍患者嗓音评估与训练的研究进展 [J]. 中华护理杂志，54（6）：940-944.

赵龙桃，叶玲，张玉清，等. 现代临床骨科护理 [M]. 哈尔滨：黑龙江出版社.

中国老年医学学会营养与食品安全分会，2018，中国循证医学中心，《中国循证医学杂志》编辑委员会，等. 老年吞咽障碍患者家庭营养管理中国专家共识（2018版）[J]. 中国循证医学杂志，18（6）：547-559.

中国吞咽障碍康复评估与治疗专家共识组，2018. 中国吞咽障碍评估与治疗专家共识（2017年版）[J]. 中华物理医学与康复杂志，40（1）：1-10.

中国吞咽障碍膳食营养管理专家共识组，2019. 吞咽障碍膳食营养管理中国专家共识（2019版）[J]. 中华物理医学与康复杂志，41（12）：881-888.

中华医学会糖尿病学分会，2021. 中国2型糖尿病防治指南（2020年版）[J]. 中华糖尿病杂志，13（4）：315-409.

参考答案

第一部分　观察与评估

第一章　常见情景的观察与评估

第一节　静脉输液的观察与评估

1.单选题（1）D;（2）E

2.是非题（1）×;（2）√

3.思考题

（1）答：主要观察内容为：输液管有无漏液；输液管路有无打折、扭曲或受压；输液管是否固定良好；输液管路中是否气泡。

（2）答：主要措施为：立即夹闭输液阀，通知医务人员，及时协助医务人员处理。

第二节　痰液的观察与评估

1.填空题

（1）（黏液性痰），（浆液性痰），（脓性痰），（血性痰）;

（2）（感染）;

（3）（厌氧菌）

2.思考题

答：被照护者早晨起床漱口后（7时），从咳第一口痰开始留取，到第二天早晨起床漱口后（7时）咳的第一口痰结束。把24小时的痰液都收集于痰瓶内。

第三节　出入量的观察与评估

1.单选题（1）B;（2）C

2.是非题（1）×;（2）√

3.填空题

（1）（显性失水量），（非显性失水量）;

（2）（大小便），（出血），（呕吐物），（痰液），（穿刺液），（引流液），（伤口渗出液）

4.思考题

（1）答：液体入量包括饮水量、食物中的含水量、给药量。

（2）答：液体出量分为显性失水和非显性失水。显性失水包含大小便、出血、呕吐物、痰液、穿刺液、引流液、伤口渗出液等。非显性失水包含皮肤不显汗或出汗以及从呼吸道呼出的水分。

第四节　手术前后的观察与评估

1.单选题（1）D;（2）A;（3）C

2.是非题（1）×;（2）√;（3）×;（4）√;（5）×

3.思考题

答：①用注射器回抽胃液，可从胃管内抽出胃内容物。②用注射器向鼻胃管内打空气，用听诊器在胃部听到气过水声。③将鼻胃管前端完全插入水中，无气泡溢出。

第二章　伤口、造口的观察与评估

第一节　伤口

1.单选题　（1）A;（2）D;（3）B;（4）A

2.是非题　（1）√;（2）×;（3）√

3.填空题

（1cm）、（跖趾关节）、（足趾）

4.思考题

（1）答：①长期卧床被照护者、不能自行翻身者。②大小便失禁或多汗，以及肌肤因长期受湿气、摩擦等的影响，而导致肌肤抵抗力减弱等。③高热、高龄、身体虚弱、营养不足、恶病质等。

（2）答：糖尿病足是指糖尿病患者

由于周围神经和血管病变所导致的足部临床表现的总称，包括足部溃疡、感染或深部组织的破坏，严重时可累及肌肉和骨骼。

（3）答：①糖尿病足的发病率可随年龄增长而增加。②如果同时合并其他疾病则患该病的风险将大大增加，如心脑血管疾病、周围血管疾病、高血压、高血脂等。③吸烟者糖尿病足发病率高于不吸烟者。④足部的老茧或鸡眼等处理不当。⑤鞋袜不合脚。⑥文化水平低、收入低以及缺乏运动的人群糖尿病足发病率高于文化程度高、收入高、经常运动的人群。

第二节　造口

1.单选题 （1）A；（2）A
2.是非题 （1）×；（1）√
3.思考题

答：①每日仔细观察造口黏膜血供情况及造口周围皮肤情况。②每日仔细观察排出物的颜色、性状、量及气味。

第三章　被照顾者心理评估

第一节　心理评估的基础知识

答：观察法、会谈法、调查法、心理测验法及临床评定量表。

第二节　被照顾者常见心理反应

1.答：一般心理反应，如敏感性增强、自尊心增强、孤独感、无助感；情绪反应，如焦虑、恐惧、抑郁及愤怒。
2.答：基于临床的角度，导致心理问题的主要原因和影响因素有疾病本身的因素、认知因素、人格特征及社会环境因素。

第三节　心理护理操作技巧

1.答：心理教育的常见方法包括口头教育、书面材料或视听资料、体验式咨询，心理教育主要涉及心理支持、情绪管理和医学相关知识，要通俗易懂、形象生动，避免枯燥乏味。
2.答：倾听、共情、安慰与开导。

第二部分　应急救护

第四章　应急救护知识

第一节　出血与止血

1.单选题 （1）C；（2）B
2.是非题 （1）×；（2）×
3.思考题
答：局部加压包扎。

第二节　骨折固定

1.单选题　D
2.是非题 （1）×；（2）×
3.思考题
答：可使用木制夹板固定、铅丝夹板或其他制式夹板固定，以及点棒、树枝条、硬纸板、枪支等。

第五章　常用仪器使用

第一节　电动吸引器

1.单选题　A
2.是非题　√
3.思考题
答：①管路是否有漏气现象；②空气过滤器是否有破损和堵塞；③瓶盖是否扭紧。

第二节　电动雾化器

1.单选题　D
2.是非题　×
3.思考题
答：检查雾化器管路是否堵塞；机器电源是否连接正确。

第三部分　妇幼照护

第六章　婴幼儿照护

第一节　婴幼儿生长发育特点

1.单选题　（1）B；（2）C

2.是非题　（1）×；（2）√

3.思考题

$2 \sim 12$ 岁体重（kg）＝年龄×2＋8

身高/身长（cm）＝年龄（岁）×7＋75

第二节　婴幼儿饮食

是非题　（1）√；（2）√；（3）√

第三节　婴幼儿排泄

1.多选题　ABCD

2.是非题　（1）√；（2）×

第四节　婴幼儿生命体征

1.单选题　（1）C；（2）B

2.是非题　（1）√；（2）×

第五节　婴幼儿常见症状

1.单选题　（1）B；（2）B

2.是非题　√

第六节　婴幼儿急救

1.单选题　A

2.是非题　√

3.思考题

答：①能触及大动脉搏动。②自主呼吸恢复。③散大的瞳孔缩小，角膜湿润。④颜面、口唇、甲床色泽转红润。⑤上肢收缩压在该年龄段正常血压的2/3以上。

第七节　婴幼儿给药

多选题　ABCDEF

第七章　孕产妇照护

第一节　孕期照护

1.单选题　（1）C；（2）B；（3）B；（4）B

2.是非题　（1）×；（2）×；（3）√

3.思考题

答：孕期饮食注意事项：①妊娠早期选择清淡、适口、易消化、增加食欲的食物。②每餐少量进食，可以多进食几餐，进食的餐次、数量、种类及时间应根据孕妇的食欲和反应的轻重及时进行调整，保证正常的进食量。③早孕反应在晨起和饭后最为明显，可在起床前吃一些苏打饼干等食物。④戒烟、禁酒。⑤孕妇从妊娠第4个月起食欲开始好转，必须增加能量和各种营养素，要做到全面多样，荤素搭配。

第二节　分娩期照护

1.单选题　（1）A；（2）A；（3）D；（4）E；（5）E

2.多选题　（1）ABCD；（2）ABCD

3.是非题：（1）√；（2）√；（3）×

4.思考题

（1）答：临产的标志：规律宫缩、宫颈管缩短、宫颈口扩大和胎头先露下降。

（2）答：先兆临产的表现：①腹部下降和轻松感；②见红；③子宫收缩；④破水（胎膜早破）。

第三节　产褥期照护

1.单选题　（1）A；（2）C

2.是非题　（1）×；（2）×

3.思考题

（1）答：产褥期饮食的原则为：①产后的营养包括足够的热量、优质蛋白、丰富的矿物质和维生素及充足液体。②产后营养需求比怀孕时高，但要吃得适当，量要充足。③注意产后膳食的烹调方法，多吃熬、煮、炒的食物，少吃炸、煎的食物。畜肉、鱼类、禽类最好采用蒸和煮的方法，吃的时候要喝汤，可以增加营养摄入，促进乳汁分泌。④食材不要过于简单，注意营养搭配，多摄入新鲜蔬菜、水果，以补充多种维生素和矿物质，可促进食欲、预防便秘，并促进泌乳。避免过咸和刺激性的食物，以免对母亲和宝宝产生不好的影响。⑤选择柔软、易消化吸收的食物，少食多餐，多喝汤，利于母乳喂养。要避免生、冷、硬的食物。

（2）答：产后锻炼的好处：产后适当的活动有利于促进子宫早日恢复到孕前水平，促进产后恶露的排出，使身体尽早恢复，利于排尿和排便，预防静脉血栓的发生，利于恢复骨盆底及腹肌张力的张力。

第四节　新生儿照护

1.单选题　　D

2.是非题　（1）√；（2）×；（3）√

3.思考题

（1）答：判断奶量充足包括以下几个方面：①观察宝宝的吞咽动作。宝宝吸吮慢而深，可看到吞咽的动作，并听到吞咽的声音。吃完奶之后宝宝会有明显的满足感，就会松开妈妈的乳头，安静入睡，不再出现哭闹的情况，这时候就可以认为宝宝已经吃饱了。②观察宝宝的排尿次数及颜色。可以观察宝宝24小时之内的尿量，如果妈妈的母乳充足，24小时之内宝宝小便的量在6次以上，如果24小时之内宝宝的小便量不足5次或量少，通常认为妈妈的奶水可能不充足，宝宝有没吃饱可能。③观察宝宝体重增长情况。如果每个月增长体重在600～800g以上，说明母乳充足，如果每周体重增长小于125g，每个月增长小于300～400g，可能有母乳量不足的问题，需要查找原因。

（2）答：新生儿抚触的好处包括以下几点：①抚触使新生儿得到有益刺激，产生良好的心理及生理效应。②抚触可以促使胃肠激素分泌增加，从而促使新生儿体重增长，促进新生儿生长发育。③抚触使机体的体液免疫和细胞免疫增强，新生儿对疾病的抵抗力增强。④抚触可以缓解新生儿的焦虑及紧张情绪，新生儿易安静入睡。

第四部分　康复护理

第八章　脏器功能康复

第一节　心脏康复

1.单选题　　C

2.是非题　　×

3.思考题

答：药物处方，运动处方，营养处方，戒烟处方，心理处方。

第二节　肺疾病康复

1.单选题　　B

2.是非题　　×

3.思考题

答：增强肋间内肌、肋间外肌、膈肌、腹肌及辅助呼吸肌的活动。

第三节　膀胱功能康复

1.单选题：（1）D；（2）D

2.是非题：　√

3.思考题

答（1）在间歇性导尿开始阶段，每周检查尿常规、细菌培养及细菌计数。

（2）耐心教会家属或被照护者本人掌握间歇性导尿术，指导被照护者根据自己的残余尿量调整导尿次数。

（3）每次导尿需记录在专用的排尿情况记录表上，定期到医院复查，并带上自己的排尿日记。

（4）保持良好的手卫生和会阴区清洁（必要时剃除会阴区的阴毛），如发现尿液的颜色、性状、量异常或体温异常，及时寻求医生帮助。

（5）导尿管的选择：女性≥16号，男性≥14号。润滑要彻底，有条件选择亲水性的导尿管。

第九章　吞咽功能康复

第二节　进食观察

1.单选题　（1）D；（2）C

2.是非题　×

3.思考题

答：帮助被照护者吞咽食物食物代偿性方法：侧方吞咽、空吞咽、用力吞咽、交替吞咽、点头样吞咽、重复吞咽、低头吞咽等。

第十章　语言功能康复

第一节　沟通方式的选择

1.多选题　（1）BCD；（2）ABC

2.是非题　（1）√；（2）√

3.思考题

答：书面语言、图形图片、体态神情交流、手势语交流、以智能网络平台为载体交流。

第二节　心理照护与人文关怀

1.单选题　（1）D；（2）A

2.是非题　（1）×；（2）√

3.思考题

答：营造适宜的照护氛围，尽量满足照护对象的一些合理需要，让照护对象适应社会角色，增强照护对象对疾病的应对能力。

第五部分　安宁疗护

第十一章　安宁疗护

第一节　临终被照护者生理照护

1.填空题　（0级无痛）、（1级有疼痛，但不严重，可以忍受，不影响睡眠）、（2级疼痛明显，不能忍受，影响睡眠）、（3级疼痛剧烈，不能忍受，严重影响日常活动）

2.多选题　ABCD

3.是非题　（1）×；（2）×

第二节　临终被照护者心理照护

1.填空题　（否认期）、（愤怒期）、（妥协期）、（抑郁期）、（接受期）

2.多选题　ABCDE

3.是非题　（1）×；（2）×